放射線
必須データ32
被ばく影響の根拠

京都大学大学院特定教授（疫学・生物統計学）
田中司朗
京都大学環境安全保健機構助教
（生物学・放射線安全管理学）
角山雄一
大阪大学大学院助教（放射線基礎医学）
中島裕夫
NPO法人あいんしゅたいん理事長・
愛知大学名誉教授（物理学）
坂東昌子
編

創元社

はじめに
データを見ることは科学者の議論の根拠を知ることである

　2011年3月11日の福島第一原発事故以降、科学者、医師、放射線防護の専門家、原発技術者など多様な立場の専門家が、放射線被ばくの健康への影響について様々な場で議論を重ねてきました。ところが驚いたことに、根拠となっているデータに違いはないはずなのに、人によってあまりにも主張が異なっているのです。

　それが科学の姿であるという見方も間違いではありません。放射線被ばくの健康への影響については、科学者の間で評価が確定するほど客観的に明確な証拠がそろっているわけではありません。また、現代は学問領域が極端に専門分化しており、放射線の生体への影響に関する研究は、DNA、染色体、細胞、人間集団と様々なスケールで行われていて、それに応じて関連する学問分野や研究方法も多岐にわたります。そのため、データを分野横断的に俯瞰することは容易ではなく、同じデータについても研究者の間で意見が分かれることもあります。たとえばコラムで取り上げた「LNT仮説」に関しても、多様な議論があります。さらに言えば、利害関係や科学者のコミュニケーション能力の欠如がその背景にあることも否定しません。こうした状況を少しでも突破したいという市民の熱意が駆動力になって、様々な分野の科学者に呼びかけ、市民の素朴な質問から出発して専門の立場から検討しようと試みたのが本書です。

　本書は2つの重要な目的を持っています。1つは、放射線と健康について関心の高い市民や様々な分野の科学者に、科学者が議論の根拠としているデータを解説することです。本書の著者は放射線に関心のある科学者と市民のグループであり、この問題を総合的に理解するため、学術論文や講演を中心に科学的根拠を集めてきました。これまで行われてきた一部の議論のように、特定のデータのみを取り上げたり、あまりにも専門的な説明であったりしては意味がありません。データの選び方については後述しますが、ここで取り上げた論文やデータに全面的に納得しているわけでもありません。私たちが心掛けたのは、データの解説では必ず課題・問題点を指摘してかたよった議論を避けること、そして客観的なデータの見方をわかりやすく解説することでした。コラムで説明を補うことで、前提知識がなくても読めるように工夫してあります。

　もう1つの目的は、分野横断的にデータを見ることによって、放射線被ばくの健康への影響について知の地平線のスケッチを描くことです。放射線が生体に影響を与えるメカニズムは？低線量被ばくの影響は？チェルノブイリ原発事故後にどのような健康被害が生じたのか？CTスキャンなど医療被ばくの影響は？これらはすべて研究結果が報告されているテーマですが、すでに解明されたこともあれば、まだわかっていないこともあります。放射線の人体影響といった複雑な問題を扱う上で必要なのは、どこまでがわ

かっていることで、どこからが不確実なのかという線引き、すなわち知の地平線なのではないでしょうか。

本書では全部で32件のデータを解説しています。データは全体像についてラフなスケッチが描けるようにという方針で選びました。これらのほとんどは、細胞実験・動物実験・疫学研究に関する学術論文に由来するものです。それ以外にも重要なものもあるのですが、基準としたのは学術論文です。学術論文は、同じ領域の専門家による査読（ピアレビュー）を経ていますから、学問的に受け入れられているものと言ってよいと思います。ピアレビューは、学術論文の品質を保証する仕組みですが、それでもなお、誤りや抜けている視点があったり、あとで結論が異なったりすることは避けられません。ただ、間違った論文や質の悪い論文は、時期を経てだんだんに選択され無視されていき、次第に科学コミュニティー内で取捨選択されていくものです。解説したデータの一部には、まだこの途中の過程にあるものもあります。

実験データについては、細胞レベル・遺伝子レベルの影響を明らかにした教科書的なデータを中心に採用しました。疫学データ（人間集団を対象としたデータ）については、一般的に関心の高い健康問題（がん、次世代への影響、医療被ばくなど）について、科学的根拠としてよく採用されるもの、市民の目に触れることが多いものを取り上げました。福島のデータを取り上げなかったのは、まだ健康との関連が明らかにされていないためとご理解ください。

本書は、市民が鋭い質問を投げかけ、それに著者が真正面から応えるという過程を3年以上繰り返してできあがったものです。あいまいな表現を鋭く指摘され、また考え直すという場面も多々あり、ときにはピアレビュー以上のやり取りを繰り返し、著者自身も多くのことを深く学ぶことができた3年でした。本書が、市民と科学者の開かれた議論の一助になることを願っています。

田中司朗・坂東昌子

目　次

はじめに（田中司朗・坂東昌子）……………………………………………………3
【この本を読む前に】
　実験データと疫学データの読み方（角山雄一・中島裕夫・田中司朗）……………8
　データを見るときの注意点（角山雄一・中島裕夫・田中司朗）……………………10

第1章　生体への影響を理解する

データ1.　被ばくと遺伝子突然変異の関係（坂東昌子・中島裕夫）………………12
データ2.　低線量率と高線量率での突然変異発生率（坂東昌子・中島裕夫）………20
データ3.　広島・長崎原爆被ばくと染色体異常（廣田誠子）………………………27
データ4.　高レベルの自然放射線地域住民の染色体異常（松田尚樹）………………37
データ5.　放射線照射細胞の染色体異常の発生頻度（角山雄一）……………………43
データ6.　放射線を低線量率で長期被ばくしたときの寿命への影響（真鍋勇一郎）……50
データ7.　放射線のホルミシス効果（中島裕夫）………………………………………54
データ8.　放射線によって誘発される奇形と流産の発生頻度（真鍋勇一郎）………60
データ9.　DNA損傷を感知する細胞内メカニズム（角山雄一）………………………65
データ10.　放射線照射細胞の生存率と細胞周期の関係（角山雄一）…………………71

第2章　がんなど病気への影響

データ11.　広島・長崎原爆被ばくと全固形がん発生リスク（廣田誠子）……………82
データ12.　広島・長崎原爆被ばくと白血病死亡リスク（廣田誠子）…………………90
データ13.　長崎原爆被ばくと骨髄異形成症候群の発生リスク（廣田誠子）…………98
データ14.　広島・長崎原爆被ばくとがん以外の疾患リスク（宇野賀津子）…………106
データ15.　チェルノブイリ原発事故の緊急作業者における固形がん発生率（田中司朗）…114
データ16.　高レベルの自然放射線地域住民の発がんリスク（中村清一）……………122

第3章　子供への影響

- **データ17.** チェルノブイリ原発事故における小児・思春期の甲状腺がん発生率（田中司朗）…132
- **データ18.** チェルノブイリ原発事故における被ばく線量と甲状腺がん発生率（田中司朗）…138
- **データ19.** 広島・長崎原爆被ばく時年齢と生涯にわたる発がんリスク（口羽文）………145
- **データ20.** 小児・青年期での放射線検査による被ばくと発がんリスク（田中司朗）………150

第4章　胎児への影響

- **データ21.** 広島・長崎で原爆被ばくした胎児とその母の染色体異常（中島裕夫）………158
- **データ22.** 広島・長崎で原爆被ばくした胎児の小頭症発生頻度（中島裕夫）…………165
- **データ23.** 広島・長崎で原爆被ばくした胎児の固形がんの発生リスク（竹内文乃）………170
- **データ24.** 妊婦へのX線照射による胎児期被ばくと小児がんの発生（口羽文）………176

第5章　2世への影響

- **データ25.** 広島・長崎原爆被ばくの遺伝影響—遺伝子突然変異率—（中島裕夫）……182
- **データ26.** 広島・長崎原爆被ばくの遺伝影響—出生時の障害—（中島裕夫）………188
- **データ27.** 広島・長崎原爆被ばくの遺伝影響—生活習慣病—（中島裕夫）…………192
- **データ28.** 小児・青年期に放射線治療を受けた患者の2世への影響（田栗正隆）………197

第6章　内部被ばくによる影響

- **データ29.** トロトラスト血管内注入による医療被ばくの影響（中島裕夫）……………204
- **データ30.** 核実験とチェルノブイリ原発事故による内部被ばくと健康影響（一瀬昌嗣）…211
- **データ31.** 核実験による外部・内部被ばくと健康影響（一瀬昌嗣）………………221
- **データ32.** 高レベル放射性廃液による被ばく影響（一瀬昌嗣）……………………229

❦ コラム ❦

被ばく線量と線量基準
　――法律遵守のための規制線量や許容できる被ばく線量――（樋口敏広）・・・・・・・・・18
メガマウスプロジェクトの意義（坂東昌子・中島裕夫）・・・・・・・・・24
放射線の防護基準を決める国際組織ICRP（国際放射線防護委員会）（樋口敏広）・・・・・・・・・25
広島・長崎原爆被爆者の線量推定(DS)（廣田誠子）・・・・・・・・・33
ホルミシスとバイスタンダー（中島裕夫）・・・・・・・・・59
放射線による生体影響の全体像を把握する（角山雄一）・・・・・・・・・70
細胞の死と個体の死（角山雄一）・・・・・・・・・75
放射線の被ばく線量を表す単位、Gy(グレイ)とSv(シーベルト)（角山雄一）・・・・・・・・・76
広島・長崎原爆被爆者の寿命調査(LSS)（廣田誠子）・・・・・・・・・87
コホート研究とは（田中司朗）・・・・・・・・・96
疫学研究で用いられる回帰分析（田中司朗）・・・・・・・・・104
誤差をどのように表すか――95％信頼区間とp値――（田中司朗）・・・・・・・・・112
トンデル論文の概要と検証（宇野賀津子）・・・・・・・・・119
原発事故と核爆発による放出量・降下量・被ばく量（一瀬昌嗣）・・・・・・・・・127
米国における甲状腺がん発生率・死亡率（坂東昌子・田中司朗）・・・・・・・・・136
がんの疫学（田中司朗）・・・・・・・・・143
被爆2世と胎内被爆児（中島裕夫）・・・・・・・・・164
小児がん治療を受けた生存者の2世の出生時異常（中島裕夫）・・・・・・・・・202
核種による内部被ばくの違い（中島裕夫）・・・・・・・・・210
内部被ばくによる人体影響の考え方（中島裕夫）・・・・・・・・・216
日本人の放射性セシウムの体内量と被ばく量（一瀬昌嗣）・・・・・・・・・218
核爆発の高度と被ばく影響の関係（一瀬昌嗣）・・・・・・・・・227
内部被ばくは外部被ばくより危ないか（中島裕夫）・・・・・・・・・233

おわりに（田中司朗・坂東昌子）・・・・・・・・・235
【資料1】　本書で取り上げたデータの線量と線量率の比較（角山雄一）・・・・・・・・・236
【資料2】　用語解説（角山雄一・中島裕夫・田中司朗）・・・・・・・・・238
編者・執筆者紹介・・・・・・・・・246

> この本を読む前に

◆ 実験データと疫学データの読み方 ◆

　本書には、放射線の生体影響を調べたデータとして、実験データと疫学データが載っています。放射線に被ばくすると体内では様々な現象や反応が起こりますが、そのメカニズムは複雑で、DNA損傷、染色体異常、細胞死、疾病発生とスケールも多様です。そのため、これまでの研究でもいろいろな方法が用いられてきました。それらは主に細胞実験・動物実験・疫学研究に大別されます。

　実験データは、人工的な環境下で細胞や動物に放射線を照射し、その影響を調べたものです。DNA損傷、染色体異常、細胞死、個体への影響などが調べられます。ただし、DNA損傷、染色体異常、細胞死は必ずしも病気をもたらしません。

　いっぽう疫学データは、放射線に被ばくした集団と、していない集団の疾患発生の分布などを比較したもので、広島・長崎原爆被爆者の寿命調査（LSS）が代表例です。疫学研究では、染色体異常、疾患、2世（次世代）への影響が調べられています。ただし、後述するように疫学データには大きな誤差がともなうため、科学コミュニティー内でコンセンサスが得られるようなレベルでの検証は必ずしもできていません。

■ 細胞実験の長所と短所

　細胞実験の最大の長所は、人間や動物に直接危険を及ぼさずに研究を行える点にあります。培養細胞であれば数百Gy（グレイ）の放射線を照射する実験を行うことができます。臓器への影響の差を知りたければ、調べたい臓器に特徴的な細胞のみを培養皿上に取り出してあらかじめ増やしておき、他の臓器の培養細胞と比較しながら実験することもできます。

　また、細胞実験は、生体分子のレベルで解析ができるという長所もあります。放射線によってDNAがどのように損傷し、あるいはその傷がどのように修復されていくのかなどについては、培養細胞を用いた放射線照射実験によってだいぶ明らかにされてきました。近年、医学・生物学分野における実験技術の進歩は目覚ましく、遺伝子組み換え技術や蛍光物質を用いた標識技術などがどんどん進歩しており、より詳細な解析を行うことが可能となってきました。

　こうした大きなメリットがあるいっぽう、細胞実験ではどうしてもできないことがあります。それは「全身への影響を評価する」ことです。体内の無数の細胞は組織や臓器ごとにタイプが異なり、それぞれ特徴的な形や機能を持っています。実験技術の進歩によって、細胞の種類による放射線のダメージの受け方や修復のされ方の違いが解明されるかもしれませんが、組織や臓器や全身レベルでの影響の全容を理解することはできないでしょう。たとえば、生殖組織や骨髄造血組織などは放射線への感受性が高く、神経や筋肉組織などは感受性が低いことが知られていますが、その理由を知りたければ、損傷した細胞が組織や臓器内で新しい細胞に置き換わる仕組みや、細胞間の相互作用などを明らかにしなければなりません。全身ともなると、組織や臓器間の相互作用も考慮しなければなりません。全身への影響を調べるには、細胞レベルの研究とともに、動物実験や人間を対象とした疫学研究もあわせて行うことが重要なのです。

■ 動物実験の長所と短所

　動物実験の長所は、細胞実験と同じように人間に危害を及ぼさない点です。地球上のすべての生物は細菌のような単細胞生物から進化を遂げているために、遺伝に関わるDNA情報やその働き、そして呼吸や糖代謝などの細胞内代謝の多くは、まったく体形の異なる細菌、酵母、昆虫、脊椎動物でもほとんど同じ方法で行われています。そのためヒトで直接試すことのできない現象は、ヒトと共通部分を持つ別の生物種を用いて、形態、代謝、がん、疾病、次世代影響など個体への総合的な影響の代替検証を行うことができるのです。

　もう1つの長所は、個体差の影響を排除できる点です。人間集団を対象とする疫学研究では、対象者一人ひとりの性別や年齢はもとより、生活環境、習慣、嗜好、遺伝的素因などすべてが異なります。こうした個体差が疫学研究で大きな誤差が生じる原因です。そこで、被ばく群とコントロール群（比較対照群）の間で個々の差を遺伝的素因に至るまで極力同じ条件にして、調べたい項目だけが異なるようにそろえることができるのが動物実験系なのです。さらに動物実験のよいところは、ヒトでは任意のヒト同士の子供を実験的に出生させることができませんが、動物実験では必要に応じていろいろな交配も可能なのです。ただし、遺伝的素因まで同じということは、どんなに多くの動物数を調べてもヒトの一卵性多胎児を調べているのと同じで、1人のヒトに対する影響を調べたに過ぎないとも言えます。遺伝的素因の異なる系統をいくつか使うことも可能ですが、数に限界があります。

　動物実験の短所の1つは、当然のことながらヒトと動物の種の違いで、もう1つは使用できる実験動物の数です。動物実験ではいくらでも動物が使えると思われがちですが、飼育環境や予算などを考えると最もヒトに近いサルではせいぜい数十匹、哺乳類の最も小さな実験動物であるマウスでも数百匹程度が限界です。過去にラッセルが行ったメガマウス実験という百万匹のマウスを使った実験がありますが、後にも先にもこの実験だけです。

■ 疫学研究の長所と短所

　疫学研究の長所は、放射線に被ばくした集団と、していない集団との間で疾患発生の分布を比べることによって、健康への影響について直接的な証拠が得られる点です。メカニズムが解明されていなくても、人間集団で放射線被ばくにより疾患が増加していることが観察されれば、決定的な証拠になるでしょう。また、疫学研究では、集団レベルでの放射線の影響の強さ（病気の頻度が何倍増えるか）を定量的に評価することもできます。

　疫学研究の短所は、人間集団は実験環境のように研究者がコントロールできるものではないため、データに大きな誤差を含む点です。まず、多くの疫学研究では放射線被ばく線量は過去にさかのぼって推定しています。たとえば、広島・長崎原爆被爆者の線量推定（33ページのコラム）がそうです。また、先ほど述べたように対象者一人ひとりに個体差があるため、比較をゆがめる「交絡」という現象が生じることがあります（104ページのコラム）。さらに、研究を繰り返して再現性を確かめることもできません。このように疫学研究は大きな誤差がともなうため、データからどのような結論が導かれるかについて意見が分かれることがしばしばあります。

角山雄一・中島裕夫・田中司朗

◆ データを見るときの注意点 ◆

データにどの程度の誤差があるかを確認しましょう
- ほとんどのグラフでは、エラーバーで誤差が表示されています。エラーバーには、±標準偏差、±標準誤差、95%信頼区間の3つが用いられます（112ページのコラム）。
- p値は、放射線被ばくと疾患発生に関連があるかどうかを判定したいときに用いられます。
- p値が0.05よりも小さいとき、データで見られた関連は、統計的な誤差を超えて意味があると考えられます（112ページのコラム）。

グラフに直線や曲線を引くときには、回帰モデルが用いられます
- 多くの疫学研究では、回帰モデルを用いて被ばく線量と疾患発生との関連が調べられています（104ページのコラム）。
- 回帰モデルは、直線や曲線を推定するだけでなく、交絡因子を調整するためにもよく用いられます。
- 回帰モデルでは、被ばくの影響にしきい値（境目となる値）がないことが仮定されています。これはLNT仮説を前提としたものですが、低線量領域のデータが少ないため、この仮定が正しいかどうかを調べることは困難です。

本書で扱う放射線はさまざまです
① 種類に注意しましょう。
- 主に登場するのは、ガンマ線、ベータ線、アルファ線です。
- 内部被ばくを考えるとき、アルファ線はベータ線やガンマ線に比べて、非常に強くDNAや細胞を損傷させます（233ページのコラム）。

② 照射方法や照射部位に注意しましょう。
- 累積線量（時間を通じた線量を合計したもの）なのか、線量率（単位時間あたりの線量）なのかによって、意味が異なります。同じ線量を低線量率で長時間照射した場合と、高線量率で短時間に照射した場合とでは、生体への影響は異なります（データ1（12ページ）とデータ2（20ページ））。

③ 単位に注意しましょう（76ページのコラム）。
- おもに、Gy（グレイ）、Sv（シーベルト）、Bq（ベクレル）が登場します。
- Gy（グレイ）は、物体（人体）が吸収した放射線のエネルギー量の単位です。
- Sv（シーベルト）は、発がんなどを指標にした、被ばくで人体が受けたダメージの量の単位です。
- Bq（ベクレル）は、放射能を表す単位です。放射性核種（たとえばセシウム137）が1秒間にいくつ壊変しているかを表しています。

④ 単位に付いた桁にも注意しましょう。
- 登場する桁は、m（ミリ）とμ（マイクロ）です。1Svは1000mSv、1mSvは1000μSvです。
- この本で取り上げたデータについて、実験動物や細胞に照射された放射線の線量や疫学研究の対象集団における被ばく線量を、巻末の資料1（236ページ）にまとめています。

角山雄一・中島裕夫・田中司朗

第1章 生体への影響を理解する

動物実験データ

データ1

被ばくと遺伝子突然変異の関係

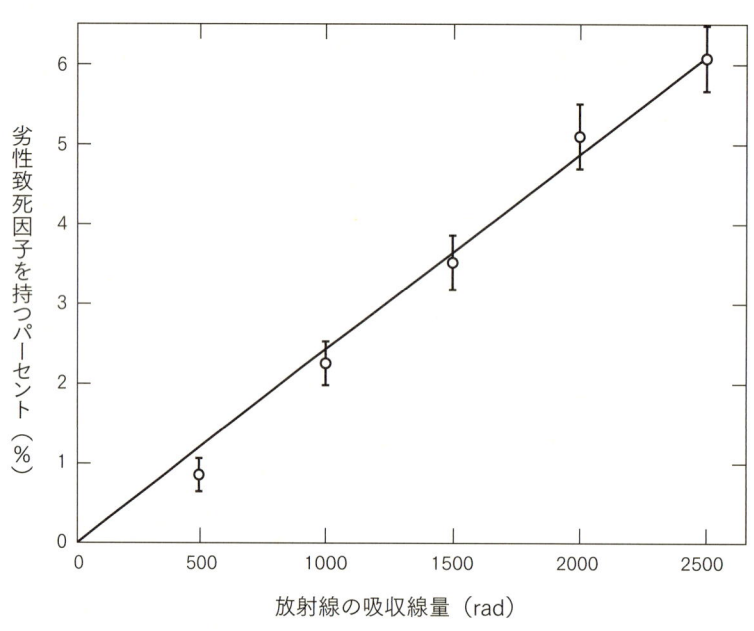

X線照射によるキイロショウジョウバエの劣性致死突然変異の誘発

文献[1]の図1を改変して引用

何のデータか

　キイロショウジョウバエの雄にX線を照射するとその子供に突然変異が発生し、その突然変異は子孫に伝わるというデータである。アメリカの遺伝学者H.J.マラーが放射線によって人為的に突然変異を起こせることを1927年に世界で初めて示した実験[2]に、弟子たちがさらに実験を加えてまとめたもの[1]。

データから何がわかるか

　キイロショウジョウバエの雄にX線を照射すると、その孫（F_2）に雄が生まれなくなる突然変異（劣性致死突然変異）の頻度が、被ばく線量に正比例して増加していることがわ

かる。2500rad（ラド）は25Gy（グレイ）に相当する。さらにこの結果から、放射線誘発された影響（劣性致死突然変異）が子孫にも伝わることもわかる。

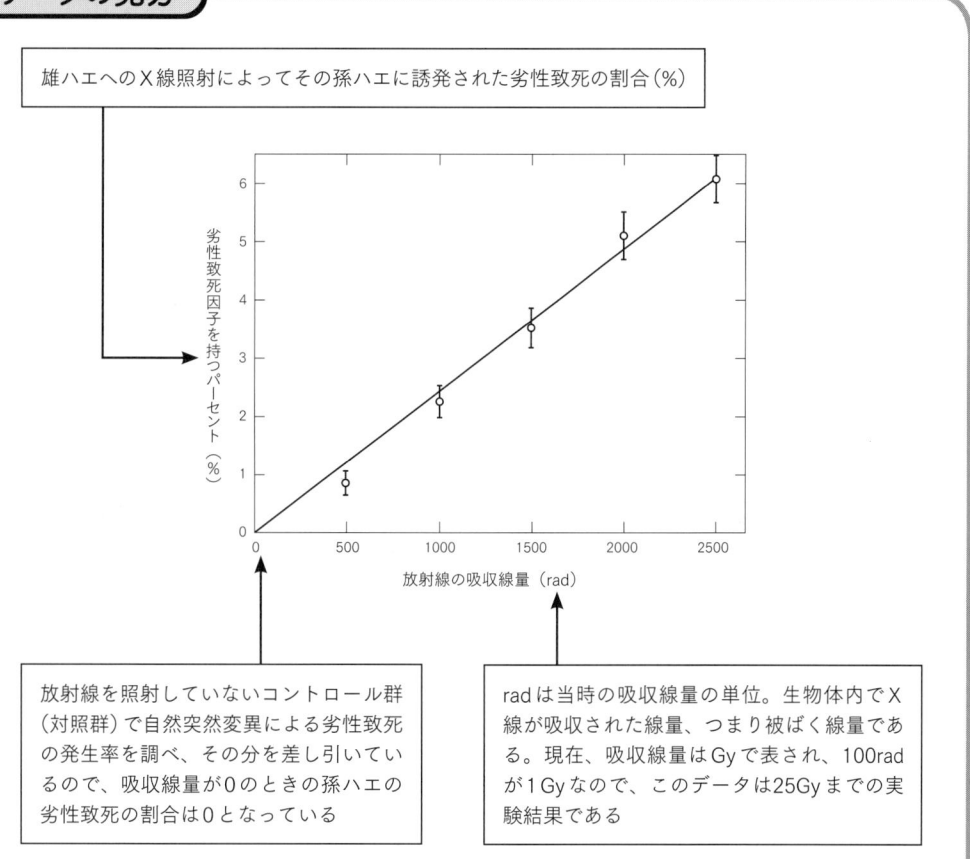

データの見方

雄ハエへのX線照射によってその孫ハエに誘発された劣性致死の割合（%）

放射線を照射していないコントロール群（対照群）で自然突然変異による劣性致死の発生率を調べ、その分を差し引いているので、吸収線量が0のときの孫ハエの劣性致死の割合は0となっている

radは当時の吸収線量の単位。生物体内でX線が吸収された線量、つまり被ばく線量である。現在、吸収線量はGyで表され、100radが1Gyなので、このデータは25Gyまでの実験結果である

データ解説

◆**放射線が遺伝子突然変異を誘発することを発見**

　この実験は、放射線被ばくによる影響がその個体だけでなく子孫にも伝わること、そして突然変異は自然に起こるだけではなく、放射線照射によって人工的にも発生させられることを、放射線の発見から30余年たってはじめて証明したもの。発表当時は大きな驚きとともに受け止められ、人為的な放射線被ばくがもたらす子孫への影響の可能性を指摘した。人類を放射線防護に目覚めさせた歴史的な研究でもある。

　まだDNAの存在が確認されていなかった時代に、人工的に放射線を照射することで遺伝子に突然変異を起こすことができるという発見でもあり、これを契機に遺伝生物学が急速に発展した。

1926年、マラーはX線によるX染色体の劣性致死突然変異の誘発実験を開始し、翌年に論文を発表した[2]。マラーの実験のあと、ティモフェフ・レソブスキィたちは約6000匹の孫の世代（F₂）を観察してマラーの実験を点検した。そして、X染色体上の劣性致死突然変異率は総線量にのみ依存しており、線量率の変化や分割照射によって変わらないことを示した。このような数千匹の規模の調査は、世代交代が約10日というショウジョウバエだからこそできた。

　ちなみにこのショウジョウバエは、全身に25Gyを被ばくしても死なない。ショウジョウバエの成虫の1週間以内の死亡に基づく半致死線量（被ばくした半数が死ぬ線量）は、1500Gyである[3]。なお、ヒトの半致死線量（2か月以内）は4～5Gyと推定されている。

◆なぜ劣性致死突然変異を調べるのか

　そもそも劣性致死突然変異は他の突然変異より発生頻度が高く、どの染色体上でも起こりうる突然変異であるが、父親と母親から同じ遺伝子座の致死変異を同時に受け継いだ子供は生まれてこない。そのため、劣性致死突然変異が遺伝するかどうかを調べることは至難の業である。それを巧みに解決したのがこのマラーの実験である。

　染色体の中でもX染色体とY染色体は、性を決定する性染色体として他の染色体と区別されており、例外はあるが原則として、雄のハエはX染色体とY染色体を1つずつ、雌のハエは、X染色体を2つ持つ。雄はX染色体を1つしか持たないので、もし母親から受け継いだ1つのX染色体上に劣性致死変異を有していると致死、つまり生まれてこないことになる。

　マラーはこの性染色体の性質を利用して劣性致死突然変異を検出するClB法を開発した。ただこの方法は、被ばくした父親の子供ではなく、孫の世代で検出されるという特徴がある。

◆劣性致死因子を有する精子の割合を推定

　少し複雑であるが、マラーが開発したClB法とよばれる実験方法のからくりについて概略する。

　雄のハエにX線を照射し、X線を照射していない特殊なX染色体（ClB）を持った雌に交配する。ClBとは、染色体組み換えを起こさせない因子（crossing-over suppressor）、致死因子（lethal）、棒状の形をした目（bar eye）という、以上3つの因子が1本のX染色体上にあるもので、もう片方のX染色体は野生型である。

　その結果生まれた子供（F₁と言う）の中で目が棒状になっている雌だけを集めてそれぞれ1匹ずつ飼育ビンに入れる。目が棒状であるのは、母親由来のX染色体（ClB）を受け継いだためで、もう片方のX染色体は父親の精子の中で被ばくしたX染色体である。そこへ、野生型の丸い眼をした雄を1匹ずつ入れて交配する。雄はX染色体が1本なので、雌からClBのX染色体を受け継ぐと致死になる。そのためF₁の雄は、すべてが野生型の

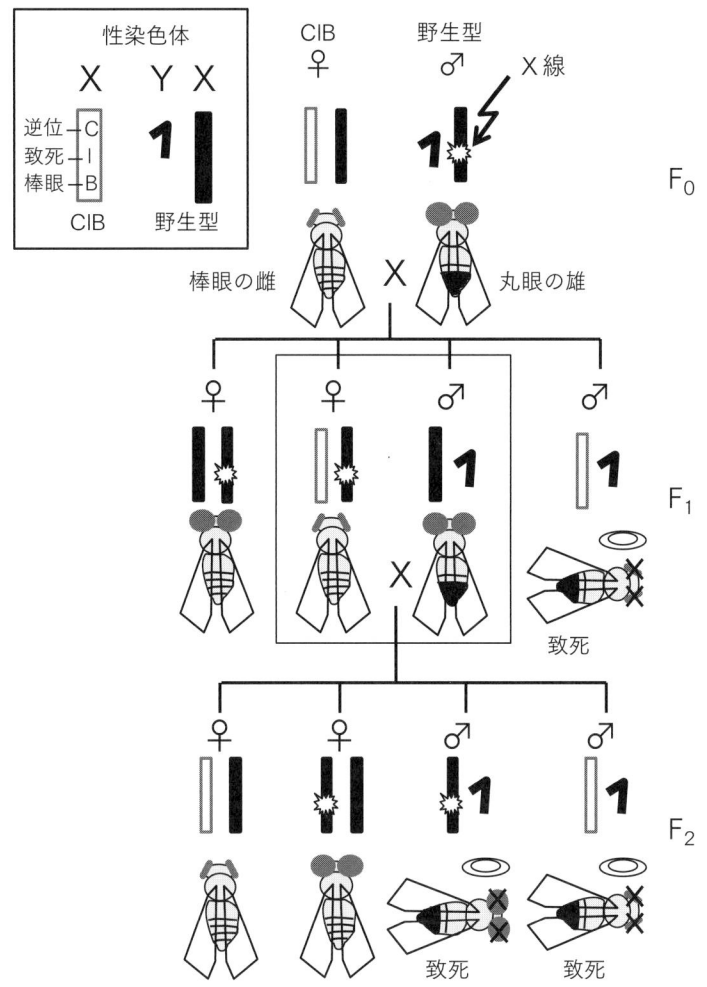

X染色体を受け継いだものだけである。

　その結果生まれた孫（F_2）にまったく雄がいないビンがあれば、被ばくした父親由来のX染色体上に致死突然変異が生じたことになる。まったく雄がいないビンの割合を調べることで、父親の放射線被ばくによってX染色体上に劣性致死因子を持つことになった精子の割合が求められる。なぜなら、F_1雌のX染色体（ClB）を受け継いだF_2の雄は、そもそも致死遺伝子を持っているので生まれてこない。いっぽう、被ばくしたF_0雄由来のX染色体を受け継いだF_2雄は、もともとのX染色体に致死変異はないので生まれてくるはずだが、被ばくにより致死変異が生じていると、これまた生まれてこなくなる。このようにして、F_0雄の精子のX染色体において放射線被ばくで致死変異が起こっていると、それを受け継いだF_1雌を入れた飼育ビンにはF_2雄のハエが1匹もいないので、致死変異がわかるというわけである。もし被ばくしたX染色体上に劣性致死突然変異が生じていなければ、正常眼の雄が生まれる。ちなみに、F_1雌の両方のX染色体上に劣性致死突然

変異があるにもかかわらず生まれてくることができるのは、劣性致死因子となる遺伝子座がそれぞれ異なっているからである。

◆なぜ劣性致死遺伝子の研究なのか

本実験では、キイロショウジョウバエの雄の全身にX線を照射しているが、被ばくの影響を調べる対象になっているのは、DNA修復能がない精子のみである（照射後に精原細胞から新たにつくられた精子の混入はない）。実験当時にはわかっていなかったことであるが、放射線のDNAへの作用のほとんどは切断作用で、この切断が生存に必要な遺伝子座で起こり修復が正確になされないと多くが致死となるのである。1980年代に行なわれた研究では、X線染色体上の遺伝子突然変異の60〜80％が劣性致死突然変異であると推定されている[3]。したがって本研究では、発生頻度が高く、主要な放射線影響である劣性致死突然変異を指標としていたことになる。

また、ClB法では、雌と雄のX染色体が組み換えを起こさないようにしているが、組み換えを起こす場合でもX染色体上に起きた突然変異が子のX染色体に受け継がれる場合があることが、他の実験方法で観察されている。

◆放射線防護の分野において遺伝的影響を考慮する契機となった実験

多くの一般人が一度に被ばくした1954年のビキニ環礁における米国核実験を機に、米国科学アカデミーは、1955年に原子放射線の生物的影響に関する委員会（Committee on Biological Effects of Atomic Radiation, BEAR）を設置し、核実験による放射性降下物が人に及ぼす遺伝的影響について調査を始めた。

そしてBEARは1956年の報告で、放射線による突然変異が次世代に受け継がれる量を抑制する目的で、集団の防護基準として具体的な遺伝線量を提案した。この遺伝線量を、国際放射線防護委員会（ICRP）は1958年勧告で参考値として追認している。このように、マラーらのキイロショウジョウバエでの遺伝の実験は、それまでの皮膚や骨髄の障害からの防護に加えて、遺伝という新しい視点で放射線防護を考える基礎的資料を提供したと言える。

問題点・課題

◆低線量でもLNTなのか

被ばく線量と被ばくによって生じた劣性致死突然変異率が冒頭図のように直線的であったことから、ほぼしきい値（境目となる値）がない比例関係と見なされた。この、しきい値がなく直線的な関係のことをLinear Non Thresholdと言い、略してLNTと言う。

ここに紹介したデータは、20Gy/分（1分あたり20グレイ）という高線量率で照射し、総線量も5Gy以上で被ばくした場合のものである。さらに、ショウジョウバエでは線量率

を変えた実験（20〜0.02Gy/分）も行われている。その結果は、線量率が異なっても、時間的に平均してみると突然変異率は被ばくした総線量にのみ依存していた。すなわち、総被ばく線量が同じなら一度に照射しても分割照射しても、時間的に平均すれば突然変異の発生率は同じであった。

　ただ、さらに低い線量率、たとえば毎時0.00001Gyや毎時0.0000001Gyなどといったとても低い線量率で実験すれば、この直線からずれる可能性を否定できない。その証拠に、自然放射線レベルの被ばく（およそ毎時0.0000003Gy）では線量依存的に突然変異が増えていない。ただしショウジョウバエは世代交代が10日と短いため、長時間にわたる照射では被ばく中に刻々と卵、幼虫、さなぎ、成虫へと変わってしまうので、低線量率の照射になればなるほど、急照射と同じ総線量を同じ発生ステージに被ばくさせられないという実験上の問題がある。

◆人体にどこまであてはまるか

　ヒトもハエと同様に遺伝物質がDNAであるので、放射線によってDNAに損傷が生じ、その結果として突然変異が発生することには変わりない。しかし、ハエとヒトとでは細胞あたりの塩基数が大きく異なるし、世代交代の時間も大きく異なり、細胞が持っているDNAに生じた損傷を修復する仕組みも両者の間では異なっている。したがって、ハエの実験結果をヒトにあてはめて評価するには、これらの要素を考慮した考察が必要となる。

　また、人体実験を行うことは倫理的に到底許されることではないので、実験動物のデータをよりどころにしてヒトではどうなのかを推測することが要求される。その点では、ハエよりもマウスのデータのほうが有用と考えられる。マウスとヒトはどちらも哺乳類である上に遺伝子数や塩基数もさほど異なってないことから、理論的には細胞あたりの塩基変異率が同程度と予想することができる。つまり、放射線感受性はヒトとマウスとでほぼ同じと推定することができる。その意味で、ラッセルらが行ったメガマウス実験（データ2（20ページ））は現在でも重要な知見を与えている。（坂東昌子・中島裕夫）

❖ 参考論文・参考文献
[1] Lea DE 著．西脇安訳．放射線生物物理学―放射線の生細胞への作用―．東京：岩波書店；1957．
[2] Muller HJ. Further studies on the nature and causes of gene mutations. Proceedings of the 6th International Congress of Genetics 1932:213-55. Available from: http://www.esp.org/books/6th-congress/facsimile/contents/6th-cong-p213-muller.pdf
[3] 藤川和男．ショウジョウバエの再発見〜基礎遺伝学への誘い〜．東京：サイエンス社；2010．

被ばく線量と線量基準
― 法律遵守のための規制線量や許容できる被ばく線量 ―

◆ LNT仮説とLNTモデル

　LNTとはLinear Non-Thresholdの頭文字を取ったもので、しきい値（それ以下では影響が見られない、境目となる値）のない直線関係のことである。放射線関係では「LNT仮説」という語でたびたび登場し、被ばくによる人体影響（主にがんの過剰発生）は、被ばく量に正比例するという考えを指す。

　国際放射線防護委員会（ICRP）は、確率的影響（被ばく線量が増えると確率的に増加する発がんと遺伝的影響）に関する基準値を導く際に、LNTモデルを参照している。この理由を理解するためには、まず、科学的仮説としてのLNT（LNT仮説）と防護モデルとしてのLNT（LNTモデル）を区別する必要がある。

　科学的仮説としてのLNT（LNT仮説）については、本書において適宜説明している。しかしICRPのLNTモデルは、LNT仮説のみに依拠しているのではない。ICRPは、科学的仮説を実務上の必要性と倫理上の考慮とに照らし合わせ、1950年代終わりまでに防護の際に手本とすべき「防護モデル」としてLNTモデルを成立させた。

◆「しきい値なし」および「総線量」の考え方が採用された経緯

　まず問題となったのは、放射線の被ばく線量と影響の間にはそもそも「しきい値」があるかどうかであった。ICRPの前身である国際X線・ラジウム防護委員会（IXRPC）がはじめに注目したのは皮膚の傷害（紅斑）で、経験的にこれを起こすと知られていた線量をはるかに下回る線量、すなわち体表測定で1日あたり0.2レントゲン（空間測定で0.1レントゲン）を「耐容線量」として勧告した。しかし、透過力が強い強力なX線やガンマ線が広く医療に利用されるようになると、皮膚に傷害が見られない線量でも骨髄などに障害が起きることが懸念されるようになった。

　さらにショウジョウバエを使った実験で、比較的高い線量と突然変異率は正比例するという報告が1927年以降相次いだ（データ1（12ページ））。また、第二次世界大戦中のアメリカの原爆開発計画（マンハッタン計画）の際に行われた動物実験によって、「耐容線量」でも精子の一時的な減少やわずかな短命効果が見られた。

　そこで、アメリカでの放射線防護に関する勧告を行うべく戦後発足した全米放射線防護委員会（NCRP）は、まず「耐容線量」という基準値の呼称を変更し、どれほど線量が低くても障害が発生する確率はゼロではない（しきい値がない）可能性を認め、放射線を受けた個人が生涯で「著しい身体的な損傷」を経験するとは考えにくい線量の上限を「最大許容量」と呼び、全身被ばくについてはそれまでの基準値の半分（1日あたり0.05レントゲン）とする提案を行った。

　しかし、原子力施設では低い線量を正確に毎日記録することが難しく、さらに基準値を1日でも超えると従事者が休暇・転属させられる事例が生じていた。そのため、線量管理の単位時間を日から週（日曜日を除く）に変更し、1週間あたり0.3レントゲン（のちに3mSv（ミリシーベルト））とした。そして1950年に再発足したICRP（25ページのコラム）はこの変更を受け入れた。これは、低線量被ばくの影響は線量率（単位時間あたりの被ばく量）に関係なく総量に正比例す

ることを事実上仮定したものであった。

このようにLNTは、科学的仮説として明記される以前から実務上必要とされていたのである。

◆**各種の被ばく許容量が設定された経緯**

ICRPがLNTを科学的仮説として明記するようになったのは、遺伝的影響については1956年、非遺伝的影響(白血病、骨肉腫、短命効果)については1958年が最初である。1956年、米国科学アカデミーのもとに設けられた原子放射線の生物的影響に関する委員会(BEAR、現在はBEIR)とイギリス医学研究会議は、それぞれ大気圏内核実験によって地球全体に拡散した放射性降下物の生物的影響を評価した報告を出し、遺伝的影響については明確にLNT仮説を支持した。また同じころ、放射線技師、治療目的でX線を浴びた患者、広島・長崎の被爆者の各追跡調査により、白血病についてはしきい値が存在せず線量と影響の関係が直線である可能性が排除できないことが指摘されるようになった。

このため、ICRPは線量管理の単位時間をさらに延長するいっぽうで、生涯の累積線量を規制した。放射線作業従事者向けの最大許容量として、1958年勧告では13週間で30mSv(週3mSvの合計を安全側に減算)、1年あたり50mSv(合計の3分の1を安全側に減算)を勧告した(最終的に1966年に1年で統一)。一般の人びとに対しては、当時個人差などを考慮する際に広く用いられていた10分の1原則を「最大許容量」に適用した「参考値」(年5mSv)を決め、この値を1958年に核施設周辺に住む子供に対して、そして翌59年に一般の人びと全体に対してあてはめることを勧告した。

さらに遺伝的影響については、1958年の勧告で、全国民が30歳までに受ける自然放射線と医療行為による被ばくを除いた放射線量の総和を、全人口平均で50mSvを「参考」として示した。これは、1956年のBEAR報告で100mSv以内(医療被ばくを含む)に抑えることを勧告したことを受けたものである。

◆**ICRPのLNTモデルの考え方**

科学的仮説としてのLNTは、被ばくによる人体影響を線量0から高線量まで1本の直線として考えるものであるが、これに反する研究もある。そこで、原子放射線の影響に関する国連科学委員会(UNSCEAR)やBEIRは、低線量・低線量率の場合は高線量・高線量率に比べて影響が小さいという見解を考慮に入れている。ICRPも1990年勧告以来この考え方を取り入れ、被ばくの総量が200mGy以下または線量率が毎時100mGy以下の場合は線量・線量率効果係数(DDREF)と呼ばれるリスク低減係数をあてはめている。その上で、LNTは放射線防護のモデルとしては現在も妥当であるとしている。

以上の経緯から明らかなように、LNTモデルは科学としてのLNT仮説に加えて、放射線防護の現場で実際に線量管理を行いやすくする必要性と、その影響のすべてがまだ明らかになっていない低線量被ばくについてはしきい値や過大な線量率効果を仮定しないという安全側に立った倫理上の考慮を取り入れている。このため、科学的仮説としてのLNTに反するような研究結果が得られても、それだけで防護モデルとしてのLNTの総合的な妥当性が否定されるとは限らない。(樋口敏広)

動物実験データ

データ2

低線量率と高線量率での突然変異発生率

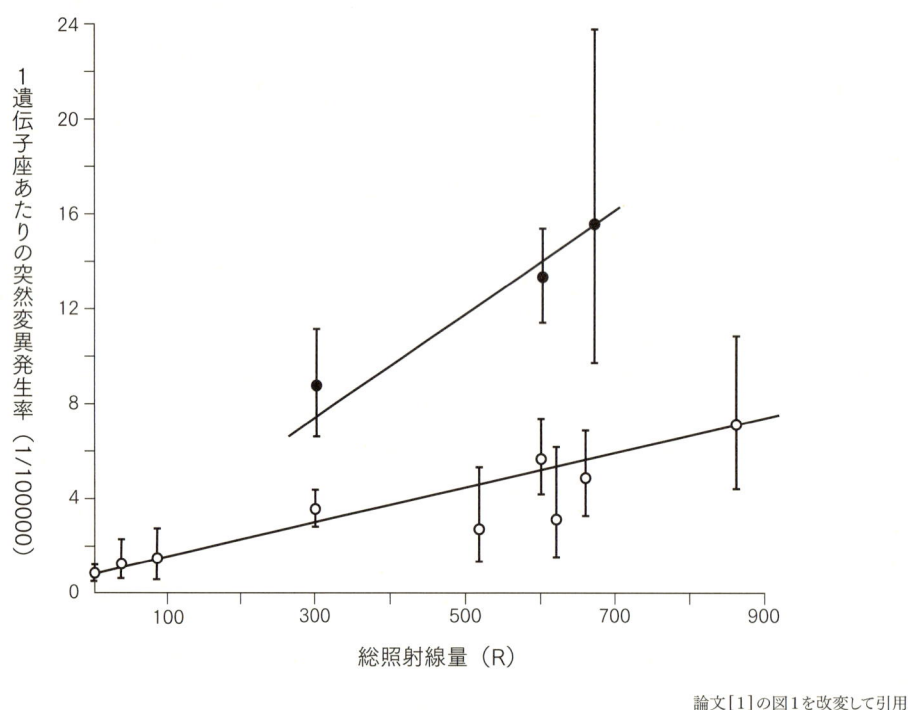

マウス精原細胞に急照射あるいは緩照射した場合の突然変異発生率

論文[1]の図1を改変して引用

何のデータか

　マウスの精原細胞（精子が形成される初期段階の細胞）に放射線（X線またはガンマ線）を照射し、あらかじめ指標とした7つの遺伝子座いずれかに突然変異が発生する率を、その子供の表現型の変異を観察して出したもの。遺伝子座とは1つの形質の遺伝情報を持つDNA塩基配列の場所のことで、およそ500〜80000塩基対で構成されている。

　グラフの2本の直線は、線量率を違えて実験した結果を大まかにまとめたもの。高線量率で急照射した実験結果が上の3個の黒丸のデータ、低線量率で緩照射した実験結果が下の9個の白丸のデータでまとめられている。各々のグループのデータを直線で近似したものが描かれている。

データから何がわかるか

総照射線量が同じでも、低線量率で長時間照射した場合（緩照射）は、高線量率で短時間に照射した場合（急照射）に比べて突然変異発生率が低い。

データの見方

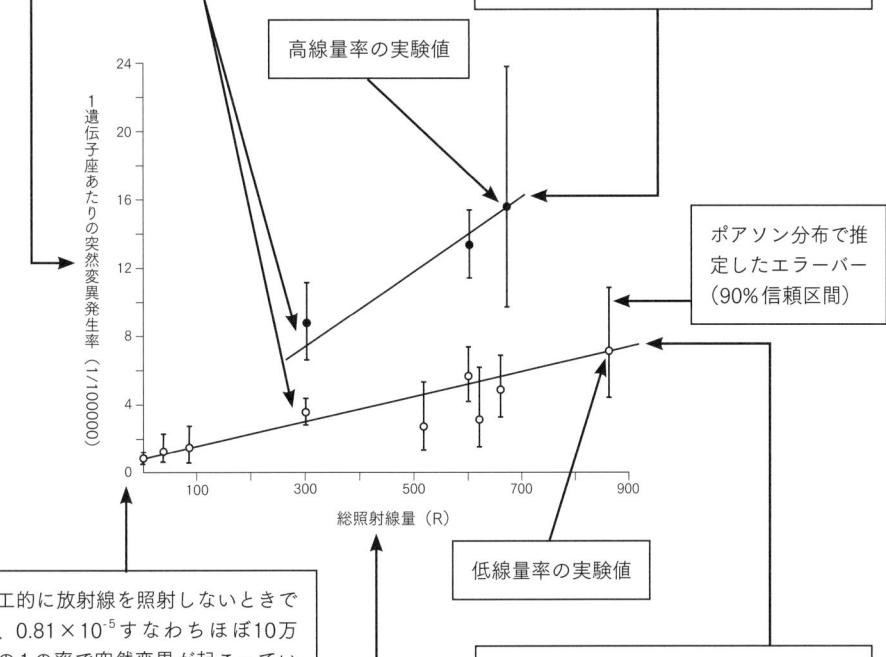

- 突然変異を起こした遺伝子座の数を、10万個の遺伝子座数あたりに何個発生したかで示している
- 総照射線量（横軸）が同じでも、線量率が異なると変異発生率が異なることがわかる
- 高線量率で照射した各々の実験データ値と照射総線量（横軸）との関係を直線で近似したもの。直線の傾きは論文では2.19×10^{-7}/R。つまり1Gy浴びると高線量率では、10万個の遺伝子座のうちおよそ2個が変異を起こすことになる
- 高線量率の実験値
- ポアソン分布で推定したエラーバー（90％信頼区間）
- 人工的に放射線を照射しないときでも、0.81×10^{-5}すなわちほぼ10万分の1の率で突然変異が起こっている。この変異率は、100レントゲン（約1Gy）の総線量を照射して増えた率とほぼ同じである
- 低線量率の実験値
- 低線量率で照射した各々の実験データ値と照射総線量（横軸）との関係を直線で近似したもの。直線の傾きは論文では、0.732×10^{-7}/Rと計算されている
- マウスに照射した放射線の総線量。R（レントゲン）は当時よく使われた照射線量の単位で、100レントゲンは吸収線量に換算すると約1Gy（グレイ）相当

> データ解説

◆実験方法

　この実験は、米国オークリッジ研究所のラッセルらが700万匹におよぶマウスを用いて行った「メガマウスプロジェクト」の一部である。このプロジェクトは1950年代に始まっており、1960年ごろに結果が論文で発表され、1982年にそれまでの結果をまとめて発表している[1]。

　特定座位法[2]という方法を駆使して行われた実験の実際は次のとおりである。

　野生型雄マウスの精原細胞に、X線またはガンマ線を照射し、照射された精原細胞が発生を続けて精子になるころ（約2か月後）に非照射の雌と交配させ、生まれた子供（F_1）に、目や体毛の色、耳の長さなど見てわかる変異が発生しているかを観察した。

　雌は、劣性遺伝する形質（目や体毛の色、耳の長さなど）にかかわる7つの遺伝子座をそれぞれホモで持つ（2つの染色体上の同じ遺伝子座を1つずつ持っている）実験用マウスが使われた。雄は野生型なので、これらの子供（F_1）の7つの遺伝子座はそれぞれヘテロ（2つの染色体上の同じ遺伝子座に、雄由来の元来野生種にある遺伝子と雌由来の劣性遺伝する目や体毛の色、耳の長さなど決める遺伝子を1つずつ持っている）となる。そのため、雌の持っている劣性遺伝の目や体毛の色、耳の長さなどの形質は子供（F_1）には表れない。

　しかし雄の被ばくによって7つの遺伝子座のどれかが突然変異を起こすと、雌が持っている同じ遺伝子座の形質（劣性遺伝する目や体毛の色、耳の長さなど）を発現して生まれることになる。生まれたすべてのマウスに対する7つの遺伝子座のいずれかの形質を持って生まれたマウスの割合から、X線照射した精原細胞の突然変異率を求めた。理論的には7つの遺伝子座に複数の変異が起きることが考えられるが、現実には1匹のF_1にこれらの変異が複数現れることはきわめてまれである。

　冒頭のグラフは、メガマウスプロジェクトで行われた膨大な実験結果を、おおまかに低線量率グループと高線量率グループに分けて2つの直線で示したもの。低線量率グループはセシウム137または、コバルト60から放出されるガンマ線を用いて1分あたり0.001〜0.8レントゲン（≒0.00001〜0.008Gy/分）の線量率でゆるやかに被ばく（緩照射）させたもの。高線量率グループは、X線を1分あたり90レントゲン（≒0.9Gy/分）で総線量300レントゲンと600レントゲン、1分あたり72レントゲン（≒0.72Gy/分）で総線量670レントゲンを照射して、短時間に急激に被ばく（急照射）させたものである。

◆突然変異の自然発生率を示唆

　グラフの総照射線量0において、10万匹に0.8匹の割合で突然変異が表れている。つまり人為的に放射線を当てなくても、この割合で突然変異が生じていることを示していて、バックグランド（放射線を当てなくても自然に起こっている突然変異率）と呼ばれている。

◆誤差について

　実験には誤差があるため、同じ総照射線量で再び実験をしたとしても必ず同じ発生率になるわけではない。図のエラーバーは、データに誤差がどの程度含まれているのかを理論的に推定したものである。90％信頼区間とは、発生率の正しい値が90％の確率で含まれると考えられる区間のことである。この実験では、10万匹のマウスを観察してやっと1～16匹に突然変異による形態の違うマウスが観察されるという、まれにしか起こらない結果を解析しなければならない。こうした場合は、ポアソン分布で誤差を推定する。

◆線量・線量率効果係数（DDREF）の根拠となった実験

　マラーらが行ったショウジョウバエの実験（データ1（12ページ））では、線量率による違いはないという結果であったが、ラッセルらの冒頭のグラフからは、総被ばく線量は同じでも急照射よりも緩照射のほうが、被ばく影響が小さいことがわかった。このことは、線量率効果と言われるようになった。

　冒頭のグラフからは、同じ総線量の場合、急照射では緩照射の約3倍の変異が起こっていることがわかる。この場合の3を線量・線量率効果係数（DDREF）と言い、急照射の結果から緩照射の結果を予測する場合に、急照射の結果に線量・線量率効果係数の逆数をかけることが行われている。

　例として、国際放射線防護委員会（ICRP）が2007年勧告で示した放射線リスク評価を紹介する。それによると、低線量・低線量率の放射線を全身に均等被ばくした場合の放射線誘発がんの生涯死亡リスクを算出する際には、線量・線量率効果係数を2としている。つまり急性の全身被ばくで浴びた原爆被ばくから算出したリスクに対して、同じ総線量でのリスクを2分の1としている。なお、線量・線量率効果係数は安全側に立った防護上の措置として導入されている参考値である。

問題点・課題

◆追試ができない

　現在では経済的にも規模的にもこれだけの大がかりな実験は不可能であり、追試ができないことが問題点である。本来なら、実験を繰り返すことで誤差を小さくし精度を上げていくことでより正確な値が判明するが、それはできない。また、この実験では、7つの遺伝子座変異のしやすさには差があることがわかっているが、他の遺伝子座での変化を調べるために同じ規模の実験をすることもできない。

◆ヒトにどこまで適用できるか

　このマウスの実験結果をそのままヒトに適用して、線量・線量率効果係数を3とすることはできないが、他の動物実験や細胞実験でも、線量・線量率効果係数は2～10程度

であることが知られている。生体影響として何を対象にするかにもよるが、ヒトでも線量率効果はあると考えられている。ただし、実際に用いられている線量・線量率効果係数の数字は厳密なものではなく、今後の新しい知見によって変えるべきであるとされており、あくまで大雑把な基準として見ることが大切であろう。（坂東昌子・中島裕夫）

❖ 参考論文・参考文献
[1] Russell WL, Kelly EM. Mutation frequencies in male mice and the estimation of genetic hazards of radiation in men. Proc Natl Acad Sci USA 1982; 79:542–4.
[2] Davis AP, Justice MJ. An oak ridge legacy: the specific locus test and its role in mouse mutagenesis. Genetics 1998; 148: 7–12.

メガマウスプロジェクトの意義

　本論の著者ラッセル（1911～2003年）と、ショウジョウバエへの放射線照射実験（データ1（12ページ））でノーベル生理学・医学賞を受賞したマラー（1890～1967年）は、放射線（X線）による実験放射線生物学への道を開いたと言えよう。それまでは、放射線が遺伝子変異を起こすことは知られておらず、実験的に生物影響を調べることはされていなかった。
　ラッセルはマラーの実験をモデルにしたが、マラーの方法だと孫の世代（F_2）にわたる観察が必要なので実験規模はさらに大きくなる。ラッセルはそれを避けて、次世代（F_1）で突然変異率が測定できる7つの遺伝子座による検出方法（特定座位法）に注目し、そこで起こる突然変異を調べたのである。
　マウスはショウジョウバエに比べるとヒトに近く、しかも大量に入手できるので、動物実験によく使われる。実験に際しては、飼育動物の感染による死亡を防ぐために、SPF（specific pathogen free）マウスという特定病原体がいないマウスを用いている。この状態で終生飼育するのは細心の注意がいる上、そもそも動物実験は、テストに適した遺伝的素因が同じ動物を大量に飼育しなければならないことや、世代にわたる長期観察が必要になることなど、莫大な時間とエネルギーを必要とする。ラッセルの実験で用いたマウスは1つのビルディングが全部埋まるほどのもので、こんな大規模な実験は二度とできないと言われおり、今もなお貴重なデータである。（坂東昌子・中島裕夫）

放射線の防護基準を決める国際組織ICRP（国際放射線防護委員会）

◆沿革

国際放射線防護委員会（International Commission on Radiological Protection, ICRP）は、科学的知見を参照して放射線防護に関する勧告を行う民間の国際学術組織で、構成員は放射線防護に関連する学術分野での実績がある専門家である。

活動の中心は、放射線の強さや放射性物質の量を人体への影響を表す量に換算するために必要な、放射線の種類や対象となる人体の組織ごとの補正係数、線量と影響の関係を示すモデル、そして防護の目安となる各種参考値の策定と改正である。

前身は国際X線・ラジウム防護委員会（IXRPC）で、医療従事者の放射線障害を防止するため国際医学放射線会議（ICR）により1928年に設置された。だが第二次世界大戦で活動を停止し、1950年にICRPとして再発足した。

ICRPの構成メンバーは、内外の推薦に基づいて4年ごとに主委員会が投票で選出し、国籍は問わない。イギリス登録の非営利団体で、民間財団、放射線防護に関する学会、世界保健機関（WHO）や国際原子力機関（IAEA）などの国際機関、各国政府からの寄付、研究委託、そして出版物の販売によってまかなわれている。

◆他の国際機関との関係

ICRPの前身である「国際X線・ラジウム防護委員会（IXRPC）」は、医療従事者のみを対象として勧告を行ったが、第二次世界大戦中にアメリカとイギリスがそれを非公式に参照して原爆開発にともなう放射線防護体制を構築した。戦後、両国をはじめとする欧米諸国が相次いで平和利用を目的とする原子力開発に着手すると、放射線防護の国際基準を求める声が高まった。ICRPはこの新たな要請にこたえるため、勧告の対象を原子力平和利用の従事者に拡大し、さらに1950年代後半までに一般市民を含むようになった。

1954年のビキニ水爆被災事件を契機に、当時頻繁に行われていた大気圏内核実験による放射性降下物に国際的な懸念が高まると、翌55年に国連総会は「原子放射線の影響に関する国連科学委員会（UNSCEAR）」を設置した。しかし核実験は政治問題だったため、UNSCEARは独自の調査や勧告を行う権限を与えられず、各国や国際機関から提出された報告やデータの評価のみを行った。

ICRPは当初、UNSCEARをはじめとする放射線防護に関心がある各国際機関との正式な連携や統合を模索したが、国際機関側が消極的であったことや、ICRP内部から自律性を失うことを懸念する声が高まったことで、失敗に終わった。その後、ICRPは非政府組織としてWHOやIAEAなどの国際機関との協議関係を確立し、これらの機関が定める規則に勧告が反映されるようになった。

こうして、1960年代までにUNSCEARなどが放射線被ばくに関する科学的知見を整理・評価し、ICRPがこれを参考にして実務に役立つ基準値を勧告し、IAEAや各国政府がそれを踏まえて防護規則を定める分業体制が成立した。

◆役割

　なぜ日本を初めとする各国が、民間団体に過ぎないICRPの基準値を参照するのか。その理由を理解するために、放射線被ばくの基準値を決めるためには科学は必要だがそれだけではじゅうぶんでないことを、まず確認したい。

　物理学、医学、疫学、遺伝学、生物学など広い分野の知見を集めても、ヒトの低線量被ばく影響についてはまだよくわからないことも多い。また、たとえ影響がわかっていたとしても、どれほどの「防護」が必要かという基準は、社会が決めることで科学だけでは答えることができない。たとえば、ある線量を浴びると1000分の1の確率でがんになると推定される場合でも、その推定が誤りである可能性が否定できず、また、たとえそれが正確であったとしても、その確率が防護に値するかどうかはさまざまな社会的・倫理的立場によって意見が異なる。

　いっぽう放射線防護の実務担当者は、低線量被ばくに関する科学的・社会的な意見統一が困難であるにもかかわらず、科学的に妥当かつ実践が可能な「防護」基準を必要としており、その対象は、原子力発電だけでなく健康診断やがん治療、食物の殺菌など、多岐にわたる。だからといって、IAEAや実際に防護を担当する各国政府がその基準を設定することは、異なる基準が乱立して混乱が起きるだけでなく、「自分の都合に合わせて基準を決めている」と批判される恐れがある。

　こうした諸事情を受けて、ICRPは科学的知見、実務上の要請、そして倫理的観点を考慮した上で、防護の現場で役立つように単純化されたモデルと具体的な基準値を独自に策定してきた（18ページのコラム）。このように、ICRPは科学と実務の橋渡しとしての役割を担い、その基準値が両者に広く認められてきたために、民間団体にもかかわらずその権威を確立したのである。

　しかし、この経緯から明らかなように、ICRPの基準値は科学的に「安全」であると証明されているのではなく、その背景にある科学的根拠、運用可能性、そして倫理的判断が一般に「妥当」であるとされているにすぎない。そのため、ICRPの基準値とその策定過程に関して、さまざまな科学的、社会的、倫理的立場からの批判もある。（樋口敏広）

疫学データ

データ3

広島・長崎原爆被ばくと染色体異常

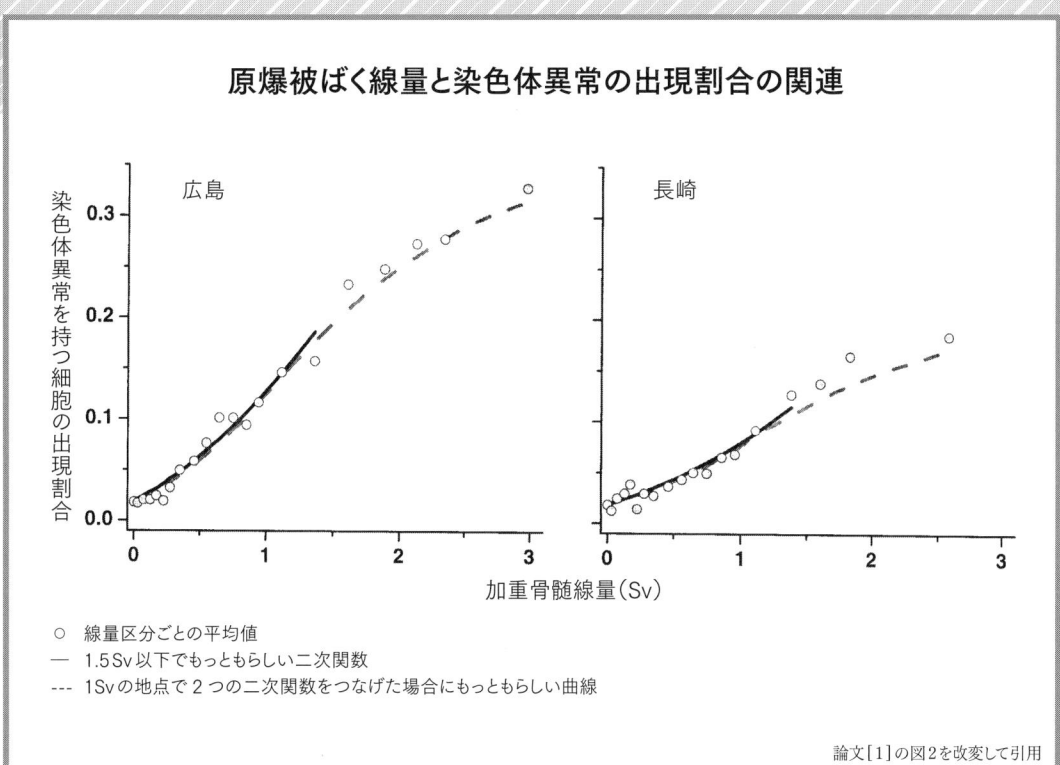

論文[1]の図2を改変して引用

何のデータか

広島・長崎の原爆被爆生存者から採取されたリンパ球内の染色体異常の出現割合と、被ばく線量との関連を調べたもの。ここでの出現割合とは、被ばく者から採取して培養したリンパ球から無作為に選んだ100個の細胞のうち、いくつの細胞で染色体異常が発見されたかを示したものである。

データから何がわかるか

染色体異常を持つリンパ球の細胞の出現割合は、被ばく線量とともに増加する。その増え方は単純な比例関係ではなく、数百mSV（ミリシーベルト）までの低線量領域では線量の増加に対してゆるやかに増えはじめ、1Sv（シーベルト）近辺では、それ以下よりも急速に増える。数Sv領域になると増え方は再度ゆるやかになり、そのうちに横ばいにな

る。ただし、個々人でのデータを見るとばらつきが大きい。これについては後述する。
　1.5Sv以下の領域において被ばく線量の二次関数で出現割合が増加すると仮定した場合、線量に比例する増加分は、1Svあたり広島が6.6％、長崎が3.7％で、長崎のほうが被ばくの影響の出方が小さく見える（後述）。

データの見方

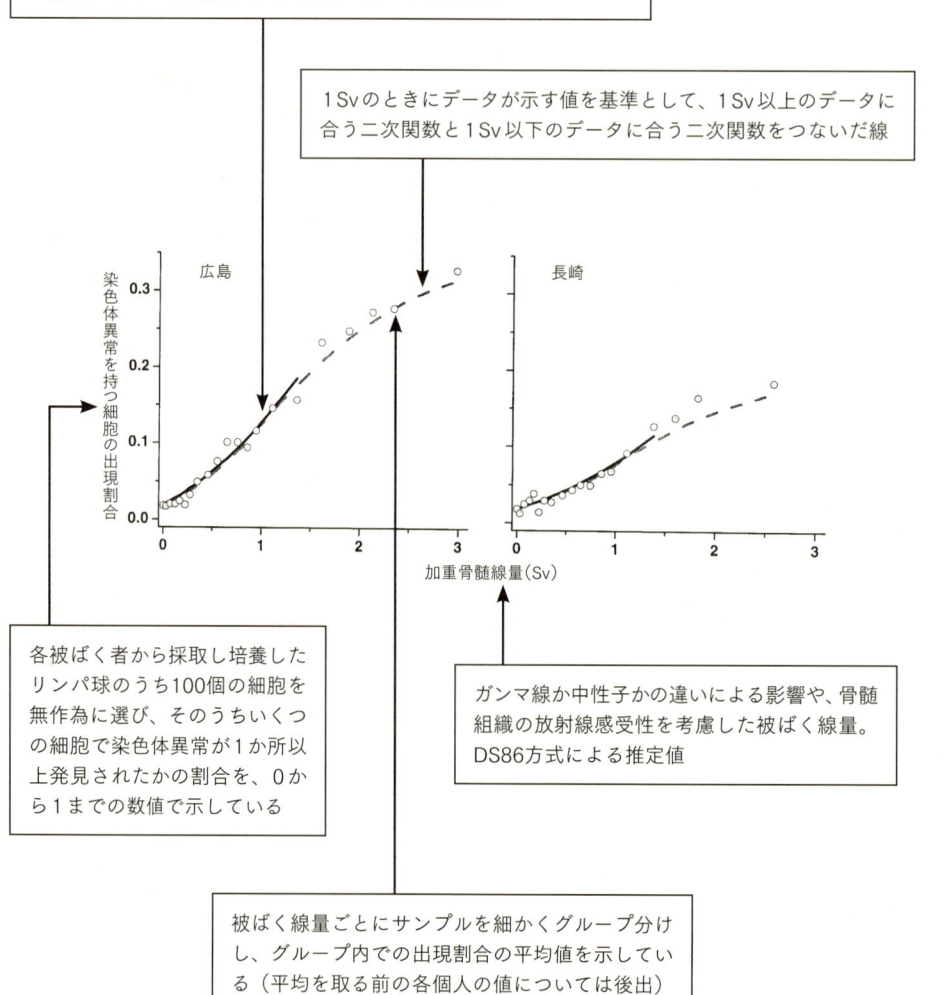

> **データ解説**

◆染色体異常発生率の調査方法

　ここで使用されているデータ[1]は、放射線影響研究所（RERF）が1960年代後半から1990年代にかけて、広島と長崎の被爆者に行った健康調査で採取された血液サンプル中に含まれるリンパ球を調べたものである。原爆被爆者の寿命調査（LSS）（87ページのコラム）の追跡対象者ではない人のサンプル、DS86方式による線量推定がなされていない人のサンプル、培養に失敗した細胞株、および非被ばく者にも見られるクローン性の染色体異常を持つサンプルは除かれている。

　最終的には3042人から採取し培養した約5000の細胞株を使用し、細胞分裂を繰り返しても消失せずに残る安定型の3種類の染色体異常を調べた[2]。その3種類とは、①欠位（染色体が切断されて部分的に消失する）、②逆位（同じ染色体内で染色体の一部が逆になる）、③転座（染色体の一部が別の染色体へ結合する）である。なお、不安定型染色体異常についてはデータ4（37ページ）参照。

　1人の血液サンプル中100個の細胞を無作為に抽出して、染色体異常を持つ細胞数を調べることで、被ばくによってどのぐらいの割合で染色体異常を持つ細胞が出現するかを算出している。観察するための手法としては、ギムザ染色と呼ばれる、生物学では一般的な血液染色の方法が用いられた。

◆被ばく時年齢による影響

　算出された割合と被ばく線量との関係は、比例関係（被ばく線量が2倍なら割合も2倍になる関係）よりも、被ばく線量の2乗に比例するという二次関数の関係に近いという結果であった。そのため、二次関数を仮定した上で、被ばく者の性別や採血時年齢、被ばく時年齢を考慮し補正している。

　採血時年齢が60歳で被ばく線量が0と推定された対象者に、1.8％の割合で染色体異常を持つ細胞が認められた。これは原爆投下時に広島・長崎両市内にいなかった者の値と同じである。この、被ばくとは無関係に起こる染色体異常の割合（バックグラウンドと言う）は、年齢が10上がるごとに1.08倍になっていく。また、男女間ではっきりとした差は見られなかった。

　被ばく時年齢の影響については、年齢によって被ばくの影響の現れ方が大きく違うことが過去の研究[2]で示されており、今回の研究でも同様の結果が出た。しかし、年齢が若いほど影響が大きいというはっきりとした傾向は見られなかった。今回の結果では低線量領域において、5歳未満で被ばくした場合に染色体異常が見られる割合は、全年齢での染色体異常割合の平均値の55％と低く、いっぽうで15歳から20歳未満で被ばくした場合には117％と高かった。

被ばく線量と染色体異常の出現割合に関する個人のデータ

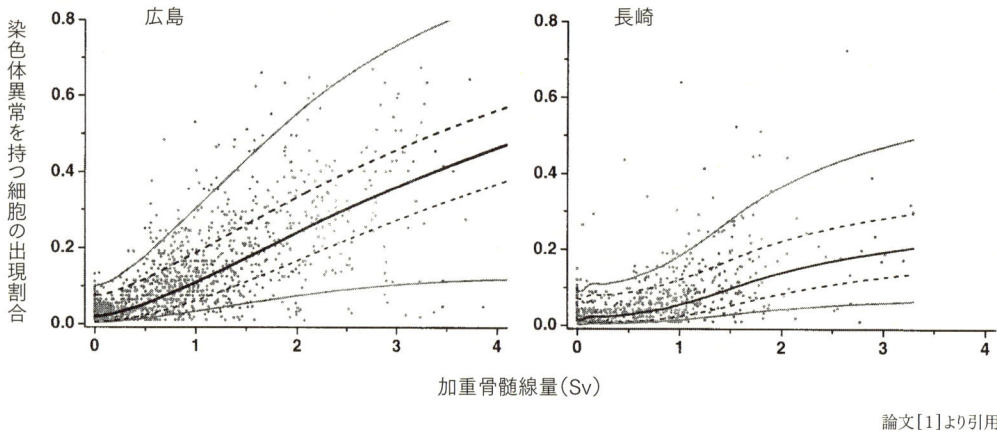

論文[1]より引用

◆**個々人のデータのばらつきから生じる線量推定方式への疑問**

　被ばくによる影響を考える際には、被ばく線量推定値の正確さが重要である。そのため、推定値が正しいかどうかをデータから検証することも必要である。

　今回のデータでは、線量推定値を信頼して被ばくが染色体異常にどれほどの影響を与えたかを見ているが、逆に染色体異常が出現する割合から被ばく線量を推定する方法が、生物学的な線量評価方法として信頼が置かれている[3]。しかし今回の結果では、同じ被ばく線量であっても染色体異常を持つ細胞が出現する割合が予想以上にばらついた。上図の小さな黒点は、今回の調査で得られた各個人での出現割合である。この大きなばらつきは、サンプル数が少ないことによる統計のゆらぎや、個人差によるばらつきを示す点線（66%の黒点が入るはずの範囲）や薄い実線（95%の黒点が入るはずの範囲）を超えていて、このデータからでは染色体異常の割合から線量評価を行うことができない。また、今回のデータの解析で、広島と長崎では被ばく線量と放射線影響の現われ方の関係が有意に異なる結果が得られ、DS86方式（33ページのコラム）の線量推定が一部間違っている可能性が疑われた。

◆**長崎の工場内にいた被爆者の線量推定への疑問**

　この研究では、被爆者を被ばく時状況ごとに次の4つにグループ分けをして染色体異常を持つ細胞の発生割合も調べている。①家やアパートで被ばくした場合、②家やアパートの影で被ばくした場合、③工場で被ばくした場合（当時長崎には三菱の軍事工場があった）、④何の遮蔽物もない野外で被ばくした場合、の4つである。このうち③の工場は長崎だけの分類である。

　長崎の被爆者だけに注目すると、③の工場の場合は①の家やアパート内で被ばくした場合に比べて、被ばくの影響が小さいという結果が出ている（同じ推定線量であっても、③の染色体異常の出現割合が①のそれよりも小さい）。③も①も遮蔽物があることを考えれば、こ

の違いは大きすぎる。そのため、長崎の工場内にいた被爆者たちの被ばく線量は、実際の値よりも60％程度大きく見積もられているのではないかと考えられる。

　この工場というカテゴリーは長崎にしかなく、この人々の被ばく影響が小さく見積もられているために、冒頭図に示されているように長崎での被ばく影響が広島よりも小さく見積もられているのではないかと考えられる。ただし、広島と長崎の間の差はこの長崎工場カテゴリーの違いだけでは説明がつかず、ほかにも何か要因があることが示唆される。

◆他の線量推定方法からも示されるDS86方式の間違いの可能性

　DS86方式における系統的な誤差は、長崎の工場グループで最も大きく存在することがこの研究から示唆されているが、それ以外の遮蔽物を考慮したカテゴリーについても、平均で40％程度の誤差があるのではないかと考えられている。この議論を支持する結果は、歯のエナメル質を使った線量評価でも示されている。その評価方法は、被ばくによって生じた歯のエナメル質内のラジカル（不対電子をもった原子や分子、イオンなど）の量を測定することで、被ばく量を推定するものである。エナメル質は固体なので、液体中と違ってラジカルは安定して動かず、数十年たった後でも線量評価が可能である[4]。この方法による線量評価の値を用いて、69人の広島原爆被爆者のリンパ球細胞内に転座と呼ばれる染色体異常が現れる割合をグラフにしたところ、左ページ図の広島のグラフに比べて、同じ被ばく線量を見たときの割合のばらつきがずっと小さくなった。この結果はDS86方式に誤差が存在することを支持している[5]。ただし、どの部分の歯を用いるかで結果が違ってくることや、測定された歯のサンプル量がまだ少ないなど、詳細をつめる余地が残っている。

　本調査は、被ばくと染色体異常発生頻度の関係を示しただけでなく、DS86の系統的誤差をあぶり出した。DS86（最新はDS02）線量推定方式は、放射線の影響を疫学的に調べるために最も重要となる、すべての原爆被爆者という大集団に対して現実的に行える唯一の線量推定である。これをよりどころとしてがんやそれ以外の疾患への影響が調べられるため、その線量推定精度を高めていくことが重要である。

問題点・課題

　ここで用いられているギムザ染色は、生物学の分野で頻繁に使用されてきた。しかし、ギムザ染色は目視によって異常の確認が行われるため、行う人によって検出効率が変わってしまうことがある。特に、2本の染色体の間で交換された部分が同じ長さであった場合、それらの染色体の長さは正常時と変わらないため、異常として見つけるのが難しい。先に述べた広島と長崎の間の違いに関して、研究室ごとの染色体異常の検出効率の違いが現れている可能性も否定できない。

1980年代後半以降開発された、蛍光 in situ ハイブリダイゼーション〔注1〕と呼ばれる新たな技術を用いて、この研究の対象であった被ばく者のうち230人を対象に線量推定と染色体異常数の関係の調査が行われた[6]。その結果は、長崎の工場における誤推定の可能性を支持するだけで、ここで紹介した研究の結論と大きな差はなさそうだという結論を出している。（廣田誠子）

　　〔注1〕FISH（フィッシュ）法とも呼ばれる。ギムザ染色と違い、染色体ごとに違った蛍光色素を付着させることができるため、先に挙げたような異常であっても、違った色の部分がつながっている染色体を探せばよく、間違いなく検出が可能である。ただし、ギムザ染色よりもコストが高く、ここで紹介した研究のような大集団を用いた研究に適用するにはまだ難しい面がある（[6]でも1/10以下の人数にしか適用できていない）。

❖ 参考論文・参考文献

[1] Kodama Y, Pawel D, Nakamura N, Preston D, Honda T, Itoh M, et al. Stable chromosome aberrations in atomic bomb survivors: results from 25 years of investigation. Radiat Res 2001;156:337-46.
[2] Awa AA, Nakano M, Ohtaki K, Kodama Y, Lucas J, Gray J. Factors that determine the in vivo dose-response relationship for stable chromosome aberrations in A-bomb survivors. J Radiat Res 1992;33:206-14.
[3] International Atomic Energy Agency. Technical Reports Series No.260. Vienna: International Atomic Energy Agency; 1986.
[4] Nakamura N, Iwasaki M, Miyazawa C, Akiyama M, Awa AA. Electron-spin resonance measurements of extracted teeth donated by atomic-bomb survivors correlate fairly well with the lymphocyte chromosome-aberration frequencies for these same donors. RERF Update 1994;6(2):6-7.
[5] Nakamura N, Miyazawa C, Sawada S, Akiyama M, Awa AA. A close correlation between electron spin resonance (ESR) dosimetry from tooth enamel and cytogenetic dosimetry from lymphocytes of Hiroshima atomic-bomb survivors. Int J Radiat Biol 1998;73:619-27.
[6] Nakano M, Kodama Y, Ohtaki K, Itoh M, Delongchamp RR, Awa AA, et al. Detection of stable chromosome aberrations by FISH in A-bomb survivors: Comparison with previous solid Giemsa staining data on the same 230 individuals. Int J Radiat Biol 2011;77(9):971-7.

広島・長崎原爆被爆者の線量推定（DS）

◆線量推定方式の必要性

　原爆被爆者の寿命調査（LSS）や成人健康調査（AHS）では、がんなどの疾病の発生を調べている（87ページのコラム）。放射線による疾病への影響を詳しく調べるためには、疾病が発生した個人の被ばく線量を知る必要がある。個人の線量を知るために、染色体異常の数や歯のエナメル質のラジカル数を調べるといった生物学的手段が確立されているが、何万人もいる対象者のサンプルを集め調べるのは困難であり、体の部位別の線量はわからないため、LSSではシミュレーションによる線量推定を用いている。

◆線量推定方式のこれまで

　線量推定の始まりは1957年にさかのぼる。日本家屋による遮蔽の度合いがアメリカでの原爆実験によって確かめられ[1]、空間線量の大雑把な見積もりが行われた。これはT57Dと呼ばれ、1957年の仮の被ばく線量という意味である。

　1960年以降にアメリカで、原子爆弾に見立てた原子炉を地上500mに設置して中性子がどこにどの程度届くのかを測定する「タワー実験」（ICHIBANプロジェクト）が行われた[2]。日本では、広島や長崎の建造物や岩石の中に残る原爆からのガンマ線や中性子線の痕跡（ガンマの痕跡については注1、中性子については後述）が測定され、爆発当時の線量が推定された[3]。タワー実験の結果と広島・長崎での測定結果や、被ばく者の詳細な遮蔽状況がシミュレーションに取り入れられ、はじめてLSS全体に適用される線量推定方式T65Dがつくられた。

　その後しばらくT65Dが使用されてきたが、原子爆弾内部の計算方法が公表されたことと臓器別の線量を計算できるようになったことから、日米共同でT65Dを見直し、新たな線量推定方式DS86がつくられた。DSとはDosimetry Systemの略で、「線量推定体系」の意味である。DS86では広島・長崎での測定データがさらに追加され、現在の線量推定のためのシミュレーションの基本形が完成した。

　最新の線量推定方式はDS02である。DS02では、測定結果を増やしてシミュレーション結果と比較することで原爆の爆発推定位置や爆弾の出力が見直され、一部の建物や地形などの遮蔽物や空中での放射線の伝わり方に対する計算が細かくなっているなど、より正確な推定ができるよう努力がなされている。

　〔注1〕ガンマ線の痕跡を測定する方法は熱ルミネッセンス法と呼ばれる。被ばくしたタイルやブロックに含まれる原子の中では、ガンマ線によって原子核の周りを回る電子がエネルギーを得るため、エネルギーの高い軌道に移っている。これを加熱すると、電子はエネルギーを光として放出し元の軌道に戻る。この仕組みを利用して、サンプルの加熱により出てくる光量を測定することで被ばくによって蓄えられたエネルギー量を測定し、元の被ばく量を推定する方法である。

◆線量推定方式DS02の概要

　線量推定方式のシミュレーションは、原子爆弾から爆発によって発生し飛び出した放射線粒子を一つひとつ追いかけていき、被ばく者の臓器に何の種類の、どのようなエネルギーを持っ

た放射線粒子がどのぐらいの数到達するかを数え上げ、放射線粒子が到達した体の部位に与えるエネルギーを算出している。最終的な個人線量はGy（グレイ）で示されている。到達する一つずつの放射線粒子を見ているのは、到達時のエネルギーや粒子の種類によって、その臓器に与えるエネルギーが変わってくるからである。

　このシミュレーションでは、計算機から発生させる乱数を用いて確率計算を行うモンテカルロ法が用いられている。これは大雑把に言えば、放射線粒子が原子爆弾を出てからほんの少し進むごとに、「何かの粒子とぶつかって向きが変わる」「変わらずに真っすぐ進む」など次にどうなるかを、サイコロを振るように決めていく方法である。サイコロはどの未来に対しても同じ確率で目を出すのではなく、起こりやすさに応じて目の出る確率が与えられている。

◆線量推定方式DS02の基本構造

　原子爆弾から被ばく者の臓器に届くまでのシミュレーション（主にモンテカルロ法で算出）は、基本的に3つのパートからつくられている[4]。

①大気中の線量分布の算出

　1つ目は原子爆弾が爆発し、それらが大気中を進んでいったあとの空間中での線量を計算する。この部分はT57Dから考慮されているもので、被ばく時の位置によって線量が決まる。ただし、原子爆弾内部に関する計算の詳細が明らかになり現在の形になったのはDS86からである。

　大気中での進み方に関しては、DS02ではDS86よりも「サイコロを振る間に進む距離」を短くし、計算回数を増やすことで精度が上がっている。線種については被ばく者に影響の大きいものから考慮されている。ガンマ線、爆発時すぐに放出された中性子、少し遅れて放出された中性子の3種類で、爆心地に近い被ばく者はガンマ線による影響が全体の95%を占める。

②建物などによる遮蔽効果の取り込み

　2つ目は遮蔽物があった場合にどうなるかを計算するものである。T57Dは原爆実験の結果から簡単に見積もられていただけだったが、T65Dではさまざまな遮蔽物に共通して被ばく線量に重要な影響を与える特徴が抜き出され、モデル化された。これが現在の基本となっている。なおDS02方式では、広島の地形や長崎の兵器工場の中のようすなどの情報が加えられた。

③臓器別線量の推定

　3つ目が臓器別の被ばく線量推定で、先に述べたようにDS86ではじめて取り入れられた。当時の日本人の性別、年齢別の身長、体重、臓器の大きさ・重さ・位置の平均値がシミュレーションの中に組み込まれ、被ばく時の姿勢を聴き取り調査し、臓器別線量の計算を行った。

◆DS02方式の誤差

　DS02による個人線量の誤差は広島の被ばく者に対して28.5%、長崎の被ばく者に対して31.0%とされている。これはたとえば広島の被ばく者においては、実際の被ばく線量が（推定線量の値）±（推定線量の値の28.5%）の間に66%の確率で存在していることを意味している[4]。

◆DS02方式の問題点

　現在使用されているのはDS02である。これにもなおいくつか問題が指摘されている[4]。

①測定値との不一致

　広島・長崎で中性子線の痕跡を測定して求められた当時の線量とシミュレーションの結果に

は、一致しない部分が存在した。この不一致は、DS86のころから報告されていた。

中性子の痕跡とは、原爆からの中性子がつくった、鉄筋や橋桁などに残っている放射性同位体である。原爆で放出される中性子は、ほとんどが核分裂反応で放出される速い中性子であるが、一部が周囲の原子核と衝突を繰り返し、周囲の温度と同じになるまで減速されて熱中性子になる。速い中性子の線量推定は、硫黄やニッケルが速い中性子によって変化してつくられた放射性同位体のリンと銅の含有量の測定によって、熱中性子の線量推定は、放射性同位体のコバルトやユウロピウム、塩素の量の測定によって行われた。

データとシミュレーション結果の不一致を解消するため、爆発高度推定値を20m高くし、原爆以外の理由でつくられた同位体量を考慮に入れるなどした結果、爆心地から1.5km程度の範囲では一致したものの、その外ではコバルトやユウロピウムなど熱中性子のデータでの不一致が残った。線量推定の正しさを保障するためにはこの部分の解決が必要であるが、1.5km以遠ではシミュレーションで予測される中性子痕跡の検出量が小さく、検出限界を下回るので検証は不可能であるとされている。

②内部被ばくと残留放射能の取り扱い[5]

DS02では爆発時に生じた放射線粒子の影響のみを考えていて、降下物やそれらによるホットスポットなど、残留放射能からの線量（残留放射線）が含まれていない。したがって、残留放射能がなんらかの理由で体内に入った場合の内部被ばくについても考慮されていない。

理由としては、LSSに含まれる人においては、爆発時の被ばくに比べれば後の残留放射能による被ばくが小さく無視できると考えられたためである[6]。DS02はLSSに含まれる人々の線量を推定するためのものなので、それ以外の人に対する見積もりは必要ない。

残留放射線による外部被ばくについては、DS86では見積もりがなされた。ここで見積もられているのは、被ばくによって地面や建造物中の物質が放射化された「放射化生成物」と、降下物中の「核分裂生成物」による線量である。

放射化生成物の影響は、爆心地が最も大きい。爆発後1時間経過したあとに爆心地に入り、その後ずっとその場に居続けた場合、広島で合計800mGy（ミリグレイ）、長崎で合計300～400mGyの外部被ばくを受けるとされる。ただし常に一定量を浴びるわけではなく、時間を追うごとに空間線量は落ちていく。たとえば投下の翌日に広島の爆心地に入り、10～20時間の労働を一週間した場合の被ばく量は100mGyになる。また、爆心地から離れるほど線量は落ちる。同じことを爆心地から500mの場所で行えば10mGy、1000mの場所では200μGy（マイクログレイ）になる。

降下物は爆心地から3kmの範囲に降り注ぎ（ただし地形や気象によって降下量の多い地域、少ない地域が存在する）、最も高いとされる長崎の西山では合計で200～400mGy、広島の高須では10～30mGyとされている。

内部被ばくが見積もられていない理由は、残留放射能による内部被ばくのうち長寿命核種による被ばくは影響が小さく、短寿命核種のものはもはや測定が不可能であったためである。

これらDS86の残留放射能による被ばく量推定をDS02に適用して、空間1mの高さの線量見積もりを行っている研究も存在している。（廣田誠子）

❖ 参考論文・参考文献

[1] Ritchie RH, Hurst GS. : Penetration of Weapons Radiation: Application to the Hiroshima-Nagasaki Studies.

Health physics 1959.;1 (4)
[2] Cheka, J. S., F. W. Sanders, T. D. Jones, and W. H. Shinpaugh. :Distribution of Weapons Radiation in Japanese Residential Structures, CEX-62.11, U.S. Atomic Energy Commission-Oak Ridge National Laboratory; 1965.
[3] Hashizume T, Maruyama,T, Shiragai A, Tanaka E, Izawa M., Kawamura S, Nag S: Estimation of the Air Dose from the Atomic Bombs in Hiroshima and Nagasaki. Health physics 1967; 13 (2)
[4] The Radiation Effects Research Foundation. Reassessment of the Atomic Bomb Radiation Dosimetry for Hiroshima and Nagasaki –Dosimetry System 2002 –. Available from: http://www.rerf.jp/library/archives_e/scids.html
[5] Reassessment of the Atomic Bomb Radiation Dosimetry -Dosimetry System 1986 -. The Radiation Effects Research Foundation ; 1987
[6] Imanaka T, Endo S, Tanaka K, Sizuma K: Gamma-ray exposure from neutron-induced radionuclides in soil in Hiroshima and Nagasaki based on DS02 calculations. Radiat Environ Biophys 2008; 47 : 331-6

疫学データ

データ4

高レベルの自然放射線地域住民の染色体異常

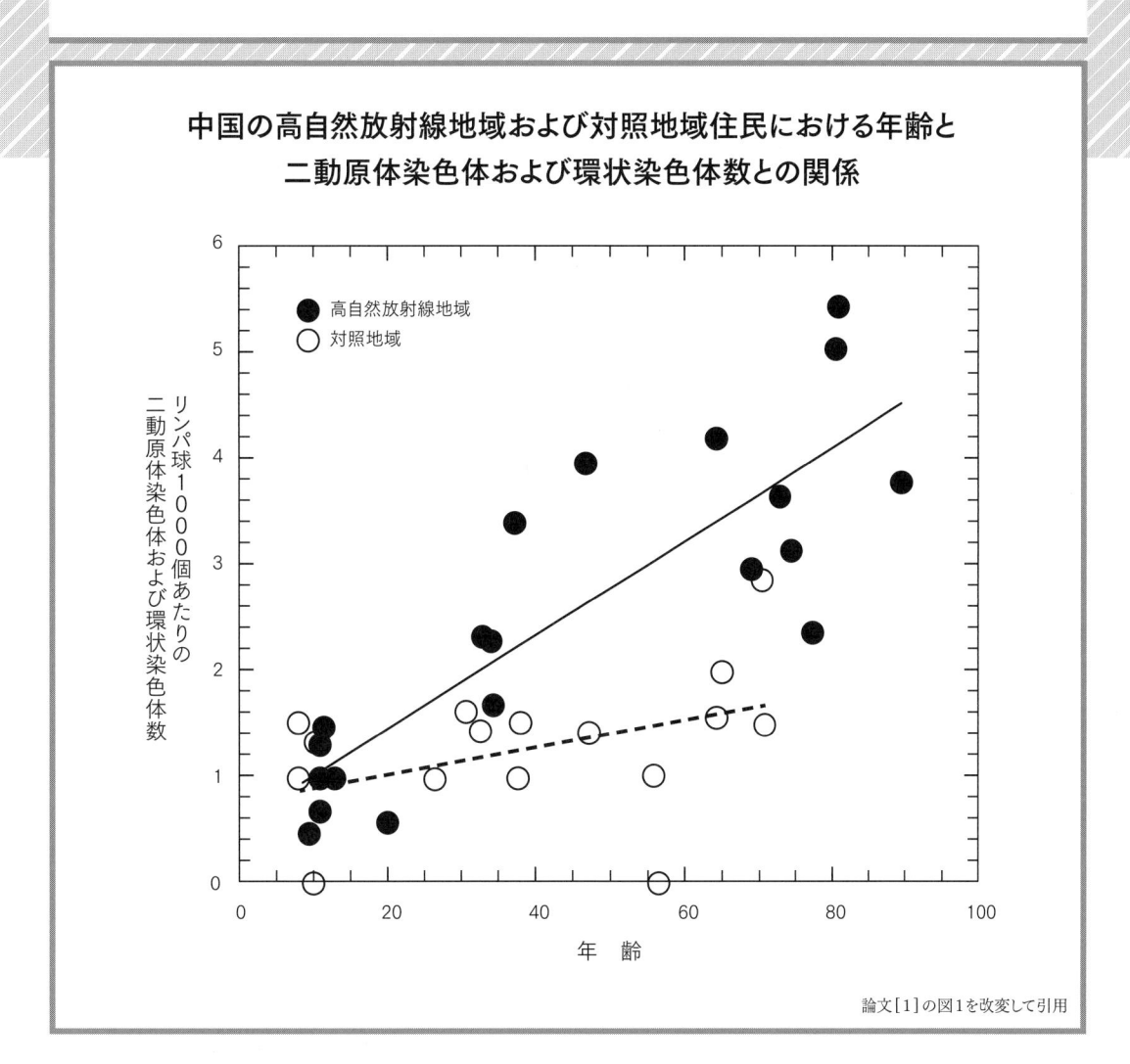

中国の高自然放射線地域および対照地域住民における年齢と二動原体染色体および環状染色体数との関係

（グラフ：横軸 年齢（0〜100）、縦軸 リンパ球1000個あたりの二動原体染色体および環状染色体数（0〜6）。●高自然放射線地域、○対照地域）

論文[1]の図1を改変して引用

何のデータか

中国の高レベルの自然放射線地域住民について、年齢と末梢血リンパ球の染色体異常（二動原体染色体および環状染色体）の関係を調べたもの[1]。1991年に始まった日中共同研究プロジェクト[2]において、中国広東省陽江市の高自然放射線地域住民を対象とした被ばく線量評価および疫学研究の一環として得られたデータである。13家族、3世代から合計39人の末梢血リンパ球をサンプリングし、染色体検査を行なった。コントロール群（比較対照群）は、同じ広東省の恩平市の住民である。

37

データから何がわかるか

　高レベルの自然放射線地域（外部被ばく線量は2.74～4.44mGy/年（1年あたり2.74～4.44ミリグレイ））住民では、年齢の増加にともなって、血中リンパ球における二動原体染色体および環状染色体の存在率が増える傾向にある。対照地域（外部被ばく線量は0.60～0.90mGy/年）の住民においても同様に増加傾向が見られるが、高レベルの自然放射線地域住民と比べてその傾向は弱い〔注1〕。

　〔注1〕グラフで二動原体染色体および環状染色体と年齢の相関係数を調べると、高レベルの自然放射線地域住民の場合は0.74、対照地域住民については0.21である。この数値が1に近いほど正の相関関係があることを示す。

データの見方

- 顕微鏡でリンパ球1000個分の染色体を観察し、二動原体染色体と環状染色体の総数を肉眼判定により数えた
- 高レベルの自然放射線地域住民において観察された二動原体染色体および環状染色体の数（リンパ球1000個あたり）を、調査時の住民の年齢に応じてプロットしたもの
- 年齢と二動原体染色体および環状染色体の数とが比例関係にあるという仮定に基づいた回帰直線
- 対照地域住民において観察された二動原体染色体および環状染色体の数を住民の年齢に応じてプロットしたもの
- 末梢血を採取した個々の住民の年齢
- この1は、リンパ球1000個につき二動原体染色体および環状染色体の数が1個（リンパ球1個あたり46本の染色体が含まれているので、言いかえれば染色体46000本あたりに1個）存在することを意味する

〔注〕末梢血を採取した個々の住民の年齢を x、リンパ球1000個あたりの二動原体染色体および環状染色体の数を y として、この両者が直線関係にあると仮定すると、高レベルの自然放射線地域住民における両者の関係は $y=0.04x+0.57$ という式で表わされる。

> データ解説

◆実験の実際

この研究では、被験者から採取した血液（末梢血）よりリンパ球を分離し、その染色体標本を作製して顕微鏡で観察している。

◆この地域はなぜ自然放射線量が高いのか

同地域の23地点より採取した土壌中には、天然の放射性核種であるトリウム232の壊変系列にある鉛212が27〜490Bq/kg（1キログラムあたり27〜490ベクレル）、タリウム208が8〜123Bq/kg、アクチニウム228が3〜419Bq/kg、さらに、ウラン238の壊変系列である鉛214が30〜254Bq/kg、ビスマス214が2〜231Bq/kg、ラジウム226が55〜583Bq/kg含まれている[3]。トリウム232もウラン238も地球誕生時から存在する核種であり、半減期はそれぞれ140億年と45億年である。地球の年齢は約50億年なので、地球誕生時から存在するこれらの核種は現在も半分以上が残っていることになる。陽江は、これらの核種を多く含む岩石や土壌が豊富に存在しているため環境中の放射線量が他の地域よりも高い。また、さらにこのような地質由来の粘土などを家屋の建材として利用しているため、住居内の放射線量が屋外よりも高めとなっている[3]。

参考までに記しておくと、東大阪市6地点で採取された土壌中の天然放射性核種の濃度は、鉛212が22〜34Bq/kg、タリウム208が5〜15Bq/kg、アクチニウム228が21〜29Bq/kg、鉛214が24〜32Bq/kg、ビスマス214が20〜28Bq/kg、ラジウム226が50〜77Bq/kgである。

◆なぜ二動原体染色体と環状染色体なのか

細胞核の中に格納されているDNAは、細胞の分裂期に分裂後の細胞（娘細胞）に均等に分配されやすいよう凝縮し、染色体と呼ばれる構造を取る。ヒトの染色体の構成は常染色体が22対で44本、残り2本が性染色体で、この全46本の染色体が精子、卵子を除くすべての細胞（体細胞）に、分裂のたびに受け継がれていく。染色体は短腕、長腕、およびくびれの部分である動原体より構成される。

DNAが放射線によって二本鎖切断を受けると、染色体も同様に、短腕や長腕が切断された構造になる。切断された短腕側と長腕側が再結合（修復のミス）によりつながると、動原体を挟んで環状になる。また、切断部と動原体を持った染色体が、同様の構造をした別の染色体とつながると、二動原体となる（リンパ球における二動原体染色体形成過程の詳細についてはデータ5（43ページ）参照）。環状染色体と二動原体染色体を持った細胞

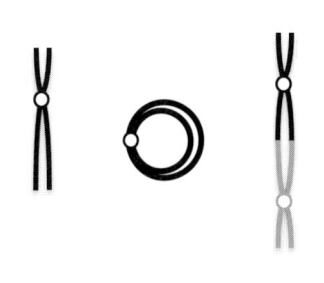

正常　　環状　　二動原体

では、分裂異常が生じて染色体異常は子孫細胞に安定に受け継がれないため、これらの異常は「不安定型染色体異常」と呼ばれている。DNA二本鎖切断は、紫外線や化学物質では生じにくいタイプのDNA損傷なので、不安定型染色体異常は放射線によって特異的に形成される染色体異常と見なすことができる。

◆累積線量と不安定型染色体異常出現率の関係

冒頭のグラフは横軸が年齢であるが、横軸を生涯線量（血液を採取した時点までの累積被ばく線量）にして、高レベル自然放射線地域の住民の分だけをグラフにすると、下のようになる。

本調査では、住民一人ひとりに個人被ばく線量計を24時間携行させて各住民の被ばく線量を測定し、その値から生涯線量を推定している。ただし、生まれてからの生涯累積線量を実測することなどできないので、現在の実測値が昔からずっと続いていたと仮定して累積線量を求めている。当然ながら、現在の実測値の高い住居の住民ほど、また高年齢の住民ほど、累積線量は高くなる。

グラフ中の直線は、生涯累積被ばく線量と二動原体染色体および環状染色体の数とが比例関係にあるという仮定に基づいた比例直線である（この直線は、横軸をx、縦軸をyとすると$y=0.01x+0.68$となる。相関係数は0.66である）。

このグラフは、線量としてこれだけ被ばくすると不安定型染色体異常が必ずこの率で発生することを意味するものではない。リンパ球採取時点での不安定型染色体異常の数を表すものである。

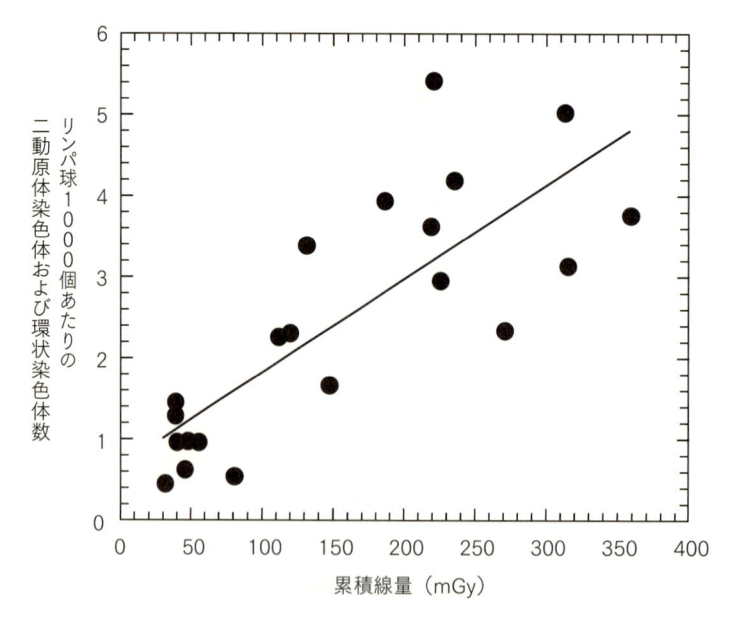

論文[1]の図2を改変して引用

◆健康影響はあるのかないのか

　累積線量が増えるとそれに比例して不安定型染色体異常が増えるという結果は、たとえ低線量率慢性被ばくであっても、被ばくによる一定量のDNA損傷は残存することを意味する。

　問題は、これが健康リスクにも影響するかという点である。この陽江におけるプロジェクトで行われた高レベル自然放射線地域住民約7万8千人とコントロール群約2万7千人を対象とした疫学研究では、白血病を除く発がんの相対リスクは0.96（95%信頼区間は0.80〜1.18）で、有意な発がんリスクの上昇は認められていない[4]。つまり、このデータは不安定型染色体異常が増えたことを示しているだけで、このデータだけで健康リスクを説明することはできない。

問題点・課題

◆不安定型染色体異常検出の意義

　発がんリスクとの関連性は不明だが、それでも生物学的線量評価（バイオドジメトリー）、すなわち生体試料を用いて被ばく線量を知る手法として、不安定型染色体異常検査の意義は大きい。その理由は、第一に低線量域でも明確な線量依存性があること、第二に形態的に分類・検出しやすいことがある。

　不安定型染色体異常の検出方法については、国際原子力機関（IAEA）により国際標準化が行われている[5]。また放射線医学総合研究所は、顕微鏡画像認識解析システムを用いた総合自動高速解析プロトコールを構築しており[6]、現在では迅速かつ詳細な解析が可能となっている。不安定型染色体異常検査は、緊急被ばく事故時における線量評価や発がんリスクを調べるための疫学研究において、細胞遺伝的学的な検査方法の一つとして今後もさらに活用され、データも蓄積していくことと思われる。

◆不安定型染色体異常が蓄積する仕組みは未解明

　本データでは、年齢が増えるとそれに比例して環状染色体と二動原体染色体が増えるという結果であった。しかし細胞内におけるその仕組みについては明らかではない。一つの仮説としては、慢性的な被ばくによって不安定型染色体異常を生じたリンパ球、あるいはリンパ球の元となる細胞が被ばく後も長期間生存し続け、不安定型染色体異常が年齢を重ねるごとに蓄積していったとする考え方ができる。しかし、実験的に証明はされていない。

◆高自然放射線地域住民と対照地域住民における転座の比較

　染色体異常検査で対象となる異常がほかにもあり、その代表的なものが転座である。転座とは、切断されたあとの染色体断片や染色体の一部が他の染色体と入れ替わった結果

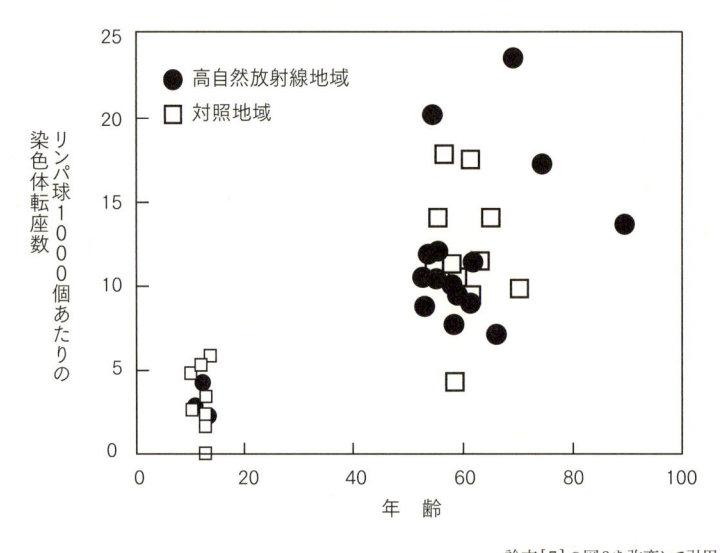

論文[7]の図3を改変して引用

生じる染色体異常である。不安定型染色体異常とは違って、転座が生じた染色体は形は正常な染色体と変わらないため、転座の場合は分裂異常が起こらず安定して子孫細胞に受け継がれる（安定型染色体異常）。

　転座は化学物質など環境中の変異原によっても多く生じることが知られており、放射線特異性は低い。陽江地区住民、対照地域の住民ともに解析すると、本稿冒頭の図にある不安定型染色体異常よりも多くの転座が生じており、しかも子供（15歳以下）と比べて成人（50歳以上）では顕著な増加が見られた。いっぽう、地域間の差は見られなかった（上図）[7]。このことは、年齢とともに蓄積する染色体転座には放射線以外の要因（たとえば喫煙など）が深くかかわっていることを示唆している。（松田尚樹）

❖ 参考論文・参考文献
[1] Jiang T, Hayata I, Wang C, et al. Dose-effect relationship of dicentric and ring chromosomes in lymphocytes of individuals living in the high background radiation areas in China. J Radiat Res 2000;41;63-8.
[2] Wei L, Sugahara T. An introductory overview of the epidemiological study on the population at the high background radiation areas in Yangjiang, China. J Radiat Res 2000;41;1-7.
[3] Morishima H, Koga T, Tatsumi K, et al. Dose measurement, its distribution and individual external dose assessments of inhabitants in the high background radiation areas in China. J Radiat Res 2000;41;9-23.
[4] Tao Z, Zha Y, Akiba S, et al. Cancer mortality in the high background radiation areas of Yangjiang, China during the period between 1979 and 1995. J Radiat Res 2000;41; 31-41.
[5] Technical Report Series No.405. Cytogenic analysis for radiation dose assessment, a manual [A report on the Internet]. Vienna: International Atomic Energy Agency; 2001 [cited on January 14, 2015]. Available from http://www-pub.iaea.org/MTCD/publications/PDF/TRS405_scr.pdf
[6] 二動原体染色体頻度による低線量被ばく時の生物学的影響評価〜総合自動高速解析プロトコール〜 Ver.1.0 [A report on the Internet]．千葉：放射線医学総合研究所；2013 [cited on January 14, 2015]. Available from http://www.nirs.go.jp/information/moe/seika/protocolv1-0.pdf
[7] Zhang W, Wang C, Chen D, et al. Imperceptible effect of radiation based on stable type chromosome aberrations accumulated in the lymphocytes of residents in the high background radiation area in China. J Radiat Res 2003;44;69-74.

細胞実験データ

データ5

放射線照射細胞の染色体異常の発生頻度

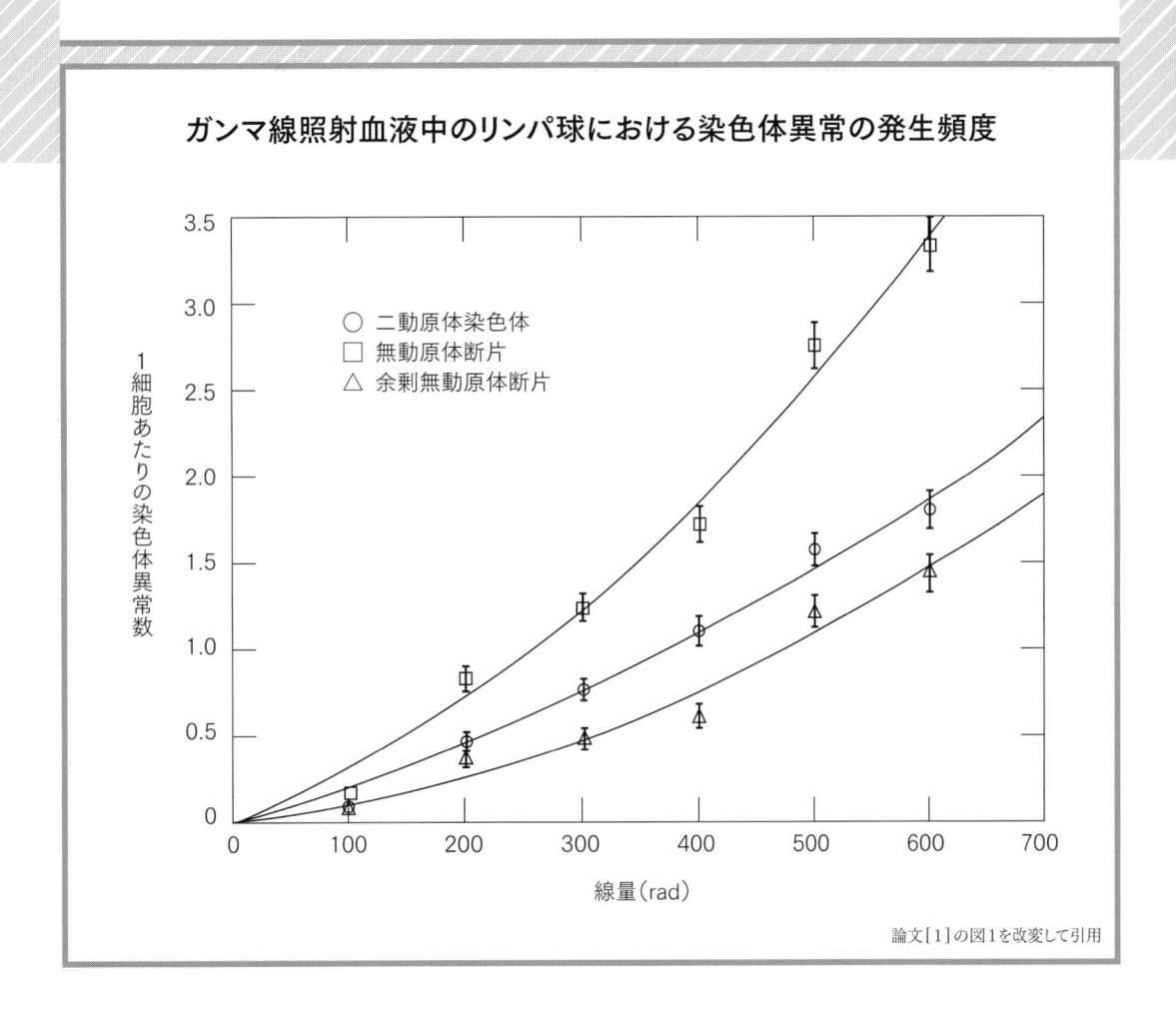

第1章 生体への影響を理解する

ガンマ線照射血液中のリンパ球における染色体異常の発生頻度

縦軸：1細胞あたりの染色体異常数
横軸：線量（rad）

○ 二動原体染色体
□ 無動原体断片
△ 余剰無動原体断片

論文[1]の図1を改変して引用

何のデータか

　このグラフは、成人男性から採取した血液（末梢血）に100〜600rad（ラド）のガンマ線を照射し、照射後2時間培養したあとのリンパ球（血液中に含まれる白血球の約30％を占める細胞）に出現する染色体異常の数をまとめたもの。100〜600radは1〜6Gy（グレイ）に相当する。照射したガンマ線はセシウム137由来で、線量率は5.92Gy/時（1時間あたり5.92グレイ）である。

データから何がわかるか

ガンマ線照射後のリンパ球では、吸収線量に比してニ動原体染色体や無動原体断片といった異常な形態の染色体（説明は後述）が増加している。またこの染色体異常の数が、吸収線量の増大につれて、直線－二次曲線モデル（LQモデル（Linear-Quadraticモデル））で表される線に沿って増加していることがわかる。直線－二次曲線モデルについては後述する。

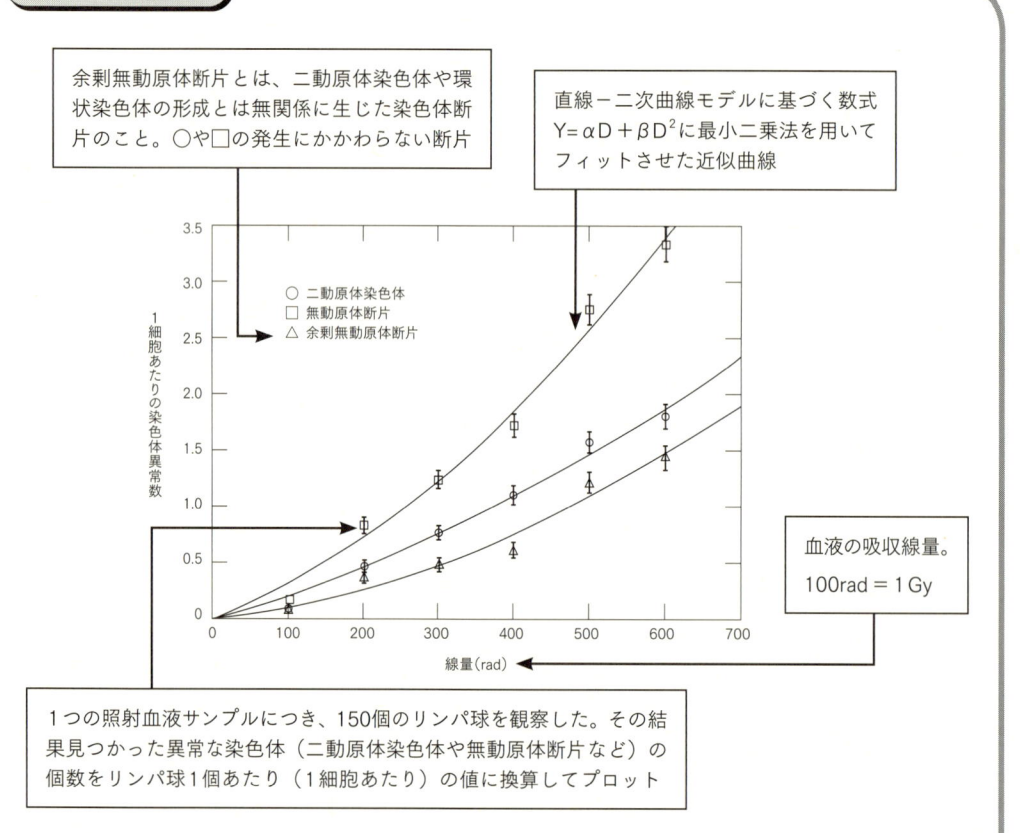

データの見方

余剰無動原体断片とは、二動原体染色体や環状染色体の形成とは無関係に生じた染色体断片のこと。○や□の発生にかかわらない断片

直線－二次曲線モデルに基づく数式 $Y=\alpha D+\beta D^2$ に最小二乗法を用いてフィットさせた近似曲線

○ 二動原体染色体
□ 無動原体断片
△ 余剰無動原体断片

1細胞あたりの染色体異常数／線量（rad）

血液の吸収線量。100rad = 1Gy

1つの照射血液サンプルにつき、150個のリンパ球を観察した。その結果見つかった異常な染色体（二動原体染色体や無動原体断片など）の個数をリンパ球1個あたり（1細胞あたり）の値に換算してプロット

データ解説

◆放射線被ばくによる染色体異常

放射線に被ばくするとDNA鎖が2つに断裂する二本鎖切断が生じることがある。細胞中にはこの切断部位を再結合して修復する仕組みが存在するが、二本鎖切断が複数生じるとこの仕組みがうまくいかずに誤った修復がなされることがあり、その結果、様々なタイプの染色体異常が発生する。1つしかないはずの動原体が複数ある染色体（動原体が

2つあるものを二動原体染色体と言う）や、リング状の染色体（環状染色体）、動原体がない染色体の断片（無動原体断片）の発生頻度が高いことが知られている（染色体異常についてはデータ4（37ページ）も参照のこと）。

◆二動原体染色体と環状染色体の生成過程

　実験で用いたヒト末梢血中のリンパ球は、放射線を照射した時点ではG0期やG1期にある（データ10（71ページ））。したがって、染色体は染色分体の状態であり、1個のリンパ球の細胞核中には1本の二本鎖DNAでできた1番から22番までの染色分体がそれぞれ2本ずつ（相同染色分体）と性染色体の分体2本（XとY、またはXとX）の計46本が含まれている。放射線照射などでリンパ球中の染色分体が切断されると、それを修復しようとする過程で異常な再結合が生じることがある。たとえば、異なる染色分体間で元とは異なる切断端同士が結合した二動原体型の染色分体（付図1）や、自身の両端で結合し環状となった染色分体（付図2）などである。

　なお、このような異常を検出しようとする場合、染色分体の状態では顕微鏡下での観察が容易ではない。そこで、放射線照射後のリンパ球に細胞分裂を途中で停止させる薬剤（コルセミド）を添加し、細胞周期がM期中期の状態にそろった段階で観察を行う。M期中期では、DNAが折りたたまれて凝集した太い染色体の状態となっているため、顕微鏡観察による異常検出が容易である。

　この実験では、血液サンプルの吸収線量が1Gyずつ増加するようにガンマ線を照射した。その結果、リンパ球における二動原体染色体などの染色体異常の発生頻度が線量に依存して増加することが実験的に証明された。なお、グラフに示されていないが、引用文

付図1　二動原体染色体の生成過程

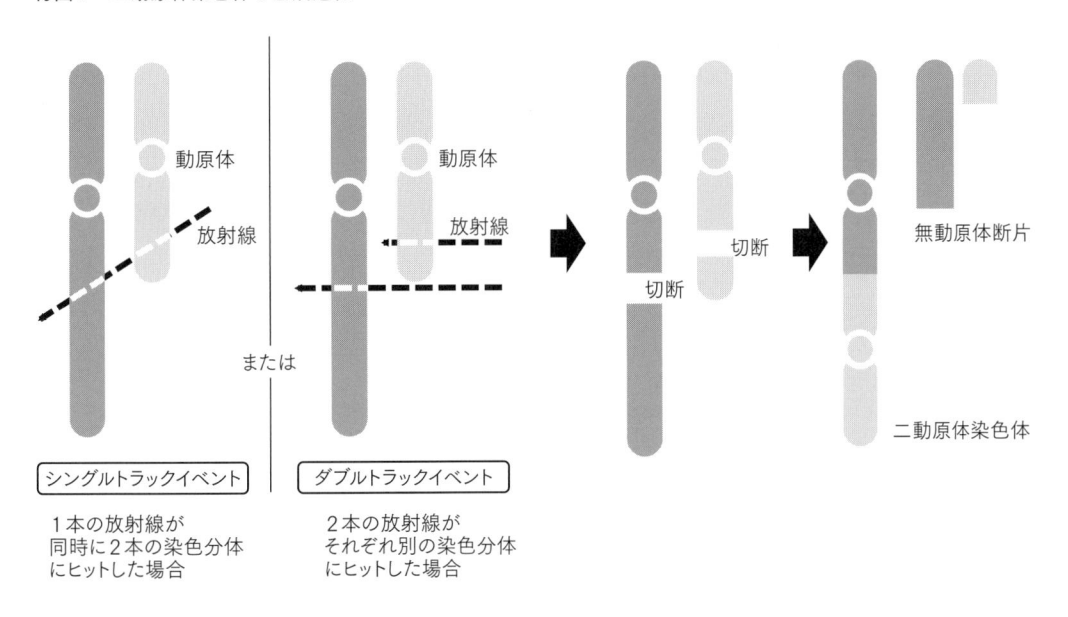

付図2　環状染色体の生成過程

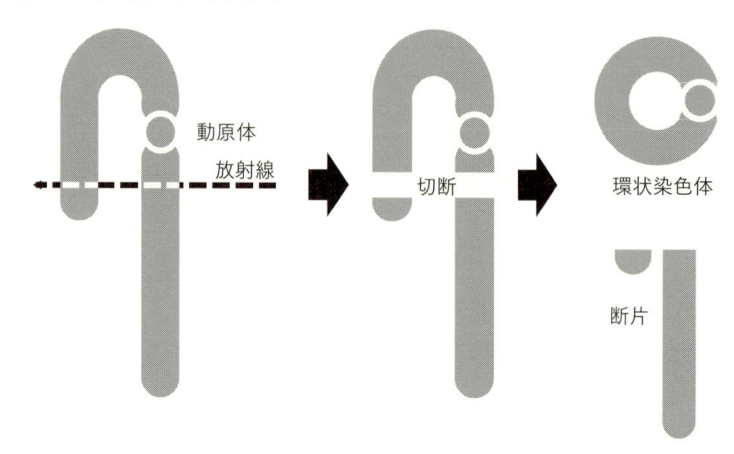

動原体
放射線
切断
環状染色体
断片

1本の染色分体に同時に2つの切断が生じるシングルトラックイベントの場合の図。動原体を含まない環状の断片が生じることもある

献中には二動原体染色体ほどではないものの環状染色体も線量に応じて少しずつ増加する傾向にあることが記されている（150個のリンパ球あたり100radで1個、400radで4個、600radで11個）。

◆**線量と放射線影響との関係を表す直線－二次曲線モデル**

　放射線影響の研究分野では、放射線量と生体への影響との関係性をモデル（線量応答モデル）を用いて理解しようとする努力が長年にわたって続けられてきた。ある仮説に基づき、なるべく簡単な数式で表せる数理モデルを構築しようとする試みである。もしモデルが正しければ、実験や疫学調査で調べることができた範囲外の放射線量の場合でも、影響を推算できるかもしれない。LNT仮説（18ページのコラム）も、こうしたモデルのひとつである。

　直線－二次曲線モデル（LQモデル）の場合、線量と放射線影響との関係は、低線量域では直線、高線量域では二次曲線で近似することになる。つまり、実験した線量以外でもこの関係は続くと予想するのである。これまでに、多くの実験や調査においてこのモデルが非常によく適合することが確認されてきた。特に培養細胞への照射実験などの細胞レベルの実験では、このモデルが実際に得られたデータとよく合致することが知られている。

◆**直線－二次曲線モデルによる近似**

　直線－二次曲線モデルは、放射線がDNAに当たって二本鎖切断が生じることが放射線影響の主たる要因であるという概念に基づいて構築されたモデルである（モデルの妥当性については後述）。もしもある放射線影響（症状など）が主としてDNAが二本鎖切断された結果発生するのであれば、その影響と被ばく放射線量との関係は直線－二次曲線モデル

で近似することが可能と考える。

直線－二次曲線モデルは、次のような簡単な式で表現することができる。

$$Y = \alpha D + \beta D^2$$

　　Y：放射線影響（本データでは1細胞あたりの染色体異常の数）

　　D：放射線量（本データでは血液サンプルにおける吸収線量）

　　α、β：係数（ポアソン回帰分析による係数）

本データの場合、係数αは、1つの放射線によって異なる染色分体上に二本鎖切断が同時に1つずつ計2か所生じた場合（付図1のシングルトラックイベント）や、1つの放射線によって同じ染色分体上に2つの二本鎖切断が生じた場合（付図2）に引き起こされる染色体異常の発生率を表す。係数βは、2つの放射線によって異なる染色分体上に二本鎖切断が1つずつ発生した場合（付図1のダブルトラックイベント）に生じる異常染色体の発生率を表している。論文[1]では、実験で得られたデータから、1細胞あたりの二動原体染色体の発生率、すなわち直線－二次曲線モデルの各係数は、αが1 radあたり約20×10^{-4}個、βが1 rad^{2}あたり約1.9×10^{-6}個と算定している。

問題点・課題

◆被ばく線量推定のための生物学的指標

血中リンパ球中の二動原体染色体や環状染色体といった不安定型染色体異常（データ4（37ページ））を数える方法は、原子力災害時の被ばく線量の推定など、被ばく線量推定のための生物学的指標として歴史的に重用されてきた。しかしこの方法の場合、検査の時期に留意が必要である。不安定型染色体異常をもつリンパ球は、被ばく後しばらくの間は血中に残存するが、次第に死滅もしくは排除されていく。そのため被ばくしてから何年も経過してしまうと検出が困難になる。

近年では、染色体の着色方法や画像解析技術が進展したことにより、さまざまな種類の染色体異常を検出することが可能となっている。そこで、時間が経過しても消失しない転座のような安定型染色体異常（データ4）が、線量推定の指標として用いられるようになっている。しかし安定型染色体異常は不安定型染色体異常に比べ線量効果が高くない上に、放射線以外の要因によっても発生するために、被ばく線量推定の指標として用いる際には注意が必要である（データ4）。

◆モデルの妥当性

直線－二次曲線モデルを支持する実験や調査は、比較的高い放射線量や高線量率で調べられたものがほとんどである。低線量や低線量率についてもこのモデルが正しいとするためには、それを実証するためのデータや調査結果が必要である。

また、原爆被爆者における疫学調査では、白血病についてはその発生頻度と被ばく線

量との関係を直線－二次曲線モデルで表すことができるとされているが、染色体異常の場合とは違って、白血病の発症メカニズムと放射線によるDNA二本鎖切断の発生との間に直接的な因果関係があるかどうかは今のところ不明である。疫学調査で得られたデータをいくつかのモデルを用いて比較検討した結果、最も近いのが直線－二次曲線モデルであったという意味である。

◆放射線の種類と染色体異常

ガンマ線以外の放射線についても、本データと同様の実験が重ねられてきた。下のグラフはそれらをまとめたもので、論文[2]より引用したものである（なおこのデータは、1988年の国連科学委員会（UNSCEAR）の報告書[3]で引用されている）。どの種類の放射線でも線量の増加に応じて二動原体染色体の発生数が上昇する。しかし同じ線量であっても、ベータ線やX線、ガンマ線よりもアルファ線や中性子線のほうが影響が大きい。これは、前者よりも後者のほうがDNA二本鎖切断を引き起こしやすいためである。そこで、このように放射線種により二本鎖切断の引き起こしやすさが異なることを考慮して、人に関する防護のための被ばく線量である等価線量（76ページのコラム）を求める際には、吸収線量に「放射線加重係数」を乗じることになっている。

種々の放射線とヒトのリンパ球における二動原体染色体の発生頻度

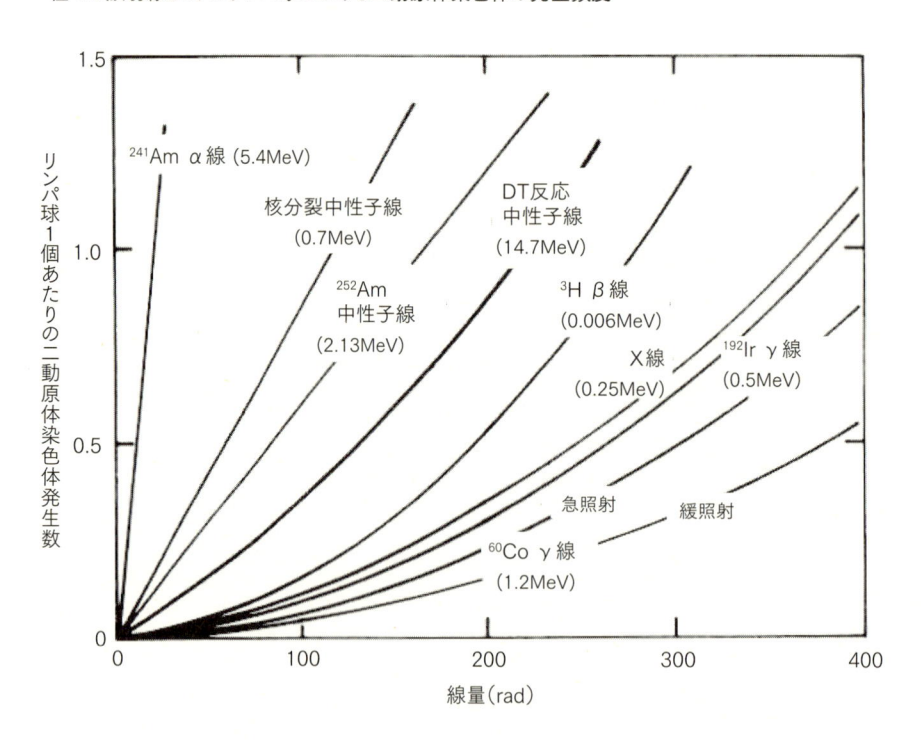

（角山雄一）

❖ 参考論文・参考文献

[1] Doggett NA, McKenzie WH. An analysis of the distribution and dose response of chromosome aberrations in human lymphocytes after in vitro exposure to 137Cesium gamma radiation. Radiat Environ Biophys 1983:22;33-51.

[2] DuFrain RJ, Lttlefield LG, Joiner EE, Frome EL. In vitro human cytogenetic dose-response system. In: Heubner KF, Fry SA, editors. The medical basis for radiation accident preparedness. New York: Elsevier North Holland Inc.; 1980.

[3] Sources, Effects, and Risks of Ionizing Radiation. [A report on the Internet]. Vienna: United Nations Scientific Committee on the Effects of Atomic Radiation; 1988. Available from: http://www.unscear.org/docs/reports/1988/1988a_unscear.pdf

動物実験データ

データ6

放射線を低線量率で長期被ばくしたときの寿命への影響

400日間さまざまな線量率で長期被ばくさせた場合の生存率の推移

400日間さまざまな線量率で長期被ばくさせた場合の生存率の推移（雄）

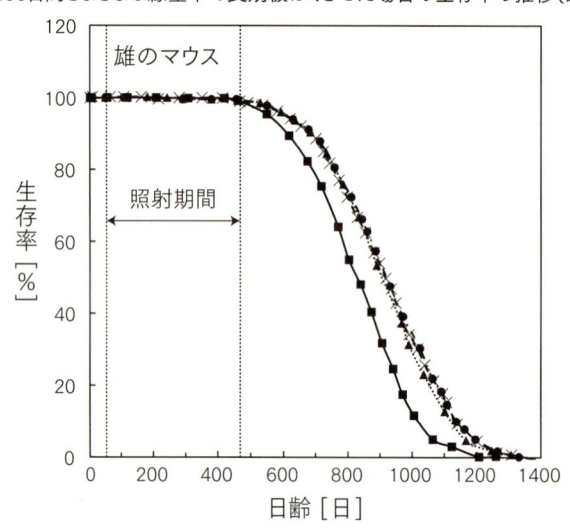

雄のマウス
照射期間
生存率[%]
日齢[日]

400日間さまざまな線量率で長期被ばくさせた場合の生存率の推移（雌）

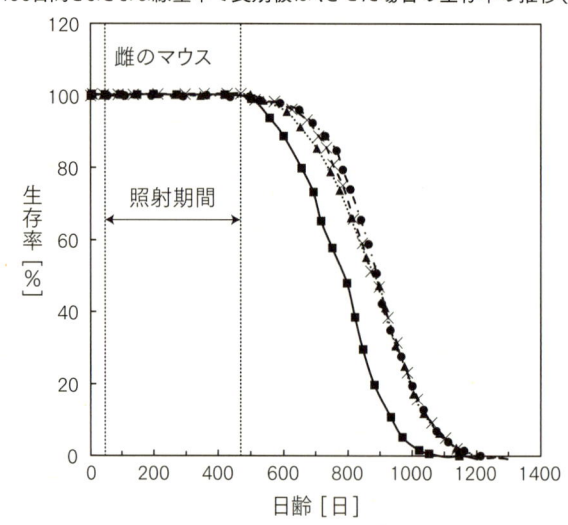

雌のマウス
照射期間
生存率[%]
日齢[日]

- ●を結んだ線：人工放射線を照射しない場合
- ×を結んだ線：0.05 mGy/日でガンマ線を照射した場合
- ▲を結んだ線：1.1 mGy/日でガンマ線を照射した場合
- ■を結んだ線：21 mGy/日でガンマ線を照射した場合

論文[1]の図1を改変して引用

何のデータか

4000匹のＢ６Ｃ３Ｆ₁マウス（環境に対する調節機能が高く薬物などの発がん性実験によく使われる、寿命も長い実験用マウス[2, 3]）に、1日あたりそれぞれ0.05、1.1、21mGy（ミリグレイ）という低線量率の放射線（ガンマ線）を一定期間照射し、死ぬまで観察して、生存率の時間推移を測定した[1]。

データから何がわかるか

被ばくさせない場合に比べて寿命の短縮が見られたのは、雄マウスでは21mGy/日（1日あたり21ミリグレイ）で被ばくさせた場合と、雌マウスでは21mGy/日および1.1mGy/日で被ばくさせた場合である。これ以外では、雄も雌も寿命の短縮は見られなかった。

また、いずれの実験結果からも寿命の延長は見られなかった。

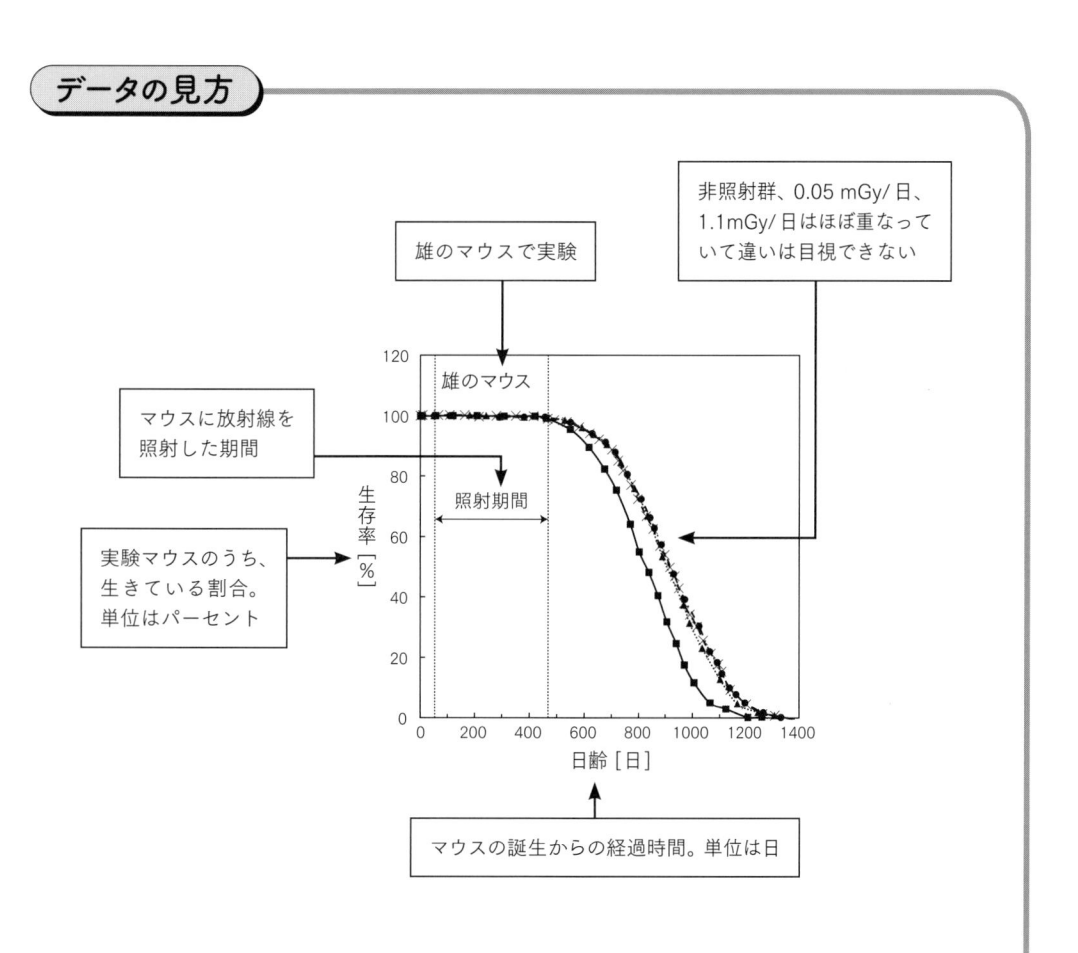

データの見方

雄のマウスで実験

非照射群、0.05 mGy/日、1.1mGy/日はほぼ重なっていて違いは目視できない

マウスに放射線を照射した期間

実験マウスのうち、生きている割合。単位はパーセント

雄のマウス

生存率 [%]

照射期間

日齢 [日]

マウスの誕生からの経過時間。単位は日

第1章 生体への影響を理解する

データ解説

◆**低線量率の慢性被ばくの寿命への影響を見た実験**

　4000匹（雄2000匹、雌2000匹）のＢ６Ｃ３Ｆ₁マウスを500匹ずつ、照射しない、0.05、1.1、21mGy/日の4種類の線量率で照射し、総線量が20、400、8000mGyに達するまで照射を継続した。結果、照射期間は400日である。その後死ぬまで観測し、死亡時期、死亡原因を調査した。寿命短縮の原因は、いろいろな腫瘍の発生のためである[4]。

　上記の総線量はそれぞれ、20mGyは放射線従事者の年平均線量限度、400mGyは広島・長崎原爆被爆者の平均被ばく線量の範囲に相当する値、8000mGyは放射線によって発生する腫瘍を観察できる線量と考えて設定されている[5]。

◆**実験の実際**

　放射線源が中心に置かれた部屋でマウスを飼育した。放射線源はセシウム137で、そこから放射されるガンマ線を利用した。部屋の中心に線源を配置し、そこからマウスまでの距離を調整することで、1個の線源だけでいろいろな線量率で被ばくさせる実験を行うことを可能にしている。

　照射は8週齢から開始した。なお照射時間は毎日22時間で、残りの2時間はケージの掃除やマウスのえさやりのために照射が中断される。2時間の中断があるので、1.1mGy/日の線量率で1日に照射されるのは1.0mGyである。

◆**データが示していること**

　一般に放射線照射をしない場合（非照射群）でも、寿命のために徐々に生存率は下がっていって1200日経つとほぼゼロになる。

　いっぽう21mGy/日で照射した場合、雄も雌も非照射群と比較して有意に寿命が短縮した。これはすなわち、放射線の照射によって寿命が短縮していることを意味する。さらに雌の場合は1.1mGy/日で照射した場合も、冒頭の図ではわかりにくいが寿命の短縮が見られた。

問題点・課題

　ここでの寿命短縮とは、論文[4]に書かれているように放射線被ばくによる誘発腫瘍のために生存期間が短くなったもので、加齢（老化）が非照射群より加速されたことによる寿命短縮ではない。

　またこの結果はマウスについてであり、人間にあてはめる場合いろいろな議論がある。マウスの実験結果を人間のリスクにあてはめる場合の根拠は、米国科学アカデミー電離放射線の生物的影響に関する委員会（BEIR）のレポートやサンカラナラヤナンらの論文

に記載されている[6, 7]。この論文では、突然変異発生頻度が2倍になる総線量は、ショウジョウバエ、マウス、ヒトでおおむね同じ桁になり[8]、これがマウスの結果をそのままヒトにあてはめる根拠とされている。(真鍋勇一郎)

❖ 参考論文・参考文献
[1] Tanaka S, Tanaka IB, Sasagawa S, Ichinohe K, Takabatake T, Matsushita S, et al. No Lengthening of Life Span in Mice Continuously Exposed to Gamma Rays at Very Low Dose Rates. Radiat Res 2003; 160(3): 376–79.
[2] マウス Jcl:B6C3F1　Jcl:BDF1 [homepage on the Internet]. 実験動物：日本クレア株式会社 ; 1997 [updated 2014 Feb 28; cited 2015 May 5]. Available from: http://www.clea-japan.com/animalpege/a_1/f_02.html
[3] 実験動物の遺伝的コントロールの大切さ [homepage on the Internet]. 環境研ミニ百科第20号 ; 1997 [updated 2012 Apr 4; cited 2015 May 5]. Available from: http://www.ies.or.jp/publicity_j/mini_hyakka/20/mini20.html
[4] Tanaka IB, Tanaka S, Ichinohe K, Matsushita S, Matsumoto T, Otsu H, et al. Cause of death and neoplasia in mice continuously exposed to very low dose rates of gamma rays. Radiat Res 2007; 167(4): 417-37.
[5] 小木曽洋一. 低線量率放射線の生物影響. 環境科学技術研究所平成20年度成果報告会配布資料. 2008 Aug; 40-50.
[6] Health risks from exposure to low levels of ionizing radiation. BEIR IIV Phase 2. Washington: The National Academic Press; 2006.
[7] Sankaranarayanan K, Chakraborty R, Ionizing radiation and genetic risks XI. The doubling dose estimates from the mid-1950s to the present and the conceptual change to the use of human data on spontaneous mutation rates and mouse data on induced mutation rates for doubling dose calculations. Mutat Res 2000; 453(2): 107-27.
[8] Neel JV. Changing Perspectives on the Genetic Doubling Dose of Ionizing Radiation for Humans, Mice, and Drosophila. Teratology 1999; 59(4): 216-21.

動物実験データ

データ 7

放射線のホルミシス効果

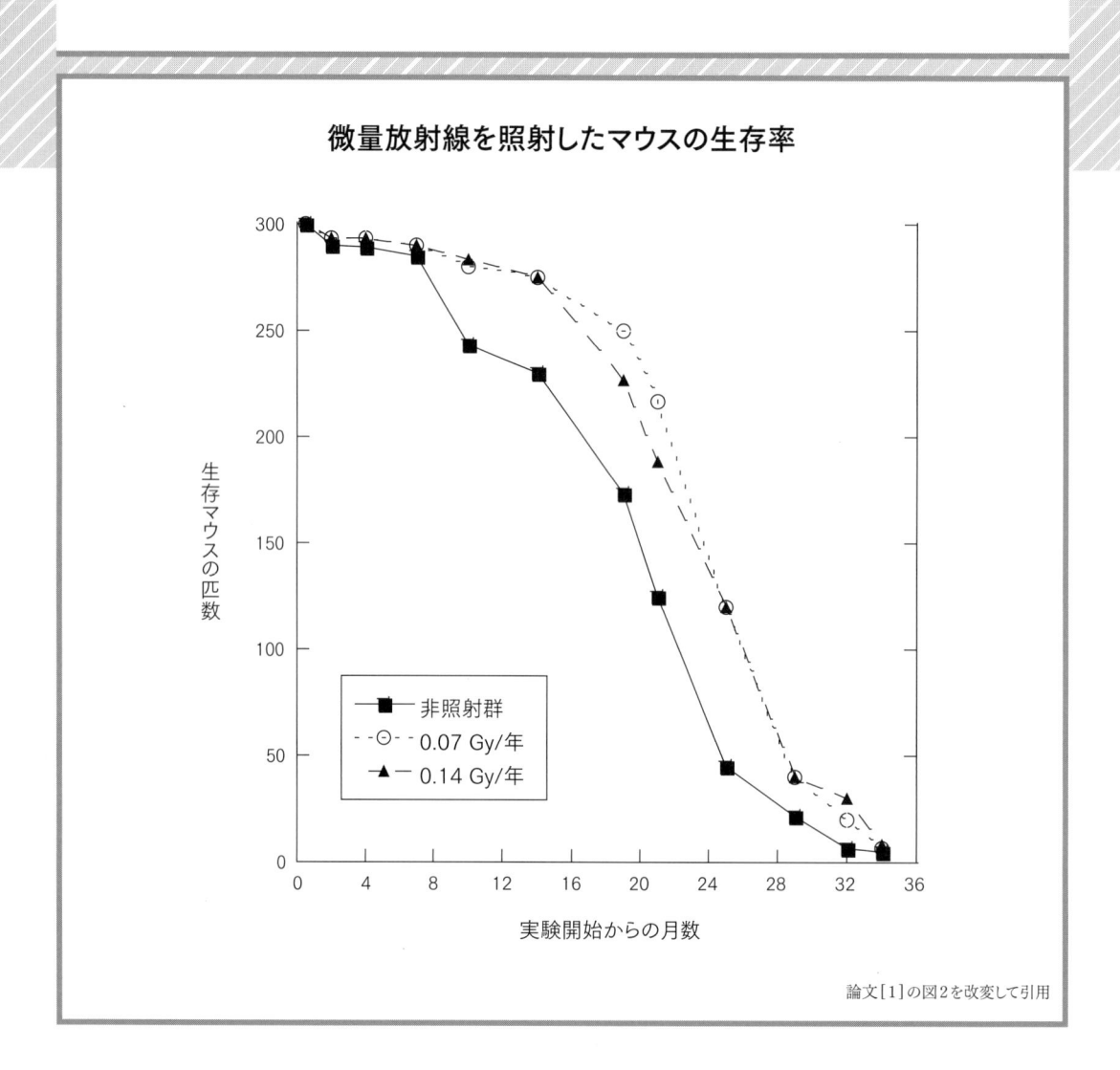

微量放射線を照射したマウスの生存率

（グラフ：縦軸 生存マウスの匹数（0〜300）、横軸 実験開始からの月数（0〜36）。凡例：■ 非照射群、○ 0.07 Gy/年、▲ 0.14 Gy/年）

論文[1]の図2を改変して引用

何のデータか

　硝酸トリウム（Th(NO$_3$)$_4$）からじわじわ出る微量の放射線（低線量率放射線）によるホルミシス効果（生体にとって有益な効果。59ページのコラム）をマウスで調べようとした実験。非照射群（照射しない群）、0.07Gy/年（1年あたり0.07グレイ）を照射した群、0.14Gy/年を照射した群の3群それぞれに300匹ずつのマウスが用意され、実験開始から死亡するたびに生存数が下がっていく状況を表すグラフである。

データから何がわかるか

被ばく群のマウスのほうが、非被ばく群より皮膚の炎症で死亡する数が少なく、有意に平均寿命が長かった。論文著者は、微量放射線がマウスに有益な効果をもたらしたとして、この実験結果は放射線のホルミシス効果の存在を支持するものとしているが、そのメカニズムはよくわかっていない。

データの見方

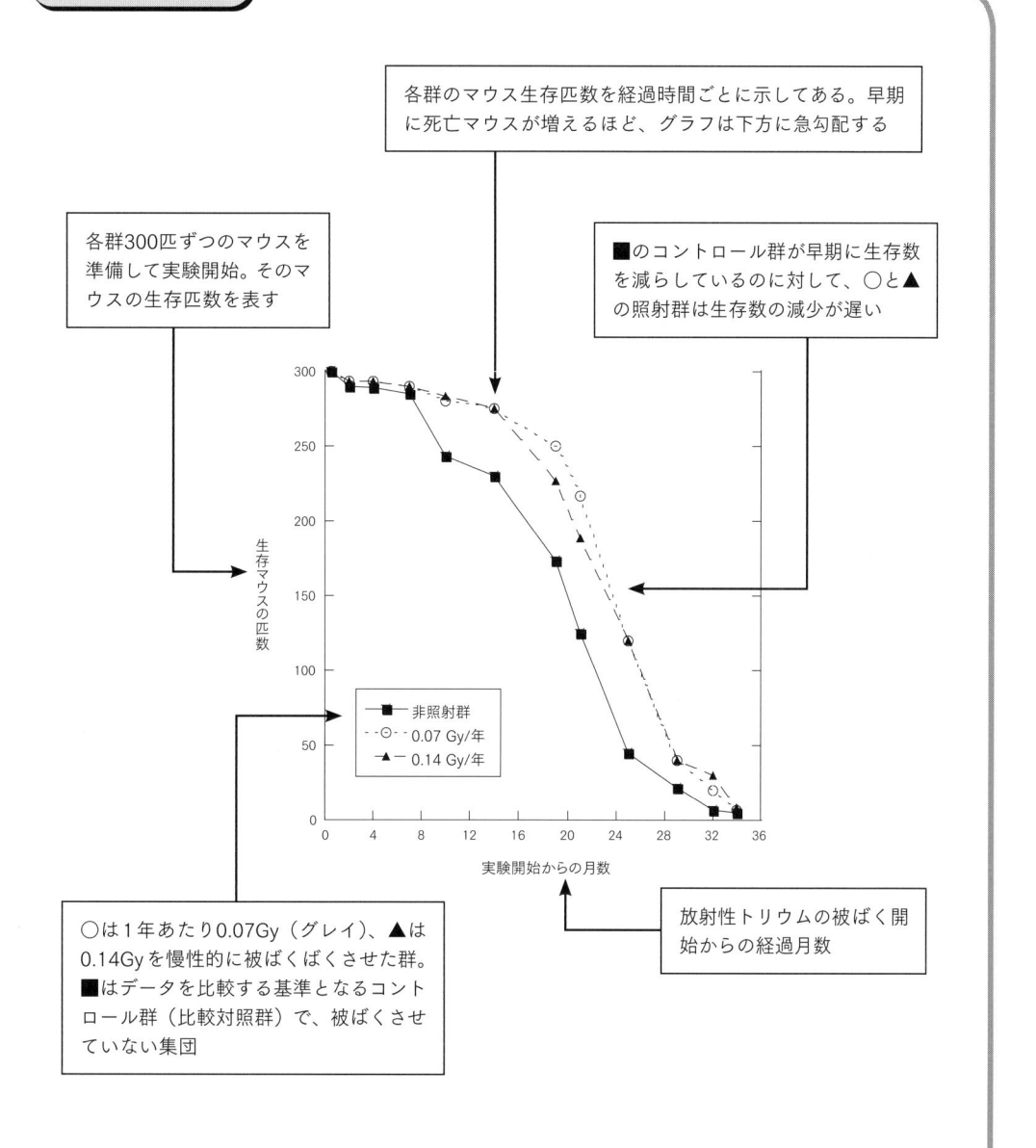

各群のマウス生存匹数を経過時間ごとに示してある。早期に死亡マウスが増えるほど、グラフは下方に急勾配する

各群300匹ずつのマウスを準備して実験開始。そのマウスの生存匹数を表す

■のコントロール群が早期に生存数を減らしているのに対して、○と▲の照射群は生存数の減少が遅い

生存マウスの匹数

― ■ ― 非照射群
-- ○ -- 0.07 Gy/年
― ▲ ― 0.14 Gy/年

実験開始からの月数

○は1年あたり0.07Gy（グレイ）、▲は0.14Gyを慢性的に被ばくばくさせた群。■はデータを比較する基準となるコントロール群（比較対照群）で、被ばくさせていない集団

放射性トリウムの被ばく開始からの経過月数

第1章 生体への影響を理解する

データ解説

◆実験方法

　C57BL/6（腫瘍にかかりにくく世界で最もよく実験に使われる黒毛の系統）の雌マウス（3～4週齢）を、コントロール群（自然放射線のみに被ばく）、0.07Gy/年被ばく群、0.14Gy/年被ばく群の3群（各300匹ずつ）に分けて、衛生的な管理を行っていない飼育室で、すべてのマウスが死亡するまで飼育した。随時、死亡したマウスの数と死亡原因を記録し、各群の平均寿命を算出した。この実験では、高自然放射線地域で有名なインド・ケララ州などの土壌（モナザイト）に含まれる放射性物質と同じ放射性トリウム（本実験で用いたのは硝酸トリウム（$Th(NO_3)_4$）粉末を袋詰めして、飼育ケージの下から放射線を照射している。

◆実験結果

　コントロール群の平均寿命が549±9日に対して照射群は673±13日と有意に長かった（$p<0.001$。pはp値と呼ばれる指標で、0.05未満であれば偶然を超えた意味のある差があると判断される）。ただし照射群（0.07Gy/年群と0.14Gy/年群）の間で有意差はなかった。

　この実験では、不衛生かつ高密度飼育のため、コントロール群で皮膚感染症を憎悪して早期に死亡するマウスが見られた。照射群ではそれが少なかったことが、平均寿命に差が出た主な要因とされている。照射群で皮膚感染症による死亡が少なかったメカニズムは特定できていないが、論文著者は、ホルミシス効果が存在することを支持する実験結果だと解釈している。

　なおコントロール群、照射群いずれにおいても腫瘍を発生したマウスはいなかった[1]。また両群の最長生存日数は、ほぼ同じであった。このことは、放射線の作用が最長寿命日数には影響していないことを意味している。

◆再実験

　本実験では、実験中に皮膚炎を起こして死亡するマウスがコントロール群で多く観察されたことから、その後同じ研究グループによって、マウスに皮膚炎を発症させないように、衛生的（特定病原体の存在しない）かつ低密度（ケージあたりの匹数を30匹から20匹に減らした）な飼育環境にして、再実験が行われた。再実験での照射線量は0.1Gy/年に変更された。これと上記の飼育密度以外は、前回と同じ方法で行われた。

　その結果、コントロール群の平均寿命は805±9.62日、照射群では815±9.57日と、両群ともに前回の実験より延びた。被ばく群のほうが若干長いが、有意差は認められなかった。再実験では皮膚感染症がいずれの群でも減り、そのための死亡率が両群とも少なくなって両群で差がなくなった。また、前回には見られなかった悪性腫瘍が、照射群で4.2%、コントロール群で4.6%発生したが、有意差はなかった。非腫瘍疾患の発症率、症例についても両群で有意な差はなかった。

この結果から、はじめの実験では、微量放射線が免疫力を賦活（活性化）して皮膚感染症を抑制したために平均寿命が延長した可能性が強いと、論文著者は結論付けている[2]。再実験では、皮膚感染症が少なかったため、その効果が見えなかったとしている。しかし、免疫賦活化は参考にした文献の実験結果からの推測であって、免疫賦活化のデータの記載はない。

◆ホルミシス効果を調べるその他の実験（腫瘍抑制による寿命延長）

寿命を大きく左右する要因としては、がんによる寿命短縮がある。高線量放射線被ばくと発がんの関係はよく知られたことであるが、低線量X線を多分割照射して、発がんと寿命を調べた石井敬一郎らの実験[3]があるので、以下に紹介する。

生涯飼育で約80％が胸腺のリンパ腫を自然発症して死亡するAKRマウス系統の雄マウスを使い、X線を11週齢から40週齢まで全身照射し、生涯飼育した。X線の管電圧は230kV（キロボルト）、管電流が20mA（ミリアンペア）、照射線量率は620mGy/分（1分あたり620ミリグレイ）である。

その結果、胸腺リンパ腫の発生率が、コントロール群の80.5％に対して、0.05Gy×3/週群では67.5％、0.15Gy×2/週群では48.6％（p=0.006）となり、0.15Gy×2/週群で最も胸腺リンパ腫の発生頻度が下がった。いっぽう平均寿命は、それぞれ283±3日、309±14日（p=0.040）、316±10日（p=0.008）と0.15Gy×2/週群が最も長かった。

この結果について論文著者らは、低線量放射線による適応応答（弱い放射線を被ばくすることでDNA修復、抗酸化ストレスなど放射線防御機構にかかわる酵素などの合成が促進される状態）の実験[4]や、AKRマウスへの免疫賦活剤投与（免疫を活性化するOK432と呼ばれる薬剤投与によって胸腺リンパ腫が抑制された実験）に関する実験[5]を参照して、低線量放射線の免疫賦活効果が胸腺リンパ腫を抑制した可能性を示唆している。また、胸腺は放射線に高感受性であり放射線照射によって容易に萎縮することは知られており、さらに放射線が腫瘍細胞を直接殺したことも腫瘍抑制に寄与していると考えられるが、胸腺リンパ腫の発生が抑制された原因はよくわからないとしている。

この実験結果はこの系統（胸腺リンパ腫高発系の病態モデル）のマウスの結果であって、遺伝的背景が異なる他の系統のマウスでは、同じ腫瘍抑制効果があるかどうかはわからない。また、この放射線による腫瘍抑制効果はホルミシス効果の一つと言えるが、先の実験とは異なるため、同じメカニズムだけで結果を説明できるかどうかはわからない。

問題点・課題

◆免疫賦活の立証データの記載はない

実験動物個体レベルでの寿命延長に関する実験では、低線量放射線が皮膚感染症もしくは腫瘍発生を制御したことによる延命効果と考えられ、いずれも低線量放射線による

免疫系の賦活化（活性化）が起こったためではないかと考察されている。しかし、いずれの考察も別の実験系の結果による参考文献から推測されているもので、本実験系での免疫系の賦活に関する立証実験データの記載はない。これらの推測を直接関連付けるための動物実験が望まれる。

◆このホルミシス効果実験の意味することは

　天敵に襲われない実験動物においては、寿命短縮を助長する主な要因は、感染症である。そして、清潔な飼育環境においては、腫瘍発生が寿命短縮の主な要因となっている。感染症と腫瘍発生が放射線で抑制されれば、動物の寿命は延長することになる。紹介した実験による放射線の効果は、加齢を遅らせることによる寿命延長ではなく、死因となる要因（疾患）が放射線によって減ぜられたことでコントロール群より平均寿命が長くなったものと考えられる。これらの実験は、動物1個体内で生涯を通して起こるいろいろな生物影響の関与した最終的な結果を、寿命で比較評価しようとしていると考えられる。

　このような動物実験では、遺伝的背景、飼育環境などをまったく同じにして放射線の有無だけの差の影響を比較することができるが、ヒトは遺伝的に雑種であり、生活環境、習慣、嗜好などに個人差があることから低線量になればなるほど益害効果はヒトそれぞれ異なることが考えられ、本結果をそのままヒトにあてはめることは難しい。

　ここに紹介した実験は、低線量・低線量率放射線の安全性を証明するものではなく、低線量放射線に対する数多くの益害を示す生物反応の中の一つの現象を示したものとしてとらえるのが妥当であろう。（中島裕夫）

❖ 参考論文・参考文献

[1] Caratero A, Courtade M, Bonnet L, Planel H, Caratero C. Effect of a continuous gamma irradiation at a very low dose on the life span of mice. Gerontology 1998;44(5):272-6.
[2] Courtade M, Billote C, Gasset G, Caratero A, Charlet JP, Pipy B, et al. Life span, cancer and non-cancer diseases in mouse exposed to a continuous very low dose of gamma-irradiation. Int J Radiat Biol 2002;78(9):845-55.
[3] Ishii K, Hosoi Y, Yamada S, Ono T, Sakamoto K. Decreased incidence of thymic lymphoma in AKR mice as a result of chronic, fractionated low-dose total-body X irradiation. Radiat Res 1996;146(5):582-5.
[4] Ikushima T, Aritomi H, Morisita J. Radioadaptive response: efficient repair of radiation-induced DNA damage in adapted cells. Mutat Res 1996;358(2):193-8.
[5] Watanabe T, Yamori T, Akazawa H. Suppressive effects of the bacterial immunostimulant OK-432 on the incidence of spontaneous thymic lymphoma in AKR mice. Zentralbl Bakteriol 1989;271(3):330-8.

ホルミシスとバイスタンダー

◆ホルミシスとは

　ホルミシスとは、ホルモンと同様にギリシャ語の「刺激する」「興奮させる」の語に由来するもので、「酵母菌の成長抑制に働く毒物が有害濃度以下では増殖促進作用がある」というアルント・シュルツの法則を言い換えた造語である。これを、電離放射線にもあてはめてトーマス・ダネル・ラッキーが「放射線ホルミシス」を提唱した（1980）。有害線量以下の微量放射線は、生物にとって有益な働きがあるという仮説である。事実、放射線の一種である紫外線には、日焼けや皮膚がんを起こす不利益な働きがあるが、微量の紫外線は、くる病（骨形成異常）の防止に不可欠なビタミンＤの体内での生産を促す。すなわち、微量紫外線のホルミシス効果ととらえることができよう。

　残念ながら自然放射線をゼロにした環境をつくれないので、電離放射線をまったく被ばくしないときの効果はわかっていないが、個体（実験動物）や細胞レベル、そしてヒトでの疫学研究などで生物に有益な効果が多数報告されている。

◆バイスタンダーとは

　いっぽう低線量放射線のリスクについても多くの報告がなされている。放射線の生物影響を考えるときには、放射線の飛跡が通過した細胞を見ることが基本であるが、その隣あるいは近隣の、放射線が通過しなかった細胞でも、直接通過した細胞と同じような放射線影響を起こすことが培養細胞による実験で認められている。この現象を「バイスタンダー効果」と呼び、昨今では非被ばく細胞の「もらい泣き効果」として、低線量放射線のリスク要因としてホルミシスに対抗する意味合いで使われる。

　しかしその機構は、被ばく細胞から発せられるシグナル伝達物質が非被ばく細胞に伝わることで被ばく細胞と同じ生物反応が起こるというもので、この作用には障害的な影響のみだけではなく、ホルミシス的な影響も含まれている。したがって、バイスタンダー効果におけるホルミシス効果の場合には「おこぼれ頂戴的な効果」ということになる。

◆総合的な理解と判断

　このように、ホルミシス効果とバイスタンダー効果は同じ生物内で同時に発生しており、有益効果とリスク効果のそれぞれの代表として対立している現象ではない。ホルミシス効果は放射線の有益効果を、バイスタンダー効果は細胞レベルでの生物反応機構の一つを指すもので、どちらの効果が低線量放射線の影響として正しいかを論議するのではなく、ある条件下においてどちらが強く出るか、どちらに判断の重きを置くべきかを考えることが重要である。

　また、細胞レベルでの研究はあくまで途中経過の一つの生物反応を見ているだけだが、発がんや寿命といった総括的な生涯影響を比較する動物実験や適切な対照群の設定された疫学研究の結果は、ホルミシス効果やバイスタンダー効果も含めたいろいろな生物影響の関与した最終的な結果を反映していると考えられる。（中島裕夫）

動物実験データ
データ8

放射線によって誘発される奇形と流産の発生頻度

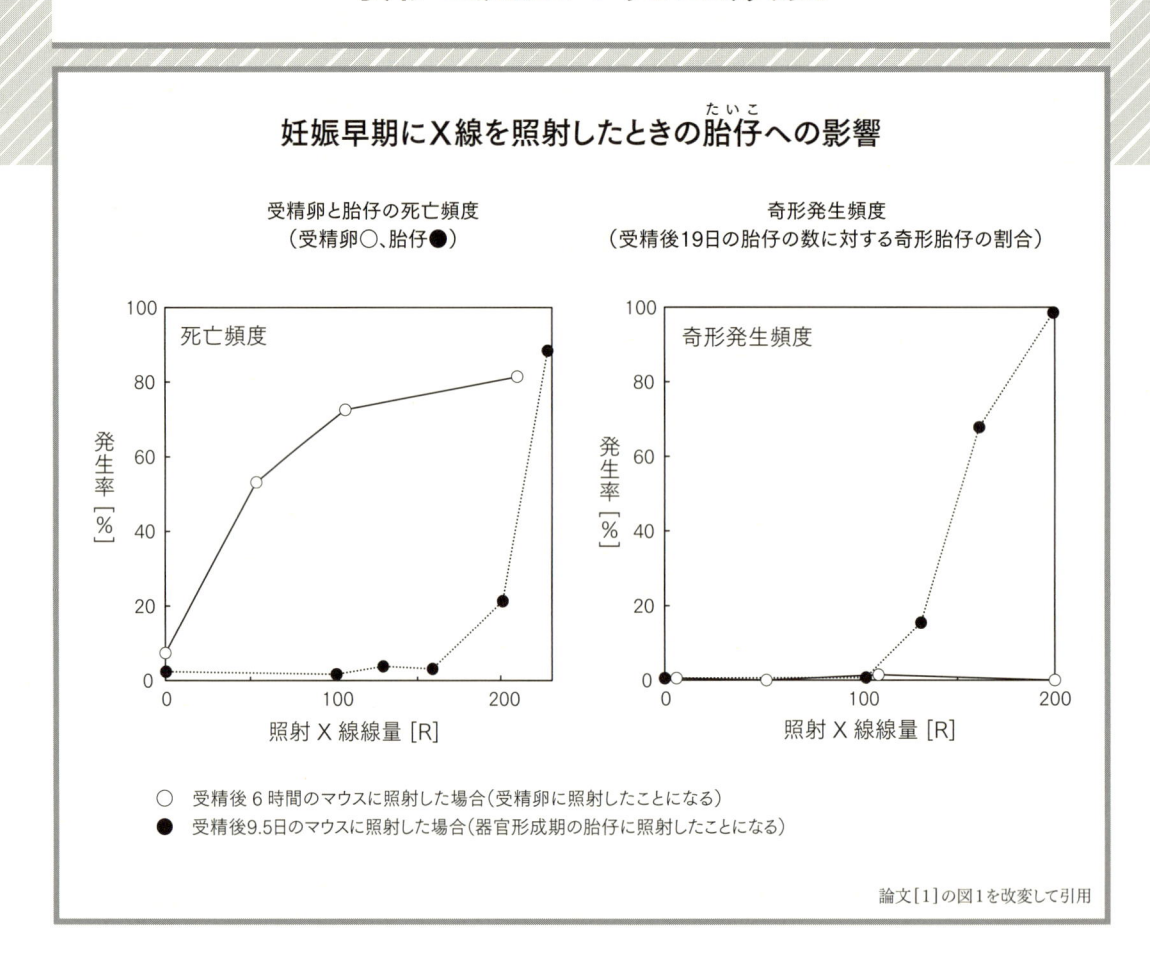

妊娠早期にX線を照射したときの胎仔（たいこ）への影響

受精卵と胎仔の死亡頻度
（受精卵○、胎仔●）

奇形発生頻度
（受精後19日の胎仔の数に対する奇形胎仔の割合）

○　受精後6時間のマウスに照射した場合（受精卵に照射したことになる）
●　受精後9.5日のマウスに照射した場合（器官形成期の胎仔に照射したことになる）

論文[1]の図1を改変して引用

何のデータか

妊娠時期によって放射線に対する感受性がどのように変わるかを調べた実験。

発情期の雌のICRマウス（繁殖と発育が良好な実験用マウス）を雄と交配させ、受精後6時間（着床前の受精卵）もしくは9.5日のマウス（器官形成期の最中）にそれぞれX線を照射。そして受精後19日（出産前）に胎内を観察し、死亡と奇形の発生頻度を調べた。

データから何がわかるか

受精卵に照射すると、高い頻度で胚死亡が起こり死亡胚は着床しない（受精卵照射の場合の死亡頻度）。しかし着床して受精後19日まで発生を続けた胎仔には、奇形は認められ

ない。

　器官形成期における胎仔（胎芽）に照射した場合では、100R（レントゲン。約1000mGy（ミリグレイ）に相当）までは奇形が発生せず、150R（約1500mGy）までは死亡率も増加しなかったが、それぞれの照射線量以上になるといずれも増加する傾向が見られた〔注1〕。

　X線被ばくによる胎仔奇形の発生にはしきい値（境界となる値）があり、さらに受精後の被ばくする時期が重要で、その時期をはずすと奇形は発生しないことがわかる。また、胎児の発生段階によってX線被ばくによる死亡率が異なっている（X線に対する感受性が異なる）こともわかる。

　〔注1〕100Rは現在の単位では$2.58×10^{-2}$C/kg。吸収線量にすると約1000mGy。

データの見方

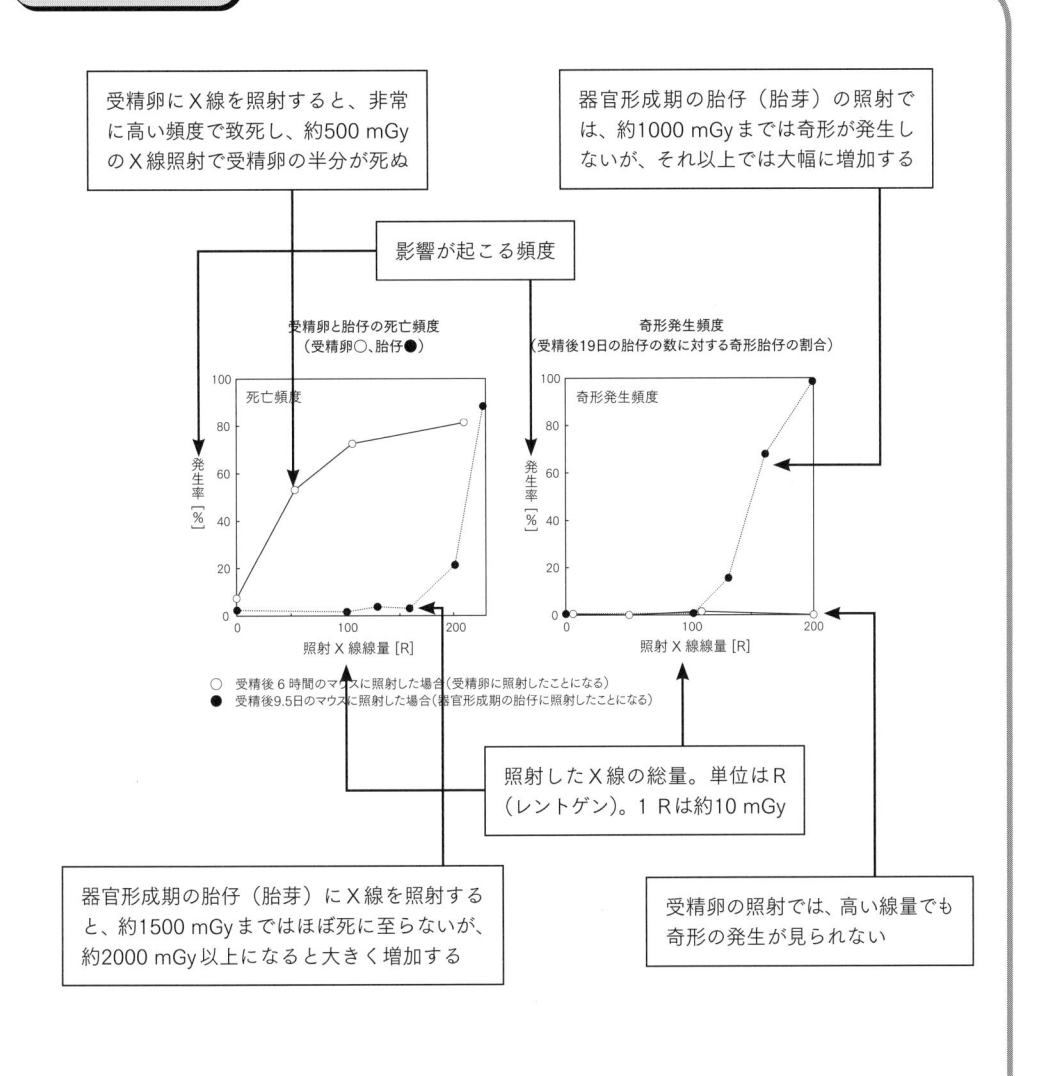

受精卵にX線を照射すると、非常に高い頻度で致死し、約500mGyのX線照射で受精卵の半分が死ぬ

器官形成期の胎仔（胎芽）の照射では、約1000mGyまでは奇形が発生しないが、それ以上では大幅に増加する

影響が起こる頻度

受精卵と胎仔の死亡頻度
（受精卵○、胎仔●）

奇形発生頻度
（受精後19日の胎仔の数に対する奇形胎仔の割合）

○ 受精後6時間のマウスに照射した場合（受精卵に照射したことになる）
● 受精後9.5日のマウスに照射した場合（器官形成期の胎仔に照射したことになる）

照射したX線の総量。単位はR（レントゲン）。1Rは約10mGy

器官形成期の胎仔（胎芽）にX線を照射すると、約1500mGyまではほぼ死に至らないが、約2000mGy以上になると大きく増加する

受精卵の照射では、高い線量でも奇形の発生が見られない

データ解説

◆マウスの受精から出産まで

マウスの妊娠期間は受精から出産まで約20日で、受精した時間を起点とすると、受精から4日以内に卵分割を経て胚胞盤が形成され、4日目に胚胞盤が子宮に着床、5〜10日に三胚葉（外胚葉、中胚葉、内胚葉）が確立して体節が形成され初期器官が形成される、その後の10〜14日にその他の器官が形成される。このおおむね7.5〜11.5日を器官形成期と呼ぶ。その後出産の20日までが、器官の機能的成熟や胎仔成長に費やされる[2]。なお、マウスの場合は胎児ではなく胎仔と呼ぶ。

◆実験の実際

飼育室の照明を午前4〜午後6時まで点灯し、それ以外の時間を消灯してマウスを飼育した（マウスは夜行性なので消灯時に活動が活発になる）。発情期の雌のICRマウスを、午後2時以降に繁殖用の雄と交配させ、翌朝に膣栓（精液が雌の膣内で固まったもの）をチェックして交尾したかどうかを判断した。上記の照明時間に設定すると発情期の雌では午前2時に排卵が起こるので、交配後の翌朝に膣栓を確認できたマウスの卵は、午前2時に受精したことになる（卵は排卵後半日ほどで受精能を失う）。

その上で、受精0日の午前8時（すなわち受精後6時間）または9日後の午後2時（受精後9.5日）に、X線を照射した。

受精後19日に帝王切開して、排卵数、子宮内の着床痕の数、生存胎仔の数、遺残胎盤（胎盤の遺残物）の数、奇形胎仔の数を調べた。マウスは受精後20日で出産となるが、奇形や呼吸がうまくできないマウスは出産途上で母親に食べられてしまうので、出産後に観察したのでは胎仔の数や状態を正確に把握できない。そのため出産直前の受精後19日に帝王切開を行って調べた。

排卵数の確認は卵巣表面のうすピンク色の黄体の数で調べ、排卵数をもって受精卵の数と見なした。

着床数は、19日後の子宮内で観測される着床痕の数によってわかる。着床痕は胎盤が形成されていた部分が子宮に沿って白い斑点となっているので、この着床痕の数から受精後4日に起こったすべての着床の数を知ることができる。

生存している胎仔は、大きく鮮やかな赤色をしていることで判別できる。また一般に、死亡している胎仔は白い胎仔として観測される。その際、死亡した体齢（発生の段階）によって大きさが異なるので、死亡時期も判別できる。受精後9.5日にX線被ばくによって死亡した場合は、19日後の調査時に胎盤の遺残物として観測される。

①受精後9.5日の照射（器官形成期の胎仔への照射）への影響の求め方

受精卵の着床した数（着床痕の数）から19日後に生存している胎仔（人間の胎児に相当する）の数を差し引いて、着床したのに胎仔になっていない個体数を求め、それを着床数

で割って死亡率を計算している。奇形発生頻度は、19日後に奇形として観測された胎仔の数を、19日後に胎仔として観測できるすべての胎仔数で割って計算されている。

②受精後6時間の照射（受精卵照射）への影響の求め方

排卵数（19日目に卵巣にできている黄体の数から確認）から着床した数（19日目に子宮に残る着床痕の数から確認）を差し引き、着床できなかった卵の数を求めて排卵数で割り死亡率を計算している。奇形発生頻度は9.5日後照射の場合と同じ計算である。

◆データが示していること

受精6時間後のマウスにX線を照射すると、非常に高い頻度で致死が発生している（冒頭左図）。0から100RのX線の照射量までX線の照射量の増加にほぼ比例して、致死の発生率が増えることがわかる。また、50RのX線照射で受精卵の半分が死んでいる（図の○）。

受精9.5日後に照射した場合は、150Rの照射放射線量までは死亡の発生率はほぼゼロで、しきい値があることがわかる。いっぽう、200R以上の照射では死亡率の大きな増加が見られる（図の●）。

冒頭右図は奇形の発生率を示したものである。受精後6時間に照射した場合は、非常に高い放射線量でも奇形の発生は増加しないことがわかる（図の○）。受精後9.5日に照射した場合は、100Rまでは奇形の発生の増加は見られず、しきい値があることがわかる。100R以上では線量に依存して大幅に増加している（図の●）。

冒頭右図でわかるように、受精後6時間に照射した場合は奇形が発生しない。着床前の胚は卵割中で放射線感受性が非常に高く、卵割異常を起こしたものは着床しないからである。当然着床痕も残らない。また着床したものは、その後に細胞増殖して器官形成期を正常に乗り越えるため、胎仔は奇形にならない。

いっぽう受精後9.5日の照射は、マウスの体形ができる器官形成期（受精7.5～11.5日後）の真ん中にあたるので、正常な器官形成を阻害することがあり、そのために奇形の頻度が上がっている。

問題点・課題

このデータからわかるのは、着床前の受精卵の段階での放射線被ばくでは、ほとんどの受精卵は着床しないので妊娠とはならないが、妊娠した場合でも子供への奇形が見られない。しかし、器官形成期における放射線被ばくでは有意に奇形が増加するので、この時期が奇形発生の危険期ということである。

この結果をヒトにあてはめると、受精後0～8日（着床前期）の被ばくでは胎児への影響の心配はきわめて少ないが、受精後9～60日（器官形成期）では、奇形発生の危険性が高いことが予測できる（ただし、ICRP1990年勧告では、被ばく線量がしきい値と考えられる100mGy以下であればそれを妊娠中絶の理由としてはならないとしている）。

ただしこのデータは、受精時間が特定できる厳密に管理された実験環境で得られたものである。通常の生活では、本実験のようには受精日は明確にわからない。また、ヒトでは妊娠と診断される時期が器官形成期の終盤であることが多いので、被ばくによる奇形発生の危険期を特定することが不可能である。本実験は、あくまで胎内被ばく影響の原理を解明しているものであり、この実験の数値をそのままヒトにあてはめることはできない。

　なお、本実験では示されていないが、受精11.5日以降の胎仔期の放射線照射では奇形の発生が認められなくなり、かわりに腫瘍発生頻度が上昇することもわかっている。（真鍋勇一郎）

❖ 参考論文・参考文献
[1] Nomura T. High Sensitivity of Fertilized Eggs to Radiation and Chemicals in Mice: Comparison with that of Germ Cells and Embryos at Organogenesis Congenital Anomalies. Cong Anom 1984; 24(4): 329–37.
[2] 小出剛（編集）．マウス実験の基礎知識．第2版．東京：オーム社；2009．

細胞実験データ

データ9

DNA損傷を感知する細胞内メカニズム

第1章 生体への影響を理解する

ガンマ線(0.6Gy)照射ヒト培養細胞における
照射後のγ-H2AX Foci数の変化

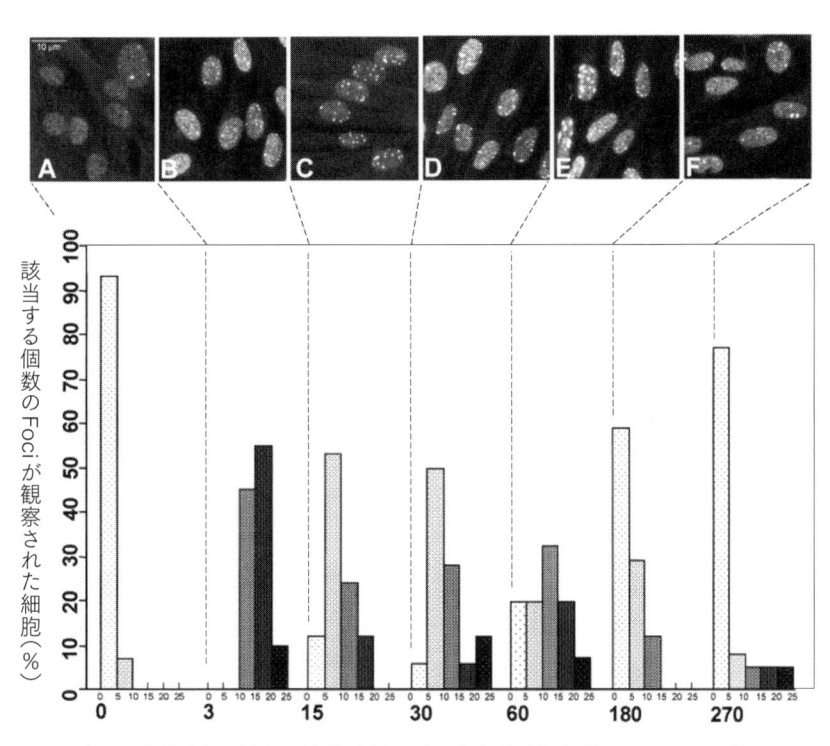

(大文字数字)照射後の培養時間　(小文字数字)：細胞あたりのFoci数

縦軸：該当する個数のFociが観察された細胞(%)

写真A：未照射の細胞（グラフの横軸大文字0のとき）
写真B〜F：ガンマ線照射後、3、15、30、60、180分培養したあとの細胞

写真とグラフは論文[1]の一部を引用

何のデータか

　放射線によりDNAが切断された部位が、細胞に本来備わっている仕組みによって感知されるようすを顕微鏡下で観察したもの。ヒトの培養細胞を使った実験である。DNAの二本鎖切断が起きると、切れた場所付近で、DNA鎖が巻きついているタンパク質が変化する。その部位を特殊な染色方法を用いて光らせたものが上の写真。下のグラフは、放射線照射後に一定時間培養し、経過時間ごとに変質が生じて発光した部位（Foci）を数え、

その個数の推移をまとめたもの。

この実験で照射した放射線は、セシウム137のガンマ線で、照射時間は1分、線量は0.6Gy（グレイ）である。

データの見方

細胞を一定数まいた培養皿を複数枚用意し、同時にガンマ線を照射する。照射後に再度培養し、3、15、30、60、180、270分経過したあと培養皿を1つずつ取り出して発光を観察した。15分経過した細胞において、無数のFociが出現し始めている（C）。しかし3時間後、それらの大半は消失している（F）

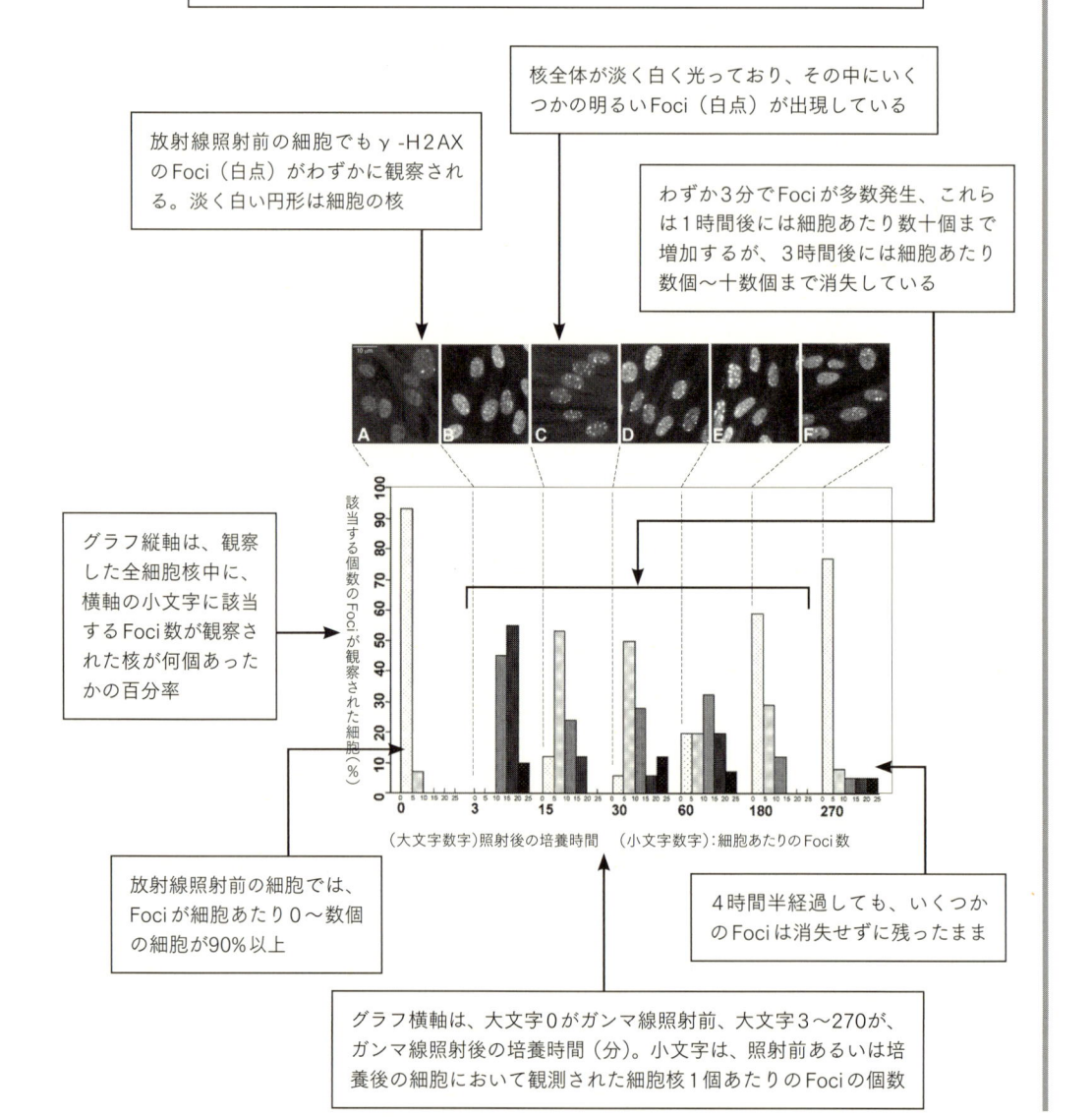

核全体が淡く白く光っており、その中にいくつかの明るいFoci（白点）が出現している

放射線照射前の細胞でもγ-H2AXのFoci（白点）がわずかに観察される。淡く白い円形は細胞の核

わずか3分でFociが多数発生、これらは1時間後には細胞あたり数十個まで増加するが、3時間後には細胞あたり数個〜十数個まで消失している

グラフ縦軸は、観察した全細胞核中に、横軸の小文字に該当するFoci数が観察された核が何個あったかの百分率

（大文字数字）照射後の培養時間　（小文字数字）：細胞あたりのFoci数

放射線照射前の細胞では、Fociが細胞あたり0〜数個の細胞が90％以上

4時間半経過しても、いくつかのFociは消失せずに残ったまま

グラフ横軸は、大文字0がガンマ線照射前、大文字3〜270が、ガンマ線照射後の培養時間（分）。小文字は、照射前あるいは培養後の細胞において観測された細胞核1個あたりのFociの個数

66　データ9　DNA損傷を感知する細胞内メカニズム

データから何がわかるか

ガンマ線を培養細胞に照射してから数分以内にDNA二本鎖切断部位で多数の発光が観察され、その発光は数時間後にほとんど消失する。これは、DNAの切断部位が短時間の間に感知され、それらが数時間かけてつなぎ直されることを意味している。しかし、時間がたっても発光が消失せずに残ったままの細胞もある。二本鎖切断の場合、まれに修復に失敗し、DNAの再接続がうまくいかない場合があることを示している。

データ解説

◆DNAの二本鎖切断

細胞の核の中にあるDNAは、2本のDNA鎖がファスナーのように互いに合わさったような構造をしている。これら2本のうち1本だけ切れた場合、残ったもう1本の正常なDNA鎖を足がかりにして直ちに元通りの状態に治される。ところがまれに、2本とも一度に切れてしまうことがある。これを二本鎖切断（double strand break, DSB）と言う。細胞には二本鎖切断を治す仕組みが複数備わっているが、まれに再接続ができない、あるいは接続できたとしても誤って接続してしまう場合がある。

他の実験では、ヒトの培養細胞にX線を1Gy照射した場合、1つの細胞核あたり二本鎖切断は平均40個程度発生するという実験結果がある[2]。またその発生頻度は、放射線量に比例して増加することがわかっている。今回の実験でも、0.6Gyのガンマ線照射によって1つの細胞核あたり二十数個程度の二本鎖切断が発生していることが冒頭のグラフからわかる。

二本鎖切断は、放射線以外の要因（ある種の薬剤や毒素、酸化ストレス、正常な細胞活動であるDNA複製など）によっても発生し、健康的な生活を送っていても1細胞核あたり1日数個は発生する。写真パネルA（照射前）で、右上の細胞核で発光点（小さな白点）が数個見られるが、これらは放射線以外（自然放射線は含む）の要因によって生じたものである。

なおこのグラフでは、25個以上のFociが見られた核は勘定に入れていない。これは、顕微鏡の解像度の制約により無数の白点を正確に数えるのが困難なためと、そのような細胞が稀有であることから、便宜的に無視したものと考えられる。またグラフでは、180分後より270分後のほうが細胞あたりのFoci数が多い細胞がたくさん残っているが、これは実験誤差の範囲と思われる。重要なのは、照射後しばらくするとFociが照射前とほぼ同じくらいまで消失することである。

◆二本鎖切断の修復とγ-H2AX

細胞核内においてDNAは、DNAの折り畳みや安定化、遺伝子発現調節などに関与するヒストンと呼ばれるタンパク質群に巻きついている。H2AXはヒストンタンパク質の

図中ラベル:
- 二本鎖切断発生
- ヒストンタンパク質複合体
- H2AX
- 二本鎖DNA
- 切断部位を検知する複数種のタンパク質が速やかに集積し、それらの内のある種のタンパク質が直ちにリン酸化される
- 切断部位周辺の多数のH2AXがリン酸化されてγ-H2AXとなる
- たくさんの種類の切断修復に関係するタンパク質が集まり、二本鎖切断の修復が開始される

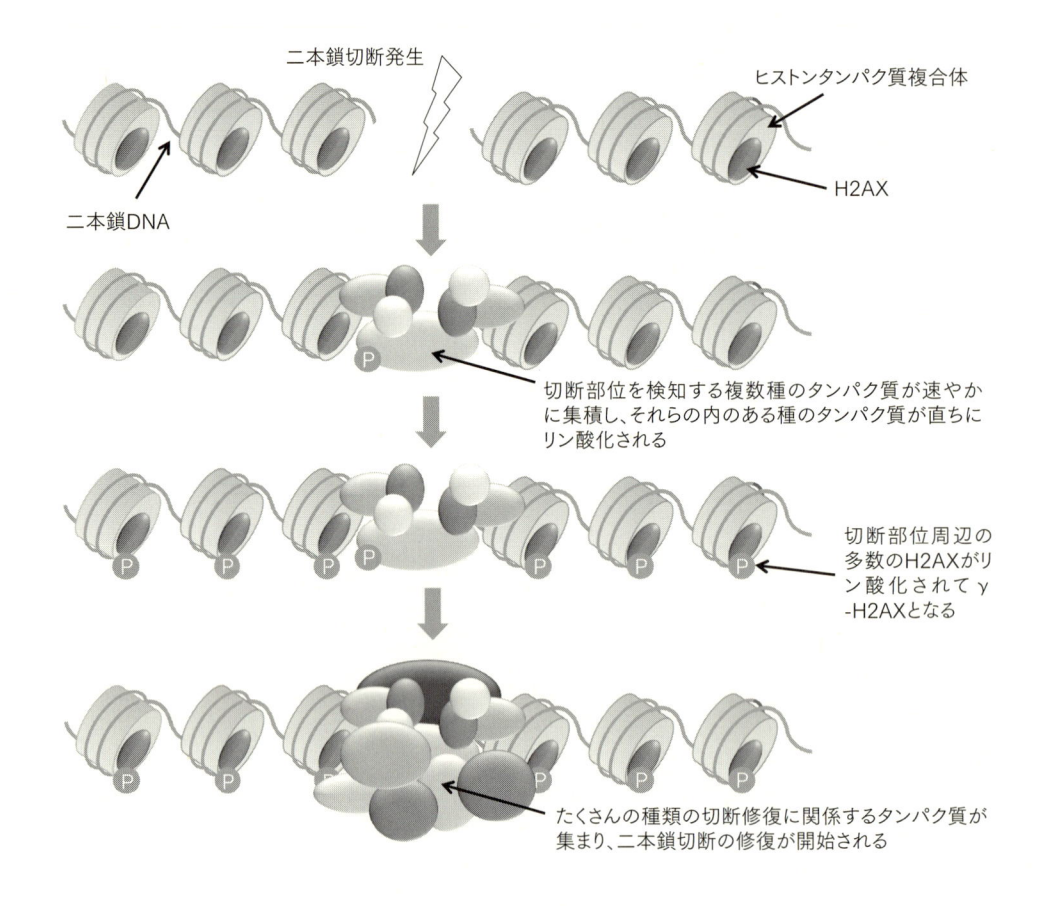

一種で、DNAの切断部位を感知する重要な機能を担っている。

　二本鎖切断が生じると、周辺の多数のH2AXにおいて139番目のアミノ酸セリンのリン酸化が起こる（このリン酸化されたH2AXのことを、γ-H2AXと呼ぶ）。このH2AXのリン酸化をきっかけとして二本鎖切断を治すための様々な反応が開始される。

◆γ-H2AXを可視化する免疫蛍光染色法

　細胞をそのまま観察したのでは、γ-H2AXのFoci（写真中の白点）を見ることはできない。細胞に特別な処理をすることが必要である。まずは照射前あるいは照射後に培養した調査対象の細胞に対して、細胞がそれ以上増えないよう、あるいは生理的な反応が起きないよう固定処理をする。その後、リン酸化されたH2AXのみを認識する抗体を細胞に浸透させ、さらにこの抗体が結合した場所に蛍光色素が集積するようにする。こうした処理を行った細胞を蛍光顕微鏡下で観察すると、γ-H2AX発生部位に集まった蛍光色素の光を見ることができる。γ-H2AXのFociは、γ-H2AXの集積部位に蛍光色素がたくさん結合したことで出現した蛍光輝点である。

　H2AXのリン酸化は二本鎖切断を修復する過程の比較的早い段階で起こる。本実験でも、γ-H2AXのFociは照射後数分で出現し始め、数十分以内にピークに達している。こ

のため、γ-H2AXのFoci形成数の観察は、近年の分子・細胞レベルでの放射線影響研究において、二本鎖切断の発生数や発生部位を知るための指標として利用されている。

なお、この実験で用いた細胞はIMR90と言い、正常な遺伝情報を持つモデル細胞として老化研究をはじめとする様々な実験で用いられている培養細胞である。照射時には、IMR90細胞を培養容器ごと放射線源（セシウム137）が内蔵されたガンマ線照射装置内に静置し、培養細胞全体に対して均一にガンマ線を照射している。

問題点・課題

◆二本鎖切断の発生数とγ-H2AXのFoci形成数は等しいのか

二本鎖切断の発生数とγ-H2AXのFoci形成数は等しいものと従来考えられてきた。それらの比が1:1で対応することは、すでに多くの細胞照射実験で確認されている。しかし、細胞の種類や観察するタイミング、また放射線照射量によっては必ずしも1:1ではない場合がある。たとえば、数Gyの重粒子線を照射して二本鎖切断がきわめて近い場所で複数発生した細胞で、複数の二本鎖切断が1個の発光点として観察されるという報告がある[3]。この場合、複数の二本鎖切断が一つの場所に集合し、効率的に修復されると解釈されている。したがって、本データのように大量の放射線を細胞に照射する実験の場合、細胞の種類や生育段階にもよるが、γ-H2AXのFociの個数が正味の二本鎖切断発生数よりも若干減少する可能性はあり得る。

◆二本鎖切断が修復されないことと、病気や障害の発症は同義ではない

ガンマ-H2AXのFociが消失したからといって、完全な修復が100%行われたとは限らない。切れたDNAが再接続されたとしても、DNAの情報を一部失っていることがある。また、1つの細胞の中で一度に複数の二本鎖切断が発生した場合、誤って元のDNA鎖とは違う相手（別の切断端）と接続されてしまうこともある。このような不完全な修復がなされた細胞は、異常な遺伝情報を持った細胞となってしまう。また、そもそも切断修復が行われない場合もあるようだ。本実験でも、4時間半経過したあともγ-H2AXのFociが消失しない細胞がいくつか見られた。

しかし、二本鎖切断が治せないからといって、これらの細胞が必ずしもがんや他の深刻な病気の原因となるわけではない。ヒトのからだは約60兆個の細胞で構成されており、一部の細胞で二本鎖切断が残存した、あるいは修復が不完全だったとしても、たいていの場合その影響を無視できる。また、万が一肝心な臓器や組織において二本鎖切断が修復されていない異常細胞が生じたとしても、人体にはそのような細胞を積極的に排除し、新しい正常な細胞に置き換える仕組みも備わっている。体内には、DNAの傷に対して防御機構が幾重にも備わっているのである。（角山雄一）

❖ 参考論文・参考文献

[1] Rogakou EP, Boon C, Redon C, Bonner WM. Megabase chromatin domains involved in DNA double-strand breaks in vivo. J Cell Biol 1999;146(5) :905-16.
[2] Vilenchik MM, Knudson AG. Endogenous DNA double-strand breaks: production, fidelity of repair, and induction of cancer. Proc Natl Acad Sci 2003;100:12871-6.
[3] Neumaier T, Swenson J, Pham C, Polyzos A, Lo AT, Yang P, et al. Evidence for formation of DNA repair centers and dose-response nonlinearity in human cells. Proc Natl Acad Sci 2012; 109(2):443-8.

放射線による生体影響の全体像を把握する

　放射線被ばく後、体内では様々な現象や反応が起こるが、それらは非常に複雑かつ多岐にわたる。人体における放射線被ばく影響について、その全体像を把握したいのであれば、時間のスケールでそれぞれの現象や反応を整理するとよい。

　放射線が体を通過した直後、生体内の原子や分子は放射線からエネルギーを受け取り、電離や励起などが起こる。その時間は10^{-18}〜$^{-12}$秒程度と、あっと言う間のできごとである（物理的過程）。これが放射線を被ばくした際に真っ先に起こる現象である。これをきっかけに、化学的過程、生化学的過程、生物学的過程が順々に進行する。それぞれについて、次に説明しよう。

　物理的過程に次いで体内で起こるのが、ラジカル（不対電子を持つ原子や分子、イオン。不安定で非常に反応性が高い）や活性酸素（反応性が高い酸素の分子種）の発生である。これらは放射線被ばく後10^{-8}秒程で生成し、さらに数ミリ秒（10^{-3}秒）で拡散していく。これは化学的過程に分類される。

　その後数分以内にDNA損傷が発生し、その修復が開始される。これらが生化学的過程である。DNA損傷の修復に失敗した場合は生物学的過程へと進行する。この過程に至って、ようやくわたしたちは肉眼で放射線影響を細胞死や発がんなどの放射線障害として認識することができる。

　また、障害の発生についても時間のスケールで分けて整理するとよい。アポトーシス（細胞死）やDNAの突然変異の誘発などは数時間内に生じ、個体死などは数十日、発がんは数年〜数十年で生じる。遺伝的影響の場合はさらに長い年月が経過したあとに症状が現れることになる。

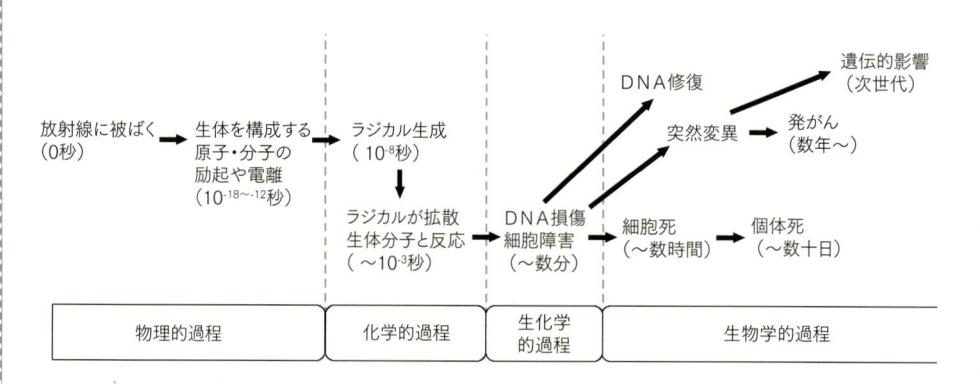

（角山雄一）

細胞実験データ

データ10

放射線照射細胞の生存率と細胞周期の関係

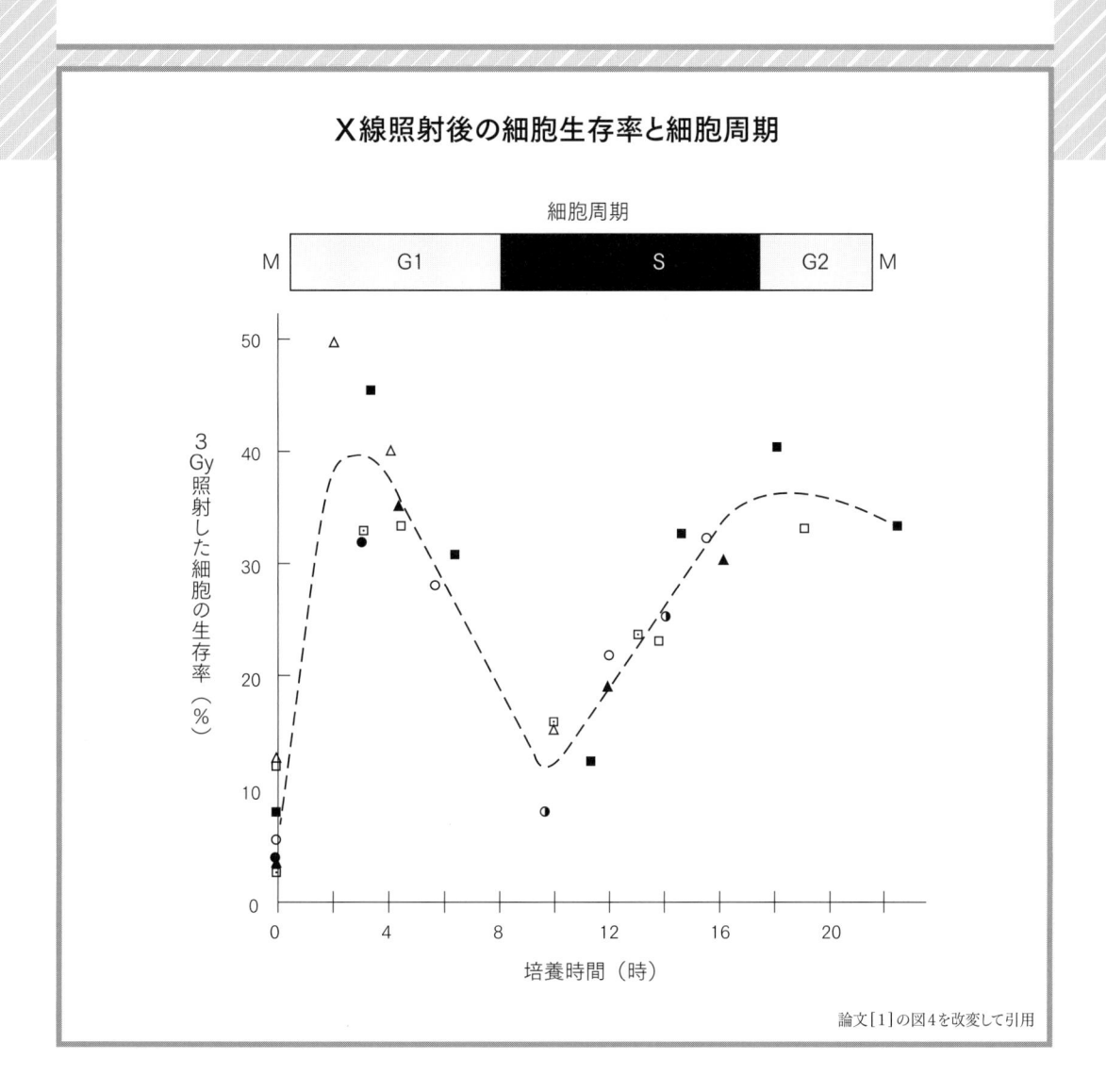

X線照射後の細胞生存率と細胞周期

論文[1]の図4を改変して引用

何のデータか

1つの細胞は、いくつかの事象を経て2個の細胞に分裂・増殖する。この過程を細胞周期と言う。本実験は、細胞周期の途中で3Gy（グレイ）のX線を照射し、照射時期によって照射後の細胞の生存率の違いを調べたもの。この実験での「生存」とは、細胞が分裂して増殖する能力を維持していることを意味する。

実験にあたっては、ヒトの培養細胞（HeLa細胞）を細胞分裂が終わった直後のものだ

第1章 生体への影響を理解する

け集めて同調的に（足並みそろえて細胞周期をたどっていくように）培養し、途中で決まった数ずつ取り出して照射した。

HeLa細胞の場合、細胞周期の各時期に要する時間は、G1期とS期がそれぞれ10時間前後、G2期が約4時間、そしてM期が約1時間である。

データの見方

実験は複数回行われており、実験ごとの結果が各々異なるマーク（■、□、△、○など）で記されている。点線は、すべての回の結果をなめらかに結んだ線

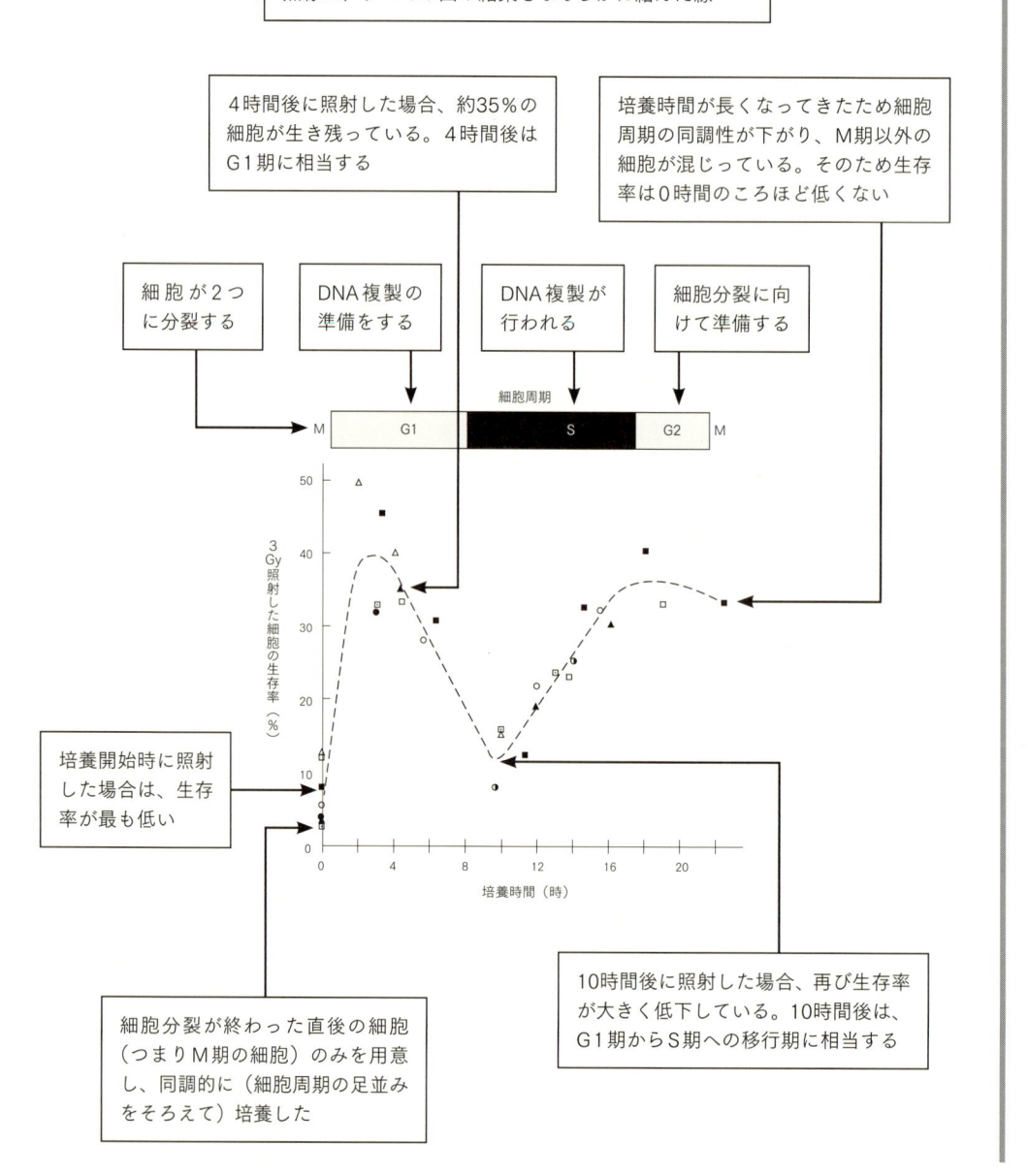

4時間後に照射した場合、約35％の細胞が生き残っている。4時間後はG1期に相当する

培養時間が長くなってきたため細胞周期の同調性が下がり、M期以外の細胞が混じっている。そのため生存率は0時間のころほど低くない

細胞が2つに分裂する

DNA複製の準備をする

DNA複製が行われる

細胞分裂に向けて準備する

細胞周期

M　G1　S　G2　M

3Gy照射した細胞の生存率（％）

培養時間（時）

培養開始時に照射した場合は、生存率が最も低い

細胞分裂が終わった直後の細胞（つまりM期の細胞）のみを用意し、同調的に（細胞周期の足並みをそろえて）培養した

10時間後に照射した場合、再び生存率が大きく低下している。10時間後は、G1期からS期への移行期に相当する

データから何がわかるか

　分裂期（M期）の細胞は生存率が非常に低い。すなわち、分裂期の細胞は放射線にとても弱い。ところがDNAの複製を準備する期間（G1期）に入ると、急に生存率が高くなる。そしてG1期の進行とともに再び生存率が低下する。そして、DNAを大量に合成する時期（S期）になるとふたたび生存率が上がる。

　同種の細胞であっても、細胞周期のどの時期に被ばくするかによって生存率が異なることがわかる。このことから、細胞周期の時期により、DNAの切断されやすさ、あるいはDNA修復機構の働きに違いがあることが予想される。

データ解説

◆**細胞周期**

　細胞が分裂・増殖する過程では、G1期、S期、G2期の3つの段階が順を追って進行し、細胞内の重要なパーツが倍増されていく（下図参照）。M、G、SはそれぞれMitosis、Gap、Synthesisの頭文字を取ったものである。活発に分裂・増殖している臓器や組織の細胞は、細胞分裂が終わると（M期が終わると）直ちに次の分裂の準備に入る。まずは遺伝物質であるDNAを増やすための準備時期（G1期）に入り、その初期にはDNA複製酵素の合成や染色体として凝集していたDNAをほどく（クロマチン構造の解消）など、S期への準備が行われる。S期では、DNAが複製されて元の細胞の倍に増加し、G2期では次のM期で行われる有糸分裂（染色体が2つに分配されて2個の細胞に分裂すること）に必要な様々なパーツが合成される。

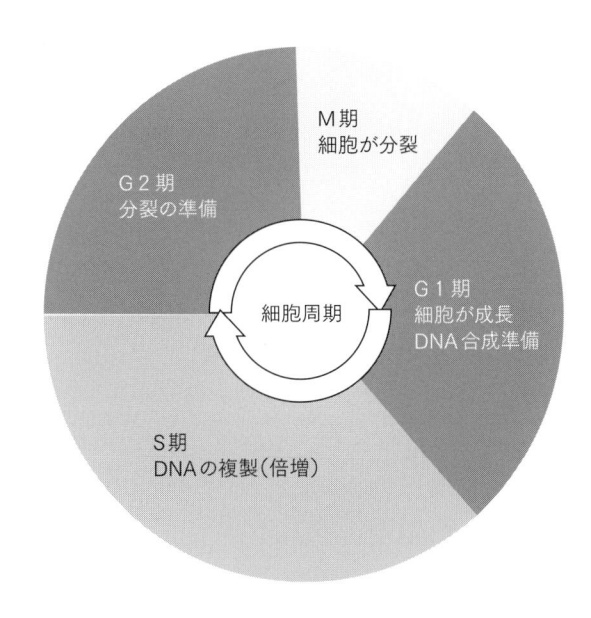

なお、すべての臓器や組織の細胞が常に分裂を繰り返しているわけではない。大人の体内の神経細胞や心筋細胞などは生涯細胞が増殖せず、細胞周期が停止した状態（G0期と呼ぶ）のままで機能し続ける。

◆細胞の同調培養と細胞照射実験

培養細胞は、そのままでは様々な細胞周期の細胞が混在している状態にある。このような状態で放射線を照射しても、どの段階の細胞が放射線に対して抵抗性が高いのか見分けることができない。そこでこの実験では、細胞分裂が行われたばかりのM期の細胞のみを丹念に集め、細胞周期がそろっている細胞群を出発材料として照射実験を行っている。このような実験手法を同調培養法という[2]。同調した培養細胞を用いたことで、細胞周期のどの時期に被ばくするかで生存率に違いが出ることがわかった[3]。

実験の流れは以下のとおり。まずM期が完了する時期の細胞をたくさん用意し、いくつかの培養皿に分けておく。培養器に入れていっせいに培養を開始させ、それらの中から時間が経過するごとに培養皿を一部取り出しては照射装置に入れてX線を照射する。照射が終わった培養皿を、再び培養器にもどしてその後の細胞生存率（後述）を計測する。

◆細胞生存率

この実験における「生存率」の「生存」とは、細胞が正常に細胞周期を進行させていることを意味している。細胞にX線を照射したあと12日間培養し、1個の細胞がじゅうぶんな大きさのコロニーを形成するまで分裂増殖することができれば、これを「生存」細胞（原文中ではreproductively surviving cell）としてカウントしている。

ただし、「生存」できなかったからといって、放射線照射後に細胞がたちまち消滅するわけではない。DNAの損傷があった場合、細胞周期を遅延または停止し、損傷部位の修復を試みる。損傷箇所が少なければ、ほとんどの修復がうまくいくことがわかっているが、まれに修復が成功せず細胞周期が停止したまま細胞が生き続けることがある。このような状態を、細胞が生きているにもかかわらず、分裂死（または増殖死）と呼ぶ。分裂死の状態にある細胞については、本実験では「生存率」に数えていない。

問題点・課題

◆細胞の生存とチェックポイント機構・DNA損傷修復機構

1960年初頭にこの実験が行われて以来、なぜ放射線に対する抵抗性の上昇（生存率の上昇）が見られる時期が2回あるかについて、さまざまな議論があり実験がなされてきた。

本実験よりあとに、DNA損傷を感知するチェックポイント機構やDNA損傷を修復する仕組の詳細が明らかになっていった。

チェックポイント機構とは、細胞内に備わっている異常を検知する仕組みの一つであ

る。細胞周期のいくつかの段階において、DNA切断といった大きな損傷がないか、DNA増殖に必要な酵素に異常がないかなど、重要なパーツのチェックをする仕組みが備わっており、もし異常があれば細胞分裂を停止または遅延させるなどして次のステップに移行しないようにする。

DNA損傷を修復する仕組みに関しては、二本鎖切断の修復方法の一つである相同組換え修復（正常な姉妹染色体のDNA情報を使ってDNA配列に損傷が起きた染色体のDNAを修復する方法）が放射線に対する抵抗性の上昇の要因であることが見い出された[4]。相同組換え修復は正確に損傷部位を回復することができる修復機構で、S〜G2期にのみ作用する。S〜G2期では、二本鎖切断が修復されるため生存率（放射線に対する抵抗性）が上昇していたのである。

なお、G1期前半における高い抵抗性は、細胞分裂直後から始まる細胞内での構造変化（クロマチンの分散、核膜形成など）によるものである。（角山雄一）

❖ 参考論文・参考文献
[1] Terasima T, Tolmac LJ. Variations in Several Responses of HeLa Cells to X-Irradiation during the Division Cycle. Biophys J., 1963, 3(1):11-33.
[2] Terasima T, Tolmac LJ. Growth and nucleic acid synthesis in synchronously dividing populations of HeLa cells. Exp Cell Res., 1963, 30:344-62.
[3] Terasima T, Tolmac LJ. X-ray sensitivity and DNA synthesis in synchronous populations of HeLa cells. Science, 1963, 140(3566):490-2.
[4] Utsumi H, Tano K, Takata M, Takeda S, Elkind MM. Requirement for repair of DNA double-strand breaks by homologous recombination in split-dose recovery. Radiat. Res., 2001, 155:680-686.

細胞の死と個体の死

細胞死が、個体の死や放射線障害を必ず引き起こすわけではない。たとえば、ある臓器を構成する一部の細胞が放射線照射によって分裂死の状態に陥ったとしても、それらの細胞が形や生理機能を維持していれば臓器全体としての影響は失われない。また、ネクローシス（壊死）あるいはアポトーシス（プログラムされた死）によって異常細胞が排除されて、異常細胞が正常細胞に置換されれば、臓器は健全な状態に維持される。（角山雄一）

放射線の被ばく線量を表す単位、Gy（グレイ）とSv（シーベルト）

　放射線に関する単位は複数存在する。ここでは被ばく量を表す単位として用いられるGy（グレイ）とSv（シーベルト）について、その基本的な概念や測定方法を解説する。

◆被ばく線量の表し方
　物や生体が放射線にさらされたとき、放射線が持つエネルギーが、物体や生体の構成物質に受けわたされる。被ばく線量とは、この物理作用の結果として、放射線にさらされた物質がどれだけ影響を受けたかを表す尺度のことである。

　被ばく線量の単位の変遷をさかのぼると、古くは1931年に国際放射線単位・測定委員会（ICRU）が定義したレントゲン（単位はrで、のちに大文字でRと表記することになる）が使われていた。当時は、X線やラジウムから発するガンマ線（どちらも光子）の利用が始められたころで、それらを浴びる者の危険性を考慮する、つまり放射線防護のために被ばく線量を評価する必要に迫られていた。そこで、放射線と空気との相互作用によって生じる電離イオンの量を用いて、被ばく線量を評価することにした。それが、X線の発見者W.C.レントゲンの名にちなんだ単位、レントゲンの始まりである。

　のちにこの単位は、「照射線量（exposure dose）」と呼ぶこととなり、現在では国際単位系（SI単位系）による表記にしたがい、Rではなく1kgあたりのクーロン（C）を意味するC/kg（1R＝2.58×10^{-4}C/kg）を用いる約束になっている。照射線量は、簡便かつ直接的に測定できるので、長い間放射線の単位として多用されてきた。

　1932年に中性子が発見されると中性子線の利用が活発化し、さらにその他の種々の放射線もさまざまな用途で利用されるようになった。その結果、X線やガンマ線による空気の電離量を表す照射線量だけでは不十分となった。また、照射線量は測定こそ容易だが、被ばく物質のみへの影響を正確に示していない欠点を持っていた。照射線量は、対象物に何の影響を与えずに通過してしまった放射線の分も含めて測定しているからだ。

◆Gyは物質が吸収したエネルギー量を表す単位
　上述の状況をふまえ、放射線にさらされた物質が放射線から受け取ったエネルギーを表す単位「吸収線量（absorbed dose）」が新たに採用されることになった。

　1953年、国際放射線単位・測定委員会（ICRU）はX線以外の放射線にも適用できる単位として、吸収線量の単位rad（ラド）を定義した。放射線にさらされた物質が1gあたり100erg（エルグ）のエネルギーを受け取ると1radとした。この吸収線量は、放射線の種類や被ばく物質の種類などには左右されず、被ばく物質が単位質量あたりに吸収したエネルギーのみで評価する。

　その後、国際単位系（SI単位系）による表記にしたがってradはGyへと変更された。物質が放射線照射により1kgあたり1J（ジュール、1Jは約0.24カロリー）のエネルギーを吸収した場合、これを1Gyとした。1Gy＝100radである。

◆吸収線量（Gy）の測定方法

　Gyの簡便な測定には、主として「電離箱」という放射線測定器が使われる。電離箱は、放射線が空気を電離した場合の値を示すよう設計されている。より正確な吸収線量を求めたければ、まず、電離箱を照射野（放射線を当てたい対象物を設置する、装置内の場所）に置き、電離箱中の空気が放射線によって電離される際に発生するイオン対の電離電量（A、アンペア）を計測する。1A＝1C/秒なので、この電離電量から照射線量（C、クーロン）が求まり、それをもとに計算で吸収線量（Gy）を求めていく。この計算は照射対象が空気ならば簡単で、eは電子の電荷（1.60×10^{-19}C）、Wは空気のW値（34×1.60×10^{-19}J、空気中で1対のイオン－電子対を生成するのに必要なエネルギー）なので、

　　　吸収線量（Gy）＝（照射線量[C/kg]/e）・W
　　　　　　　　　　＝照射線量[C/kg]・34[J/C]

という換算式で吸収線量が求まる。ただし、照射対象物が空気ではなく水を含む細胞や組織などの場合には、電離箱の値や上記の計算値にさらに補正が必要となる[1, 2]。

　電離箱の正確性の確認には、国際標準となっている電離箱での測定結果と比較する方法と、熱量計（カロリーメータ）や化学線量計（フリッケ線量計）による測定結果と比較する方法とがある。熱量計の場合は放射線照射による温度上昇を、化学線量計の場合は放射線によるイオンの化学変化を定量する。

◆Svは人体へのダメージの目安量を表す単位

　人体が被ばくした場合、同じ吸収線量の放射線を被ばくしたとしても、放射線の種類やエネルギー、あるいは被ばくした部位によって影響の現れ方が大きく異なる。そこで、放射線が人体に及ぼす影響を評価する際には、これらの違いを考慮した単位Sv（シーベルト）が用いられる。現在Svは、国際放射線防護委員会（ICRP）の1990年の勧告に基づいて、「等価線量」や「実効線量」といった放射線防護基準の策定のための単位として用いられている。また、測定機器に表示される「線量当量」という名目でも使用される。このように3つの名目で同じ単位が使われているので、注意が必要である。

　Svはその算出過程においてさまざまな仮定やシミュレーションが介在する。したがってGyのような普遍的な物理量を表す単位とは区別する必要がある。また、疫学研究で放射線影響を調べる際には、被ばく線量の単位としてSvを用いることがあるが、Svはヒトの臓器や組織、あるいは全身に対して定義された単位である。したがって、細胞実験や動物実験においてSvを用いることは適切ではない。これらの場合は、吸収線量Gyを用いて実験対象物に照射した放射線量を評価する。

①等価線量（Sv）は臓器や組織の被ばく量を評価

　ある臓器がある吸収線量の放射線を被ばくしたとき、その臓器への影響の出方は、照射された放射線の線種（放射線の種類やエネルギー）によって異なってくる。そこで、放射線の線種を考慮に入れた上で臓器や組織ごとの被ばく量を評価するのが、等価線量である。臓器や組織が受け取った吸収線量（Gy）に「放射線加重（荷重と表記されることもある）係数」を乗じて（係数で補正して）等価線量（Sv）を求める。異なる種類の放射線を一度に被ばくした場合には、線種ごとに等価線量を求めて足し合わせる。

　放射線加重係数は、国際放射線防護委員会（ICRP）の2007年勧告において、ベータ線、ガン

マ線、X線は1、陽子線は2、アルファ線や重イオンは20、中性子は2〜21（エネルギーによって異なる）と定められている[3]。なお、この係数はより精度の高いものを目指して過去に見直しが行われた経緯がある。今後も値が変更される可能性もあり、永久不変のものではない。

②実効線量（Sv）は全身被ばくのリスクを評価

　実効線量は、放射線を利用する産業や医療・研究の場において、防護規準を策定する際や防護のための活動や安全管理がうまくできているかを評価する際に、主として確率的影響であるがんの発生リスクを人体全身について評価する際の目安として用いられる。

　種類もエネルギーも同じ放射線を全身で均一に被ばくしたとしても、体内の臓器や組織によって影響が出やすいところと出にくいところがある。そこで、等価線量に組織加重係数（臓器や組織ごとに定められている発がん感受性の指標となる係数）を乗じ[3]、その値を全臓器について足し合わせて総和を求めたのが、実効線量である。

　組織加重係数を定める過程では、男女の平均化など様々な補正が行われている。男女差や外部被ばくや内部被ばくの違いについて、標準的な人の人体解剖モデルや呼吸器や消化器などの生理学的モデルなどを用い、最新の科学的知見に基づいたシミュレーションや計算を行う。つまり、実効線量は測定器を用いて実測して得られる値ではない。

　こうして求められる実効線量は、被ばく集団中におけるリスクを評価する際に用いられるものである。特定の個人の被ばく線量を評価する目的で使用されるものではない。その場合は、次に述べる線量当量のSvを用いる。

③線量当量（Sv）は測定器に表示

　個人の被ばく状況を知りたい場合には、空間線量率計や個人被ばく線量計などの測定器を用いて被ばく状況を推測することになる。ただしこのような機器は、上述のようなGyからSvを計算する機能は備えておらず、等価線量や実効線量の近似値を線量率（μSv/時など）として表示するようつくられている。また、計算に基づく等価線量や実効線量よりも若干高めの値が表示されるよう設計されており、外部被ばく線量を安全側に（高めに）評価するようになっている。この安全側の近似値（つまり測定器が示す値）のことを「線量当量」と言う。

　実際にこのような放射線測定器を使用する際には、機器によって放射線を検出する仕組みが異なるので、若干の注意が必要である。たとえばX線やガンマ線の測定器は、放射線がどの方向から入射しても均等に検知するようになっているので、放射線検知部位周辺の線量を合計した値が表示される。いっぽうベータ線を測定する機器などは、放射線の入射方向によって値が変動するので、放射線源に測定器を向けたときに最大となる値を読み取る必要がある。

　工場や研究所、病院などで放射線を扱う者は、部屋の空間線量率や利用者の被ばく線量を線量当量が表示される測定器を用いて測定し、その測定結果を見て安全かどうかの判断をしている。わが国では、放射線の利用が有益であったとしても法令（放射性同位元素等による放射線障害の防止に関する法律）で定められた実効線量の限度値や等価線量の限度値を超えてはならないことになっている（ただし、がん治療のためなどで大量の放射線を医療目的で被ばくする必要のある者は除外）。その際、外部被ばくによる実効線量や等価線量の評価には、放射線測定器に表示された線量当量の値を用いることになっている。いっぽう、内部被ばくを評価するための量は法令上定義されていない。国際的には、体内に摂取した核種ごとの臓器線量（等価線量/Bq）と換算係数（Sv/Bq）より、計算で参考値を求める評価方法（216ページのコラム）が推奨されている[3]。

（角山雄一）

❖ 参考論文・参考文献
[1] 日本医学物理学会編．外部放射線治療における水吸収線量の標準計測法（標準計測法12）．東京：通商産業研究社；2012．
[2] 日本医学物理学会編．外部放射線治療における吸収線量の標準測定法（標準計測法01）．東京：通商産業研究社；2005
[3] The 2007 Recommendations of the International Commission on Radiological Protection. ICRP publication 103. Ann ICRP 2007;37(2-4):1-332.（http://www.icrp.org/publication.asp?id=ICRP+Publication+103 より日本語版を無償でダウンロード可能．放射線加重係数については、日本語版221ページ表B.4、231ページ図B.4を、組織加重係数については、213ページ表B.2を参照）

第2章 がんなど病気への影響

疫学データ

データ11

広島・長崎原爆被ばくと全固形がん発生リスク

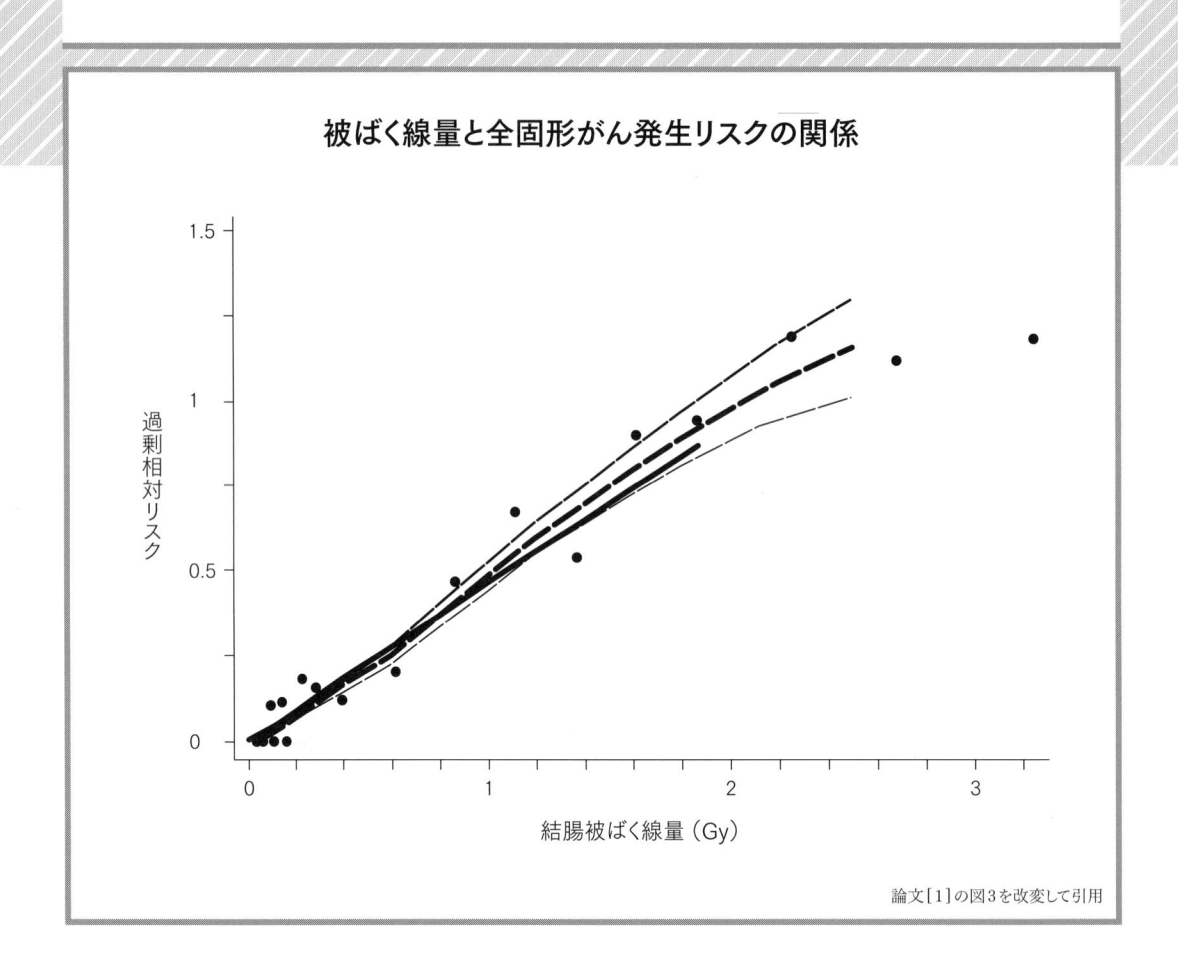

被ばく線量と全固形がん発生リスクの関係

論文[1]の図3を改変して引用

何のデータか

　原爆被爆者が被ばくした線量（0〜2Gy（グレイ））と全固形がんの発生リスクの関係を示したデータ。原爆被爆者の寿命調査（87ページのコラム）の結果と、被爆時状況から推定された被ばく線量（33ページのコラム）をもとに105427人について解析した結果である。

　この図は、30歳のときに被爆した者が、70歳になったときの過剰相対リスク（96ページのコラム）を示している。また、男女両方のデータを用い、性別による影響を平均化して表している。

　なお、脳腫瘍および神経腫瘍に関しては良性のものも含まれている。また、造血細胞に関する悪性腫（白血病やリンパ腫、骨髄腫など）は除かれている。

データから何がわかるか

全固形がん発生の過剰相対リスクは、結腸での被ばく線量が0〜2Gyの区間において、線量に比例して増加した。

データの見方

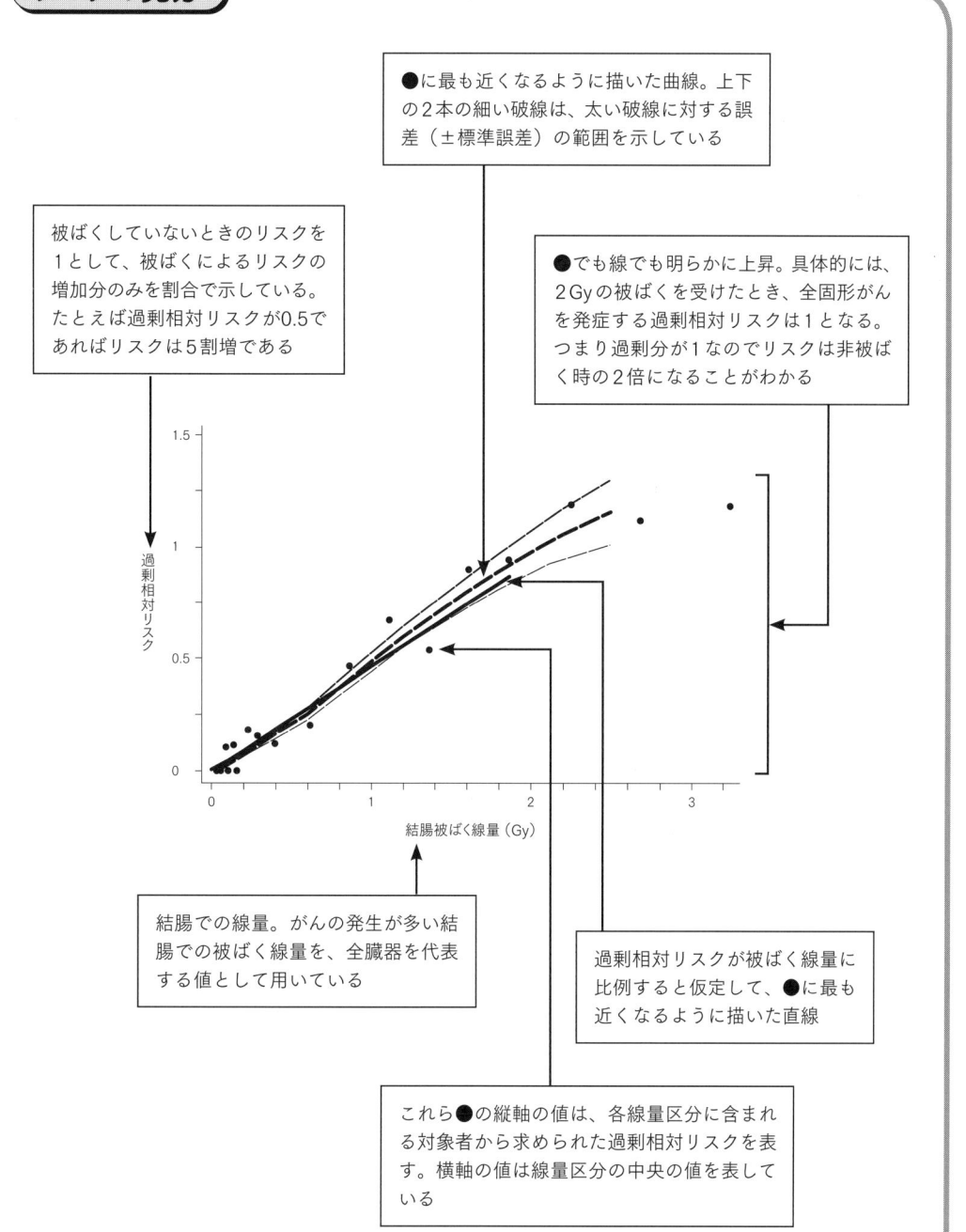

●に最も近くなるように描いた曲線。上下の2本の細い破線は、太い破線に対する誤差（±標準誤差）の範囲を示している

被ばくしていないときのリスクを1として、被ばくによるリスクの増加分のみを割合で示している。たとえば過剰相対リスクが0.5であればリスクは5割増である

●でも線でも明らかに上昇。具体的には、2Gyの被ばくを受けたとき、全固形がんを発症する過剰相対リスクは1となる。つまり過剰分が1なのでリスクは非被ばく時の2倍になることがわかる

縦軸：過剰相対リスク
横軸：結腸被ばく線量（Gy）

結腸での線量。がんの発生が多い結腸での被ばく線量を、全臓器を代表する値として用いている

過剰相対リスクが被ばく線量に比例すると仮定して、●に最も近くなるように描いた直線

これら●の縦軸の値は、各線量区分に含まれる対象者から求められた過剰相対リスクを表す。横軸の値は線量区分の中央の値を表している

第2章 がんなど病気への影響

データ解説

◆調査対象とデータの取得方法について

　1958年1月1日から1998年12月31日までの原爆被爆者の寿命調査（LSS）の対象者120321人の中から、途中で追跡できなくなった96人、1958年1月1日の調査開始当初までに亡くなった、もしくはがんの発症が認められた8273人、線量が推定されていない6525人を除いた105427人を解析対象とした。

　これらの調査対象者が①亡くなる、②調査開始後はじめてがんを発症する〔注1〕、③何事もなく1998年の12月31日を迎える、まで追跡調査した。

　①については、厚生労働省および法務省の許可を得て戸籍から死因の情報を取得し、がんによる死亡症例数を集めた。②は、広島市と長崎市の腫瘍組織登録事業の情報や成人健康調査（87ページのコラム）の結果を引用した。

　最終的に、105427人の追跡対象者（男性41％、女性59％）のうち、17448人（男性46％、女性54％）が観察期間中にがんと診断された。このうち組織検査（がん細胞を採取して顕微鏡などで確認）によって診断されたケースは79％、死因のみで判断したケースは9％であった。

　〔注1〕最初のがんに放射線治療をした場合、2つ目のがんが原爆による影響なのか治療による影響なのかは判別できない。また、たとえ放射線治療をしなかったとしても経過観察が行なわれるため、2つ目以降のがんが発見される可能性が他の対象者よりも高くなる。このようなかたよりを避けるために、最初のがんの発生のみを調査対象としている。

◆被ばく量の見積もり

　本研究[1]は最新の線量推定方式DS02[2]（33ページのコラム）を採用している。

　原爆による放射線はほとんどがガンマ線だが、中性子線も一部含まれている。そこでこの研究では、生物的効果の大きい中性子線量（Gy）を10倍し、これにガンマ線量（Gy）を加えた値を結腸線量（横軸の値）としている。

　また、この結腸線量の値には、ある程度の誤差（本データを解析したときの推定では35％）が含まれるので、4Gy以下では誤差の補正[3]をし、4Gy以上についてはすべて4Gy被ばくしたものとした。これにより、推定線量が実際の線量よりも高くなってしまう傾向を抑え[3]、リスクが低く見積もられてしまうことを防いでいる。

◆被ばく以外の影響を取り除くには

　がん発生率の分母は「人年」（対象者数×観察年数）である。

　がんを発症した者については、被ばく線量だけでなく、被ばく時年齢、がん発症年齢、性別、住居環境によっても分類し、被ばく以外の影響（交絡）を取り除いている。

　まず、市内の原爆被爆者を、爆心地より2.5km以内の群と爆心地より2.5～10kmの群とに分けた（計約80000人）。両群では推定線量0.005Gy以下の人を非被ばく者と定義し（約

36000人）、がんの自然発生率を見積もっている。より正確を期すため、市外のまったく被ばくしていない群（爆心地10km圏外にいた者、約26000人）についても解析を行い、自然発生の要因である年齢など、交絡因子の影響をチェックした。

なおこれらの各群を設定する際には、性別や年齢の構成が同じになるようにしている。

◆過剰相対リスクの算出

推定被ばく線量区分ごとに観察された発生数を、一人ひとりの観察年数の合計（観察人年）で割ってがん発生率を求め、回帰分析（104ページのコラム）を行なった。その結果得られた回帰モデルより、過剰症例数と自然発生数を算出し、過剰相対リスクを求めた。

たとえば0.2〜0.5Gyの線量では、対象者数5935人、観察人年数153886人年のうち、固形がんを発生した患者が1144人いた。その内訳は、得られたモデルから過剰症例数が179、自然発生数が963と推定される。自然発生数の963を1としたときに過剰症例数の179は0.18となり、これが過剰相対リスクである。解析はもっと細かい線量区分で行なわれたが、図の0.2〜0.5Gyの範囲では、確かに0.18付近にデータ点が散らばっている。

また、この図では平均されているが、実際には性別による差も検出されている。30歳で被ばくした場合での70歳時の過剰相対リスクは、1Gyあたりで男性では0.35、女性では0.58上昇する。すなわち、若干ではあるが女性のほうが影響は大きいと推定されている。

◆LNT仮説との合致

本研究では、高線量域で確認されているしきい値（境目となる値）のない比例関係モデル（LNT仮説）をはじめ、しきい値モデルや原爆白血病でデータと合致する直線−二次関数モデル[4]（データ5（43ページ）・データ12（90ページ））など、いくつかの回帰モデルを検討した。その結果、データはLNT仮説とよく合致したと述べられている。仮にしきい値があるとした場合には、90%の確率で85mGy以下にあるとしている。

ただし、モデルが合致しても、それがすぐにメカニズムの解明を意味するわけではない。疫学でモデルを検討する目的は、メカニズムの詳細にかかわらず原因と結果の間に実在している関係性を浮き彫りにし、病態の把握、治療や予防の指針確立などに役立てるためである。

問題点・課題

◆線量推定の誤差

DS02の抱える問題として、個人の被ばく状況の不確かさからくる誤差や、爆心地より1.5km以遠では熱中性子推定値が測定値と一致しないこと、残留放射能や内部被ばくを考慮していないことが挙げられる（33ページのコラム）。より正確な線量推定のため、生物

学的手法による確認などが行われている。

　ただし、DS02ではリスクを実際よりも過小評価してしまう危険は避けられている。なぜなら上述の課題が今後新たな線量推定方式において修正されたとしても、被ばく者の推定線量はDS02の誤差の範囲であり、また、自然発生率の推定にかかわった原爆投下時の不在者に対する残留放射能の影響は、同じく投下翌日より爆心地で作業していた兵士99人の約40年にわたる死因調査と照らし合わせた結果、大きな影響はなかったと考えられるからである[5]。

◆本研究の位置づけ

　ここで紹介したデータは、100mGy以上の中・高線量域においてLNT仮説を支持する信頼性の高いデータの一つとされており、国際放射線防護委員会（ICRP）でも認められている。

　ちなみに、この調査で約8割を占めているのが、100mGy以下のデータである。しかし、被ばくの影響がそれ以外の影響に比べ相対的に小さくなっていき、同じ線量でもデータのばらつきが大きくなるため、この線量域において明確な傾向を見い出すことは難しい。（廣田誠子）

❖ 参考論文・参考文献

[1] Preston DL, Ron E, Tokuoka S, Funamoto S, Nishi N, Soda M, et al. Solid cancer incidence in atomic bomb survivors: 1958-1998. Radiat Res 2007;168(1):1-64.
[2] Cullings HM, Fujita S, Funamoto S, Grant EJ, Kerr GD, Preston DL. Dose estimation for atomic bomb survivor studies: its evolution and present status. Radiat Res 2006;166(1):219-54.
[3] Pierce DA, Stram DO, Vaeth M. Allowing for random errors in radiation dose estimates for the atomic bomb survivor data. Radiat Res. 1990;123(3):275-84.
[4] Richard D, Sugiyama H, Nishi N, Sakata R, Shimizu Y, Grant EJ, et al. Ionizing radiation and leukemia mortality among Japanese atomic bomb survivors, 1950–2000. Radiat Res 2009;172(3):368-82.
[5] RERF's views on residual radiation [manuscript on the Internet]. Hiroshima: Radiation Effects Research Foundation; 2012 [2012 December 8]. Available from: http://www.rerf.jp/news/pdf/residualrad_ps_e.pdf

広島・長崎原爆被爆者の寿命調査（LSS）

◆調査背景と概要

原爆被爆者の寿命調査（Life Span Study, LSS）[1]は、広島・長崎原爆被爆者の健康調査と被ばくの病理的調査・研究を目的とした死因追跡調査である。公益財団法人放射線影響研究所の前身である原爆傷害調査委員会（ABCC）が1948年から調査を始めたが、はじめの10年間は疫学調査のための基本集団が明確でなく、研究ごとに対象となる人々が違ったため研究間の比較が容易ではなかった。この事態を憂いて、1955年にABCCは基本となる調査対象集団を定めた。その中から、生涯にわたる放射線影響を知る目的で被ばく者の死因を調査するために選ばれた集団を、寿命調査集団（LSS集団）と呼んでいる。

LSS対象者は1950年の国勢調査の時点で広島もしくは長崎に住んでいた人のうちの約12万人で、約94000人の被爆者と約27000人の非被爆者を含んでいる。1975年に発足した放射線影響研究所がその調査を引き継いでいる。

◆対象者の選別について

調査対象者は、爆心地からの距離に応じて選別された。爆心地から2km以内および2〜2.5kmの人については、国勢調査で判明した、1950年当時に広島・長崎に在住していた被爆生存者が選ばれた。2.5〜10km以内の人は、非被ばく者もしくは低線量被ばく者のグループとして、2.5km以内の被ばく者と年齢や性別構成が同じになるように選ばれた。また、広島・長崎在住であるにもかかわらず、原爆投下時には不在であった非被爆者からも同様に調査対象者が選ばれている。

LSSの対象は1960年代および1980年に拡大され、最終的には10km圏内のすべての原爆生存者が対象となって、総勢約12万人となった。

ただし、1950年代後半までに転出した人や国勢調査に無回答な人、駐屯していた軍隊や在日外国人は除外されているため、実際には爆心地から2.5km以内の被爆者の約半数が調査の対象になっていると考えられている。10km圏内の被爆者約94000人を線量別に見ると、非被ばくと同じと見なされる0.005Gy（グレイ）未満が約38000人、それ以上でいわゆる低線量と言われる0.1Gyまでが約30000人、0.1Gyから1Gyが約16000人、1Gy以上が約2000人、線量不明が約7000人であった。

◆LSS内の小集団、およびその他の調査集団

LSSは、死因となる疾病（がんに代表されるような死に至る疾病）と放射線との関連を明らかにすることを目的とした調査である。しかし調査開始当時より、死因とならないような疾病や遺伝的影響への調査も重要であると考えられていたため、LSS集団のほかにも被爆2世の集団や胎内被爆者集団が設定され、それらの中に小集団として成人健康調査（Adult Health Study, AHS）などが設定されている。

被爆2世の集団は、当初は1946年5月から1958年末までに生まれた54243人であったが、その後のLSSの拡大にともなって、1984年末までに生まれたすべての子供が加えられ、最終的に

は約88500人になった。ただし疫学調査対象は約77000人である。中心となる群は、少なくとも親の一方が爆心地より2km以内で被爆した人の集まりである。比較群としては、親が2～10kmにいた人、および親が10km以遠にいた人の2つの集団が選ばれている。

胎内被爆者集団は1960年に臨床調査のための集団が設定され、1.5km以内にいた母親の胎内で被爆した人たちを対象とした。比較のため、母親が1.5～10kmにいた胎内被爆者についても距離別にグループが設定されている。また1.5km以内の胎内被爆者と都市、性別などを一致させて選んだ非胎内被爆者のグループも設定されている。その後1964年より重複して死亡率調査のための集団が設定され、最終的には約3600人が対象となっている。

◆ LSS対象者への調査内容

LSS調査対象者に対しては、亡くなった時期および死因調査が行われた。また、多くの対象者に対し、被爆時の状況について聞き取り調査も行われている。死亡データと死因データについては戸籍制度に基づいているため、LSS対象者の99％が把握可能である。しかし死因データだけでは、死亡に至るまでの経緯や、死亡に至りにくい種類のがんの状況についての情報がない。そのためAHSを設定したり広島と長崎において腫瘍登録を受け付けたりするなど、がんの発症状況を把握する調査が行われている。

AHSに含まれる対象者に関しては、1958年時点から2年おきの健康診断が実施され、血液採取や身体測定だけでなくがん探知のための検査などが行われている。ほかにも、生活習慣、喫煙、飲酒、住居環境などについて面接や郵便調査も行い、放射線以外のがん化の要因についても調査している。

腫瘍登録事業は1957年から原爆傷害調査委員会（ABCC）が行い、のちに放射線影響研究所が引き継いだ。両市内の主要病院や診療所へ調査員を定期的に派遣し、病院内で得られた症例や解剖例、外科手術例などについて情報を収集した。この情報の中からLSS対象者分を抜き出し、彼らがいつどのようながんを発症したのかを調べている。

これらのデータは対象者が亡くなるまで集められており、県外へ移動した際にも連絡がつく限りは追跡が行われる。ただ、腫瘍登録では県外での登録制度が整っていないため、転出を期に追跡できなくなるケースも多々存在する。

対象者の各個人の被ばく線量は、爆発時の状況をシミュレーションすることで推定している（33ページのコラム）。また、被爆者の歯のエナメル質に残る痕跡[2]や染色体異常数などから被ばく線量を見積もる研究[3]も進められ、シミュレーションによる推定と照らし合わせて矛盾がないかを確認している。

◆ LSSの目的と役割

LSSのデータは、死因となる疾病の代表であるがんと放射線の関係をはっきりさせるとともに、がん化を助長する要因を生活習慣や住居環境の聞き取り調査から特定することにも利用できる。さらに、AHSから原爆によるがん以外の健康被害を明らかにすることも目的としている（データ14（106ページ）・データ27（192ページ））。たとえば、被爆者における新たな懸念として循環器系疾患への影響が注目されており、さらなる調査研究が求められている[4]。今後LSSを活用した解明が望まれる一例である[5]。

これらの調査結果は、原爆被爆者への保障や医療サービスの充実はもちろんのこと、原爆以

外の、職業上もしくは日常生活での被ばくによる健康被害の防止にも役立てられている。国際的な学術組織である国際放射線防護委員会（ICRP）の勧告にも、LSSを用いた研究結果が取り入れられている。

◆ LSSの課題

　LSSは放射線の影響を知る上で他に類を見ない大集団であり、その点において信頼性は大きく、関連研究の中では中心的役割を担っていると言ってよい。特に、100mGy（ミリグレイ）以上の被ばくによる疾病への影響を示す科学的根拠としての役割が大きい。だが100mGy以下の線量域では、被ばくによる影響が被ばく以外の影響に埋もれてしまうため、被ばくによる影響を検出することが難しくなる。そのため、この線量域に含まれる対象者（10km圏内で68000人、圏外で27000人）はLSS全体（約12万人）の8割を占める大集団を成すにもかかわらず、LSSを用いた多くの研究でも被ばくと疾病の関係をはっきりと示すには至っていない。

　また100mGy以上の被ばく影響研究においても原爆被爆者は放射線被ばく以外にも心身ともに大きなストレスにさらされた経緯があるため、ストレスを要因とする影響を取り除く必要がある。被ばく以外の要因による影響の大きさを算出するときには、似た環境下にあった同市内の人々のデータを採用するなど可能な限り対策をしているものの、放射線以外の影響を取り除き切れていないのではないかという懸念の声も一部聞かれる[6]。

　またそもそも、1950年の段階での生存者を対象としているので、被ばく後も生き残っているという点で放射線耐性のある体質の人にかたよっているのではないかという声もある[6]。ほかには、日本人のデータを世界の他の人種にあてはめることに疑問を呈する声も聞かれるが、人種による人体の応答の違いは、他の疫学研究や生物学研究などと合わせて調べていくほかない。また1950年以前はデータがなく、急性影響などに対しては対象外である。（廣田誠子）

❖ 参考論文・参考文献

[1] rerf.or.jp [homepage on the Internet.] Commentary and Review Series: Abrahamson S：放射線影響研究所調査プログラムの歴史的経緯 1946-1995 年 ; 1996 [Updated 2011 Sep 30; cited 2007] Available from: http://www.rerf.or.jp/library/scidata/cr/cr9602.htm
[2] 中村典．歯エナメル質を用いた電子スピン共鳴法による原爆被ばく者の個人線量評価 電子スピン学会誌 SEST 2007;5(9): 106-13.
[3] 阿波章夫．末梢血リンパ球の染色体異常．In: 放射線被曝者医療国際協力推進協議会編．原爆放射線の人体影響．東京 : 文光堂 ; 1992.
[4] Shimizu Y, Kodama K, Nishi N, Kasagi F, Suyama A, Soda M et al. Radiation exposure and circulatory disease risk: Hiroshima and Nagasaki atomic bomb survivor data, 1950-2003. BMJ 2010; 340: b5349.
[5] 橋本周．公開シンポジウム「UNSCEARの最新動向と放射線防護研究の展望」の論点と感想．保健物理 2010 ; 45(1): 26-31
[6] Stewart A. A-bomb data: detection of bias in the Life Span Study cohort. Environ Health Perspect 1997; 105(Suppl 6): 1519-21.

疫学データ

データ12

広島・長崎原爆被ばくと白血病死亡リスク

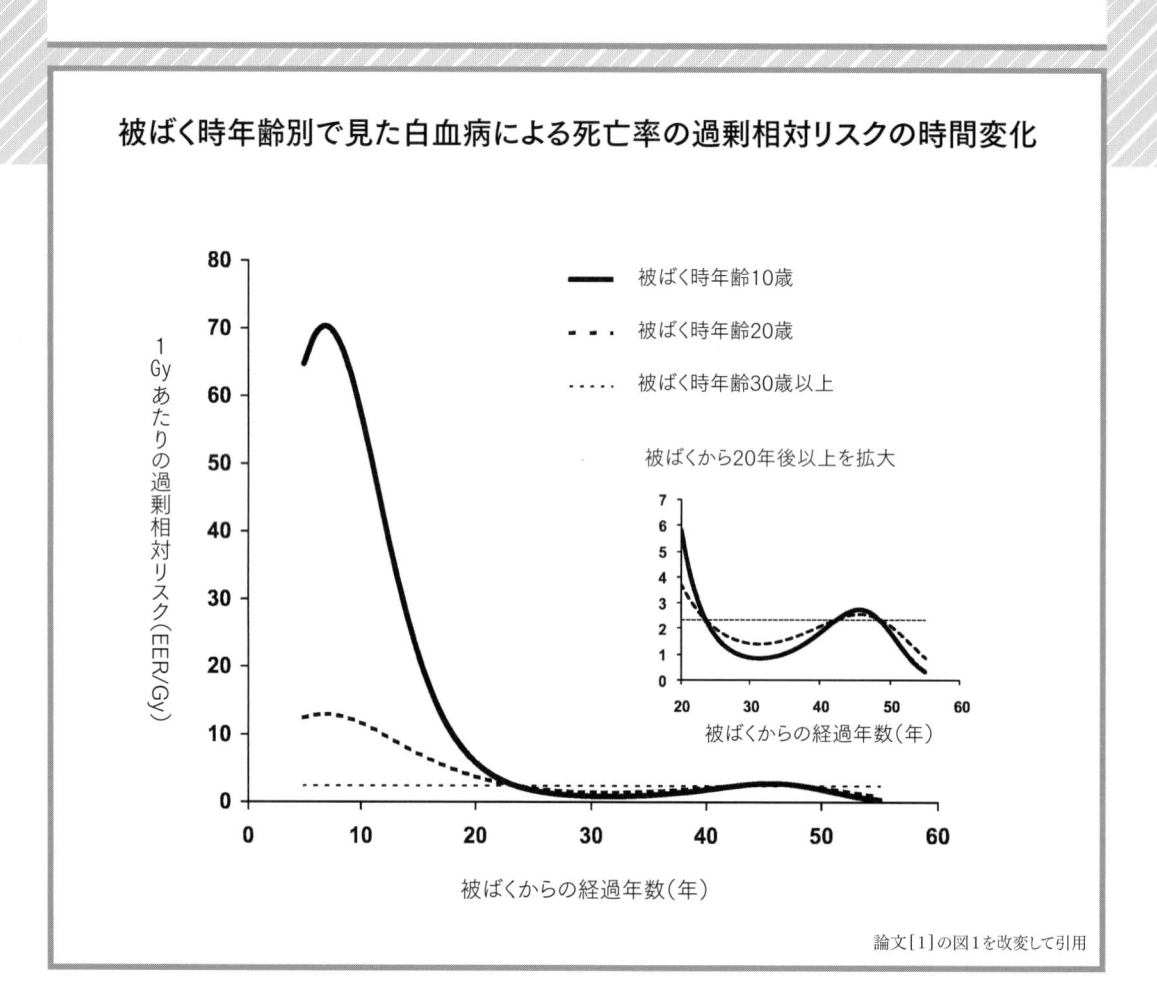

被ばく時年齢別で見た白血病による死亡率の過剰相対リスクの時間変化

縦軸：1Gyあたりの過剰相対リスク（EER/Gy）
横軸：被ばくからの経過年数（年）

― 被ばく時年齢10歳
--- 被ばく時年齢20歳
⋯ 被ばく時年齢30歳以上

被ばくから20年後以上を拡大

論文[1]の図1を改変して引用

何のデータか

　広島・長崎の原爆被爆者において、白血病による死亡が被ばくがなかった場合に比べてどれだけ過剰に発生しているかを過剰相対リスク（96ページのコラム）で表し、被ばく後年月を追ってグラフにしたもの。

　このデータは1950年から2000年の間の調査結果に基づいており、被ばく時年齢別に、被ばく量が1Gy（グレイ）であったと換算して算出している。算出方法の詳細は後述。

データから何がわかるか

被ばくの影響は被ばく後7年目にピークを迎え、経過年数とともに減少していく傾向がわかる。また、拡大図から見て取れるように、被ばく後40年から50年の間に再び小さなピークを迎えている。被ばくによるリスクは被ばくしたときの年齢によって大きく違っており、被ばく時年齢が若いほど白血病による死亡リスクは高い。この死亡リスクは、死亡数を観察人年で割ったものである。

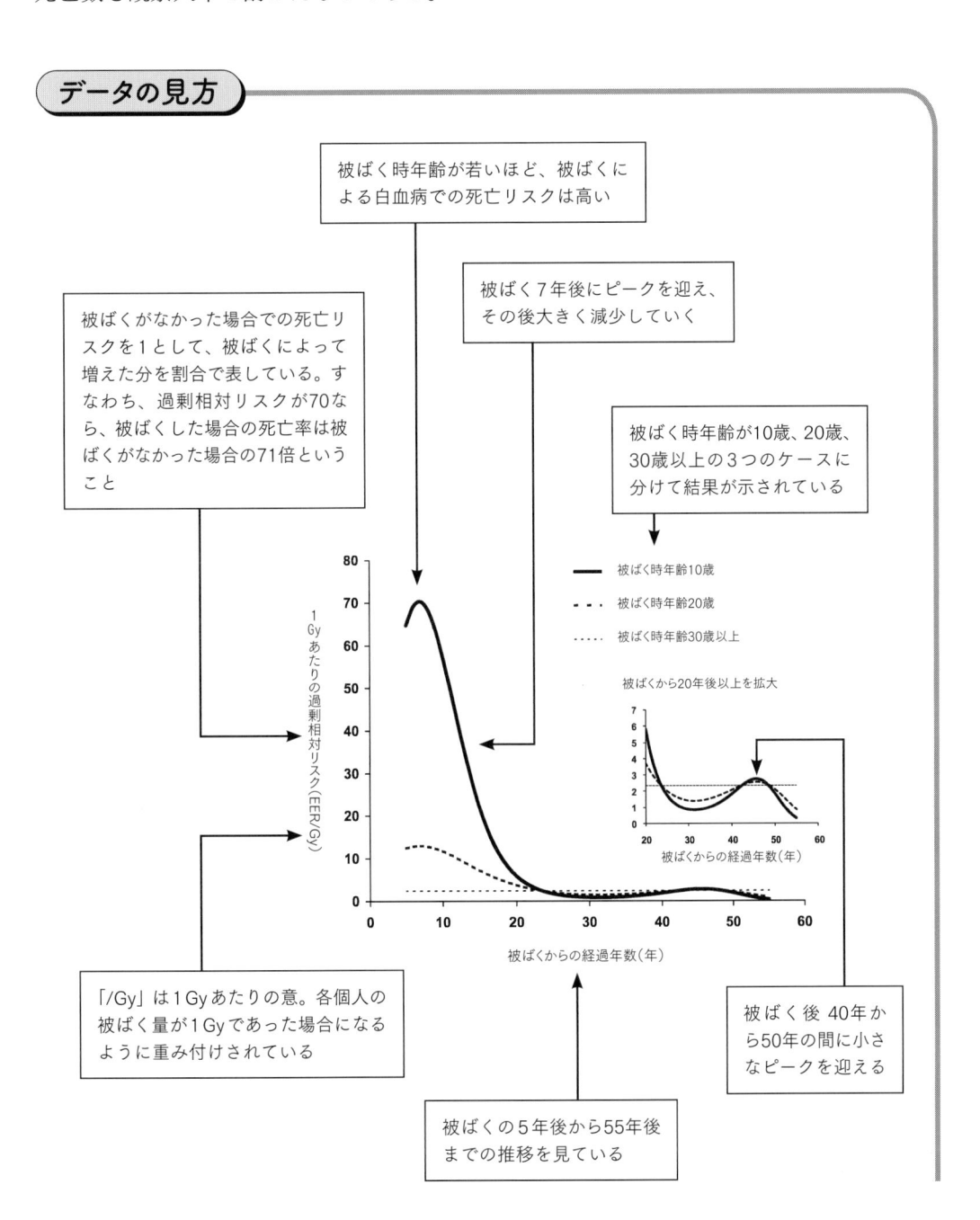

データの見方

被ばく時年齢が若いほど、被ばくによる白血病での死亡リスクは高い

被ばく7年後にピークを迎え、その後大きく減少していく

被ばくがなかった場合での死亡リスクを1として、被ばくによって増えた分を割合で表している。すなわち、過剰相対リスクが70なら、被ばくした場合の死亡率は被ばくがなかった場合の71倍ということ

被ばく時年齢が10歳、20歳、30歳以上の3つのケースに分けて結果が示されている

凡例：
— 被ばく時年齢10歳
--- 被ばく時年齢20歳
···· 被ばく時年齢30歳以上

被ばくから20年後以上を拡大

縦軸：1Gyあたりの過剰相対リスク(EER/Gy)
横軸：被ばくからの経過年数(年)

「/Gy」は1Gyあたりの意。各個人の被ばく量が1Gyであった場合になるように重み付けされている

被ばくの5年後から55年後までの推移を見ている

被ばく後40年から50年の間に小さなピークを迎える

第2章　がんなど病気への影響

> データ解説

◆調査方法

　原爆被爆者の寿命調査（87ページのコラム）より死因となった疾病症例数を参照し、白血病死亡率の過剰発生数を算出している。使用したデータは1950年10月1日から2000年12月31日までのもので、開始時点にすでに白血病を含むがんを発症していた者、被ばく線量の推定ができない者、原爆投下時に市内を離れていた者を除外した、86611人である。

　被ばく線量の推定には最新の線量推定方式であるDS02（33ページのコラム）を用い、推定誤差や放射線の種類による生物学的効果の違いを考慮した上で（データ11（82ページ））、骨髄線量を算出し、使用している。

◆解析方法

　1950～2000年の白血病死亡数は310人である。この310人を被ばく線量別、性別、被ばく時年齢別、被ばくから死亡までの経過時間で場合分けし、回帰分析（104ページのコラム）を行っている。これにより被ばく以外の要因、すなわち交絡因子（104ページのコラム）を調整している。

　なお冒頭の図に示されている曲線は、回帰分析の結果得られたモデル（数式）に、被ばく線量が1 Gyであるとしてあてはめたものである。モデルについては後述する。

◆市内での地域差の調整

　この研究では被ばくがなかった場合と比較するために、同じ市内に住んでいる被ばく量5 mGy（ミリグレイ）未満の人たちを選び、その死亡率を原爆による被ばくとは無関係の自然発生分とした。その際、特に原爆投下から最初の10年間は、同じ市内であっても郊外より中心街のほうが自然発生率が高い傾向にあることがわかった。原爆投下時、徴兵されずに市内に残っていた男性の多くが中心街でデスクワーク（研究機関、教育関係、通信業など）に従事しており、郊外で農業などの第一次産業に従事する男性が少なかったというかたよりが原因と考えられている。生活スタイルの違いによるリスクの影響を取り除くため、市内を中心街と郊外とに分けて解析を行い、市内の自然発生率の調整を行っている。

◆被ばく線量と白血病死亡リスクとの関係

　冒頭図のように過剰相対リスクの時間経過を出すためには、被ばく線量とリスクとの関係を知る必要がある。歴史的に見ても、先行研究[2, 3, 4]にあるように、線量との関連がまず調べられてきた。この研究では、この関係性を表すモデル（数式）として、①過剰相対リスクが線量の2乗で上昇するモデル、②比例して上昇するモデル、③それらの混合モデルである直線−二次関数モデル（データ5（43ページ））の3つを仮定して解析を行

っている。その結果、③の直線－二次関数モデルが最も合うことがわかり、冒頭のグラフではこのモデルを用いている。これは、線量の増加にともなって直線の比例関係でリスクが上昇する全固形がん（データ11（82ページ））の場合とは異なる。

ただし白血病自体が元来珍しいがん〔注1〕であるため、万単位の人が含まれる原爆被爆者集団であっても発症数は少ない。つまり、統計学的な推定精度を保つためにじゅうぶんなデータがあるとは言えず、直線－二次関数モデルがもっともらしかったというくらいの意味で、他のモデルを否定できるほどではない。

〔注1〕被ばくのない状態では、全がんで死亡する確率が男性26％、女性16％であるのに対し、白血病は0.6％程度と、がんの中で占める割合は小さい（国立がん研究センター、2013）。

◆白血病過剰相対リスクの時間経過

先行研究[3]から、白血病による死亡のリスクは被ばく後数年内にピークを迎えたあと、経過時間とともに指数関数的に減少していくことがわかっていた。リスクがある一定の期間に同じ確率で減少していく場合には、経過時間の一次の指数関数となる。しかし本研究ではこの減少傾向だけでなく、より細かい時間変化を再現できる、経過時間の三次の指数関数を用いて解析を行なった。

また、白血病による死亡のリスクが被ばく時の年齢によって大きく異なることにも着目し、経過時間を15年ごとに分け、3つの期間ごとに求まる関数を足し合わせて時間経過のモデル化を行っている。この3つの関数それぞれに被ばく時年齢の関数を掛けることで、被ばく時年齢によってその後の時間経過の仕方が変わることが表せるようになった。

なお今回の解析結果では、性差による過剰相対リスクの違いは見られなかった。いっぽうで居住都市による違いは出ており、広島の被爆者は長崎の被爆者に比べて1Gyでの過剰相対リスクが3倍も大きかった。冒頭の図では両者の平均を描いている。

問題点・課題

◆白血病の種類とモデル

冒頭の図ではすべての種類の白血病を合わせて過剰相対リスクを求めているが、解析は急性骨髄性白血病（AML）、急性リンパ性白血病（ALL）、慢性骨髄性白血病（CML）、成人T細胞白血病（ATL）、およびそれ以外に分けて行っており、種類によって被ばく線量とリスクとの関係も時間変化も違っていた[1]。AMLでは線量との関係は直線－二次関数モデルではなく、線量の2乗のみで表され、ALLやCMLでは単なる比例関係であった上に時間変化は見られなかった。また、ATLでは線量増加によるリスク増加は見られなかった。しかし、各種白血病に応じてなぜ適合するモデルが異なるのかについては、わかっていない。

なお、慢性リンパ性白血病については症例が少なすぎるとして個別では取り上げていない。

◆線量推定における問題点

まず、DS02で懸念されている問題点が2つ残っている（33ページのコラム）。1つは被ばく時の居場所や遮蔽状況による線量の不確かさである。特に長崎の兵器工場にいた被爆者は、被ばく線量を過剰に見積もられている可能性がある。

もう1つは、放射性降下物と放射化した建物や地面などによる残留放射線を含めていない点である。

また、この研究では放射線の種類を考慮して個人線量を算出しているので、その係数の誤差が推定線量に影響を与えている可能性が論文内で指摘されている。

◆寿命調査の死因調査結果を用いる意義

この研究は広島・長崎原爆被爆者の寿命調査（LSS）での死因調査結果をもとにしているが、広島・長崎の両県にはLSSとは別に1947年より始まった白血病登録のデータもある。これは指定地域で白血病が発症したときに登録を行うもので、この白血病登録からLSS対象者分の発症データを抜き出して用いた研究[2, 3, 4]も重要である。ただ白血病登録では、調査対象者が引っ越しなどで登録対象となっているエリアを離れてしまうと、その後に発症しても把握できない。また登録事業の初期には病院での症例確認や新聞記事欄など多様な情報源からデータが収集されていたため、信頼性に欠ける部分もある。

こうしたことから、同じ手順で対象者全員分のデータを集められるLSSの死因調査データのみを利用することは大きな意味がある。

また、被ばくによって白血病死亡率が増えた1950年代の日本では、白血病の予後はかなり悪かった。発症と死亡では数か月から数年のタイムラグは生じるとしても、症例数と死亡数とに違いはほぼなく、死亡率を調べることは発症率を調べることとほぼ同義と見なせると考えられる。

◆BEIRによる報告との関係

同じ1950年から2000年までのLSSのデータを用いて、米国科学アカデミーのもとに設けられた電離放射線の生物的影響に関する委員会（BEIR）も白血病による死亡率と被ばく線量の関係を調査している[4]。BEIRによる報告書では、死因分類（ICD）の改正にともなって、一部の成人T細胞白血病（ATL）による死亡者を調査対象外としているため、本研究よりも人数が少なくなっている。また、自然発生率を見積もるときの交絡因子の取り除き方も違えば、時間変化にあてはめる数式も2つ目の小さなピークが再現できない数式を使っており、解析方法が違う。また、結果においては男女間の差が見られたとしている。BEIRによる結果を冒頭図に重ね描きしたもの[1]を右ページに示す。

以下は個人的見解であるが、このように妥当と思われる方法で解析しても、やり方が違えば結果には数倍の違いが出る。もちろん、誤差を考慮すれば数倍の変動はあり得るので矛盾はないが、1つの研究結果だけを見ずに、他の研究結果でも支持されるかを確認していくことが研究結果を理解する上で重要であることを、両者の比較は示している。

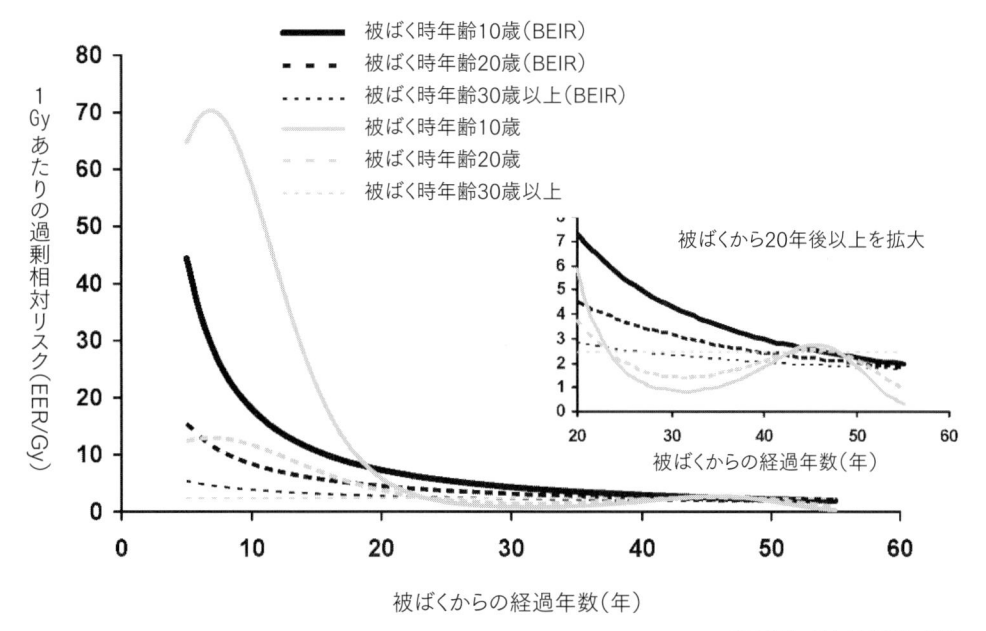

論文[1]の図A4を改変して引用

（廣田誠子）

❖ 参考論文・参考文献
[1] Richardson D, Sugiyama H, Nishi N, Sakata R, Shimizu Y, Grant E.J. et al: Ionizing radiation and leukemia mortality among Japanese atomic bomb survivors, 1950-2000. Radiat Res 2009; 172: 368-82
[2] Folly JH, Borger W, Yamawaki MD. Incidence of leukemia in survivors of the atomic bomb in Hiroshima and Nagasaki, Japan. Am J Med 1952; 311-21
[3] Preston DL, Kusumi S, Tomonaga M, Izumi S, Ron E, Kuramoto A et al: Cancer incidence in atomic bomb survivors. Part III: Leukemia, lymphoma and multiple myeloma, 1950-1987. Radiat Res 1994; 137:S68-97
[4] National Research Council, Committee to Assess Health Risks from Exposure to Low Levels of Ionizing Radiation. Health Risks from Exposure to Low Levels of Ionizing Radiation: BEIR VII Phase 2. Washington DC: National Academies Press; 2006.

コホート研究とは

◆**疫学の基本は特定の集団を追跡すること**

　がんや心血管疾患発生の原因を調べるために用いられる最もよい科学的方法論は、コホート研究（追跡研究）という方法である。コホート研究は、特定の集団（コホート）を設定することから始まる。そして、追跡期間の時間原点（ベースライン時点）を決め、ベースライン時点のばく露情報（たとえば放射線の線量）などを調査する。次にベースライン調査のあと対象者を追跡し、疾患発生状況を調査する。

　人口の流入のないコホートを、閉じたコホートと呼ぶ（人口の流入と流出の両方がないものをそう呼ぶこともある）。原爆被爆者の寿命調査（LSS）は閉じたコホートの例であり、ベースライン時点は特定の日付である。いっぽう開いたコホートでは、出生や転居などが原因となって、時期により対象者が出入りする。この場合、ベースライン時点は人により異なり、出生日、コホートへの登録日、放射線業務の開始日など、研究目的に応じて設定される。

◆**疾患の頻度の指標：リスクと発生率**

　「リスク」とは、集団全体の人数に対する疾患発生人数のパーセンテージを意味する疫学の専門用語である。次ページの図は、人口の流入のない閉じたコホートを表している。直線と破線は、それぞれ非ばく露群とばく露群の一人ひとりの対象者の追跡期間を表している。黒丸は疾患発生を表す。疾患発生以前に追跡不能となった対象者では、線の終点が黒丸ではない。非ばく露群では6人中2人が発症しており、リスクは2/6=33%と計算される。同様に、ばく露群のリスクは3/7=43%となる。

　リスクの計算では、追跡が完了したかどうかにかかわらず、集団全員が分母に含まれる。しかし、現実のコホート研究では、途中で追跡不能（転出や追跡拒否など）や死亡により追跡が妨げられることが避けられない。このように追跡期間の長さが対象者により異なるとき、特に開いたコホートでは「発生率」が好んで用いられる。発生率とは、追跡期間の合計（人年）を計算し、疾患発生人数をこれで割ったものである。図の直線の長さを合計すると、27人年となる。したがって非ばく露群の発生率は、2/27=1000人年あたり74人である。同様に、ばく露群の発生率は3/29=1000人年あたり103人となる。

　リスクと混同しやすい概念に「有病率」がある。これは、学校内のインフルエンザ患者の割合など、ある1時点において疾患を有するものの割合を、パーセンテージで表したものである。有病率は時間的前後関係が明らかでないため、ばく露と疾患発生の因果関係を検討するために、有病率ではなくリスク・発生率を調べるべきである。

◆**比較の指標：リスク比、発生率比、オッズ比、過剰相対リスク**

　非ばく露群のように比較の基準となる群のことをコントロールまたは比較対照と呼ぶ。ばく露群と比較対照群（コントロール群）のリスクや発生率を比較するためには、各々の比を取って「リスク比」と「発生率比」が用いられる（ばく露群を分子、コントロール群を分母とすることが多い）。

　リスク/（1－リスク）として計算される指標をオッズと呼ぶが、オッズの比を取ったオッズ

比を疾病リスクを比較するための指標として用いることもある。

放射線の影響を調べるためによく用いられる過剰相対リスクは、リスク比または発生率比から1を引いたもので、被ばくにより何割のリスクが増えたかを表す指標である。

◆コホート研究のポイント

第一にベースライン調査が重要である。ばく露情報が高い精度で測定されていることだけではなく、性・年齢・健康状態・生活習慣などの対象者の特徴がじゅうぶんに調べられていることが望ましい。過去に遡ってベースライン調査を行う場合は精度が低くなる。

次に、疾患発生を調べるためにじゅうぶんな追跡期間の長さがあり、追跡率が高く、疾患の診断が正確であることが必要になる。ばく露が疾患を生じさせる速さにより、求められる追跡期間は異なってくる。

最後に、非ばく露群とばく露群の比較が妥当でなければ、リスク比や発生率比を正しく推定することはできない。比較の妥当性を調べるには、まず、ベースライン時点での対象者の特徴を比較すべきである。対象者の特徴が類似していなければ、単純なリスク比（または発生率比）は妥当ではない。対象者の特徴が異なる場合によく用いられる統計手法が、回帰モデルである。回帰モデルについては104ページで述べる。

コホート研究の概念図（閉じたコホート）

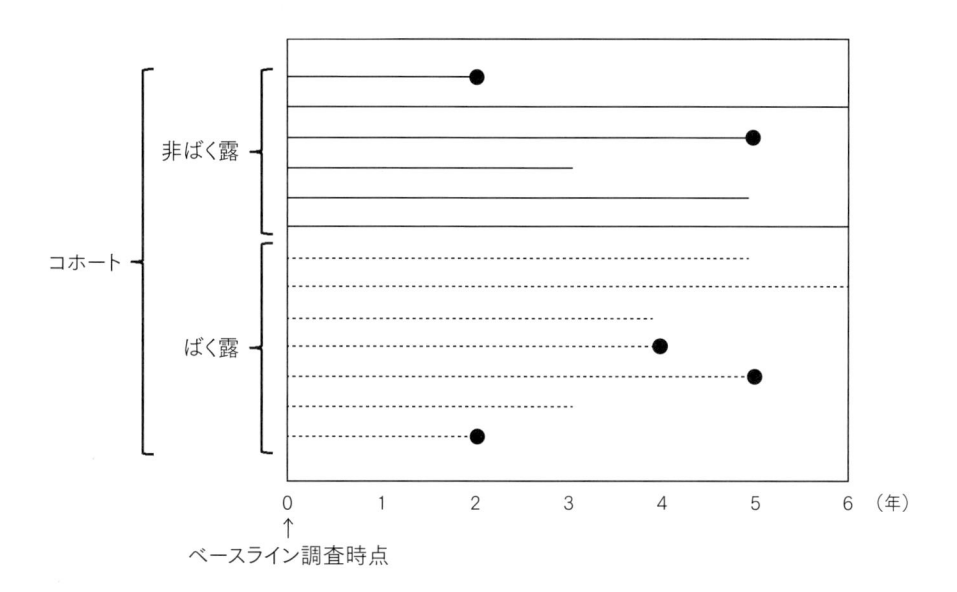

↑
ベースライン調査時点

（田中司朗）

疫学データ

データ13

長崎原爆被ばくと骨髄異形成症候群の発生リスク

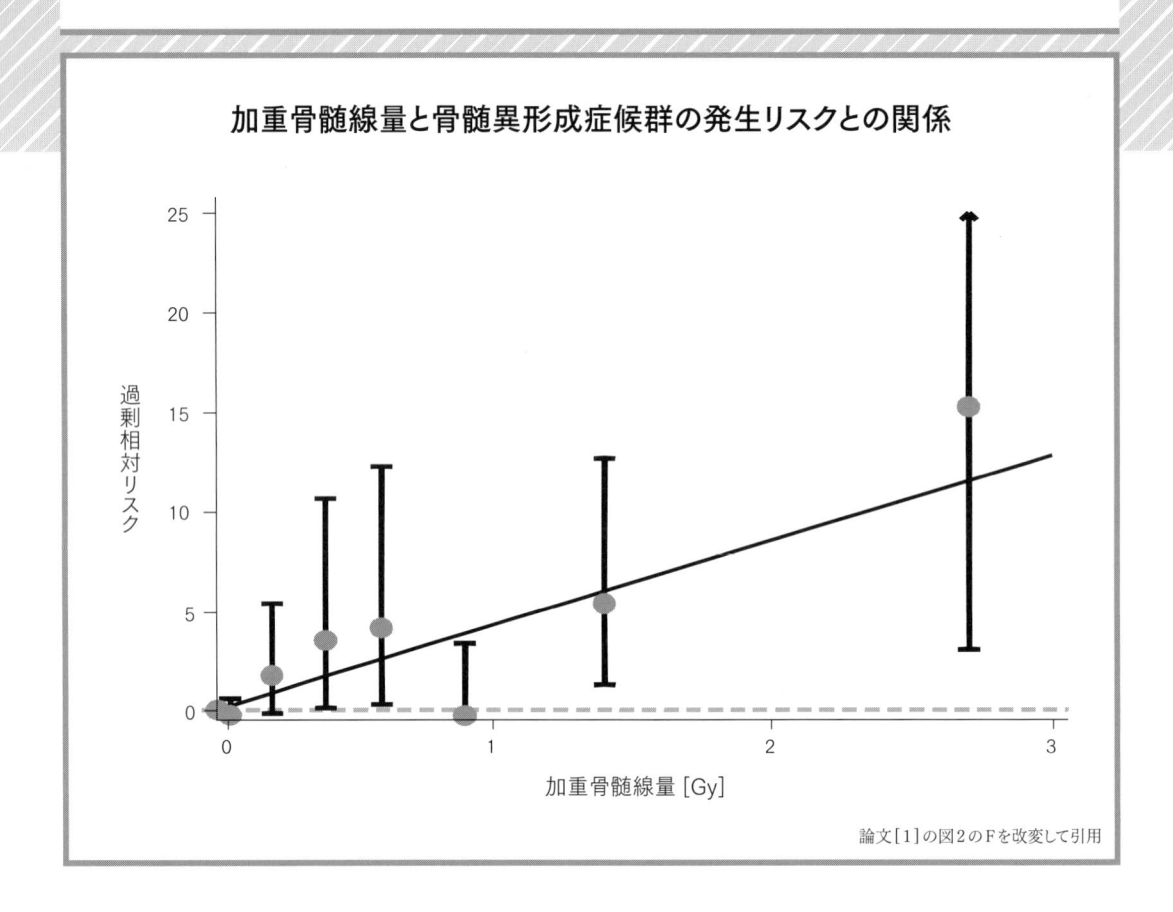

加重骨髄線量と骨髄異形成症候群の発生リスクとの関係

縦軸：過剰相対リスク
横軸：加重骨髄線量 [Gy]

論文[1]の図2のFを改変して引用

何のデータか

　長崎の原爆被爆者を対象とした、骨髄異形成症候群（MDS）の発生リスクと被ばく線量の関係を示す調査結果。MDSとは、骨髄で正常に血がつくられなくなる症状を指す。
　上のグラフに示された丸は実際のデータから割り出された過剰相対リスク（96ページのコラム）で、直線はこれらのデータ点に最も近い所を通る直線を決めて「被ばく量に応じてどの程度リスクが増えるか」をモデル化（数式化）したものである。

データから何がわかるか

　データの取得時期（後述）を考慮すると、被ばくから40年以上たったときに、被ばく線量に応じてMDSが発症する可能性が増加することがわかる。骨髄が被ばくした推定線量

が1Gy（グレイ）増えると、過剰相対リスクは4.3増える。これは、すべてのデータ点からの距離がもっとも小さくなる直線（回帰直線）から求められる。

データを示すグラフの丸にそれぞれついている縦線はエラーバーで、その丸の誤差の範囲を表す。誤差がこれほど大きいのは、データ数が少ないためである。発症するかしないかは、ある確率で決まっており、一つひとつの症例に対してはサイコロを振るようなものである。そのため、実際に起こる症例数がリスクの本当の値と完全に一致しないこともある（サイコロの1の目が出る確率は1/6だが、6回サイコロを振っても1の目が出ないこともあるし、2回以上出ることもある）。つまり、丸の示す値は本当の値からずれているかもしれない。そこで、本当の値が68%の確率で存在し得る範囲を、データから得られた値（丸）を中心にエラーバーで示している。

データの見方

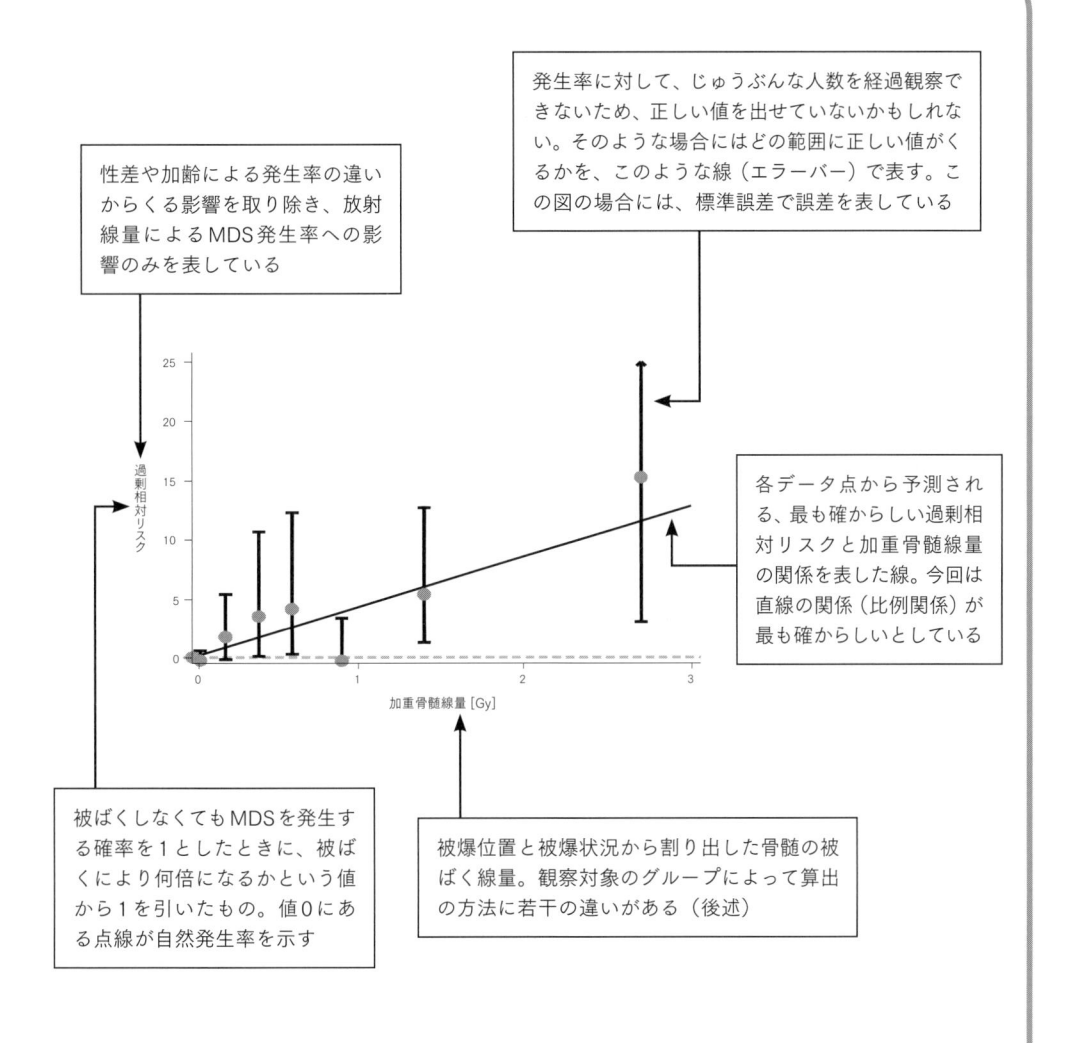

性差や加齢による発生率の違いからくる影響を取り除き、放射線量によるMDS発生率への影響のみを表している

発生率に対して、じゅうぶんな人数を経過観察できないため、正しい値を出せていないかもしれない。そのような場合にはどの範囲に正しい値がくるかを、このような線（エラーバー）で表す。この図の場合には、標準誤差で誤差を表している

各データ点から予測される、最も確からしい過剰相対リスクと加重骨髄線量の関係を表した線。今回は直線の関係（比例関係）が最も確からしいとしている

被ばくしなくてもMDSを発生する確率を1としたときに、被ばくにより何倍になるかという値から1を引いたもの。値0にある点線が自然発生率を示す

被爆位置と被爆状況から割り出した骨髄の被ばく線量。観察対象のグループによって算出の方法に若干の違いがある（後述）

> データ解説

◆骨髄異形成症候群（MDS）とは

　白血病が被爆直後の数年間から10年程度の間に多く発症するのに対し、MDSは10年以上たってから発症することが多く、被ばくの影響として知られるまでに時間がかかった。そのためMDSの明確な診断基準が発表されたのは1982年[2]、腫瘍登録が公式に始まったのが2000年である。

　MDSでは、骨髄中の造血細胞の中に、分化できず成熟できなくなった異常細胞の割合が増える。通常、貧血や、白血球減少による免疫力の低下から発覚することが多い。MDSでの異常細胞にはアポトーシス機能が備わっているため、異常細胞が増殖して血液中まであふれかえる白血病とは違うと言える。実際、MDSは白血病の症状とは異なり、造血細胞数は減少する。ただしMDSにもさまざまなタイプがあり、全体の1～2割程度でアポトーシスが行われなくなり急性骨髄性白血病に移行することが知られているため「前白血病」という言い方をすることもある。

◆データ取得方法

　ここに用いられたデータは広島・長崎原爆被爆者を対象とした寿命調査（LSS）（87ページのコラム）のコホート（96ページのコラム）のうち、長崎の被爆者22245人のデータ、および長崎大学原爆後遺症研究所（ABDI）によって集められた64026人のデータ（ABDIコホート）である。前者はDS02方式（33ページのコラム）で被ばく線量推定が行われ、後者のデータでは被爆時の爆心地の距離からDS86方式をベースとして広島大学で開発されたABS93D方式[3]による線量推定がなされている。

　追跡調査は1985年にMDSをまだ一度も発生していない被爆者を対象として開始され、2004年の12月31日まで続けられた。途中でMDSを発生した場合もしくは亡くなった場合には、その時点でその人に対する調査は終了である。

　結果、追跡期間中にMDSを発生した人の数はLSSコホートにおいて47人、ABDIコホートにおいて151人であった。ちなみに、1985年までに両コホートにおいてそれぞれ3人と32人がすでにMDSを発生していたが、このデータには含まれていない。

◆データ解析方法1：回帰モデル

　被爆後40年たって被爆者が発症した理由のうちには、被ばくによるものだけではなく加齢による自然発生もあると考えられるので、これと被ばくによるMDS発症のリスク上昇を切り分けて見積もっている。また性差や被ばく時年齢によって被ばくの影響の出方が変わるので、これらの条件でグループ分けして解析されている。

　MDS発生率は、性別、年齢、被ばく線量ごとに、MDS発生人数を「観察人数×観察年数」で割って求める。MDSの自然発生率が女性よりも男性に多く、また加齢によって

増加することを考慮して、被ばくしていない場合の自然発生率を1とし、被ばくによるMDS発生率がそこに上乗せされると仮定して、上乗せ分が自然発生率の何倍であるかを図に表している（過剰相対リスク）。ABDIコホートにおいては、まず被爆距離ごとに3つのグループ（1.5km以内、1.5〜3km、3km以上）に分け、爆心地より3km以上離れていた人たちのグループでの発症を自然発生率としている。いっぽうLSSコホートでは、被ばく線量で同じように3グループ（加重骨髄線量が0.005Gy未満、0.005〜0.999Gy、1Gy以上）に分け、0.005Gy未満のグループを自然発生率を求めるためのグループとして使用している。

これらの自然発生率に加わる被ばく線量の影響（過剰相対リスク）は、広島・長崎原爆被爆者における白血病発症のリスク増加の研究で用いられた方法[4]と同じように、回帰モデルと呼ばれる数式を仮定して推定される（104ページのコラム）。

◆データ解析方法2：誤差の付け方

そもそもMDSの発生率がたかだか数％でしかないため、じゅうぶんな観察人数や観察年数が得られず、正しい発生率が推定されているとは限らない。1％の発生率であった場合、100人集めてきたからといって必ず1人いるとは限らず、0人であったり、2人であったりする場合もある。そのため、観察された発生率の値を中心として、ある範囲内に本当の値が存在すると考える。その範囲はポアソン分布に従うとして求められた。冒頭の図のエラーバーがその範囲である。

◆解析結果

この研究では、加重骨髄線量に対しMDS発生率から自然発生率を引いた過剰部分が一定の割合で増加すると結論づけ、その関係は直線で示す一次関数の数式で表すことができるとした。なお、線量が大きくなるとより大きく影響を受けると仮定する直線−二次曲線モデル（LQモデルとも言い、放物線になる二次関数の項を含む数式で表す）が白血病のリスク増加をよく表すと言われているため（データ12（90ページ））、どちらのモデルにデータ点がよりあてはまるかを確認した上で、MDSの場合は直線のモデルがよくあてはまるとしている。

結論に至るまでに、性別や年齢別さらにはMDSのタイプ（病型によりいくつかのタイプに分類されており、タイプごとに白血病化の率が異なる）に応じても、被ばく線量とMDS発生率がどう変わるかを論文[1]では詳細に研究している。それによると、MDSのうちでも白血病に移行しやすいタイプの発生率が、白血病に移行しにくいタイプの発生率よりも被ばくによって増加しやすく、また若いうちに被ばくしたほうが後年発症するリスクが高まるとしている（20歳以上と以下の被ばくでは1.75倍違う）。

最終的な結論として、1Gyの被ばくで自然発生率の4.3倍分のリスクが上乗せされるとしている。4.3が本当の値からずれていることもあり得るが、95％信頼区間によると誤差の範囲は1.6から9.5までである。

問題点・課題

◆調査前のデータがない

　原爆投下後から1985年に調査が始まるまでの40年間に、MDS発生率に影響する要因があったかについて、データが一切ない。

　MDSは発症までに長い時間を要するため、それまでの生活習慣が発症に大きく影響を与えていると考えられる。しかし今回の調査において、生活スタイルや食生活、嗜好品、職業、ストレスなどのデータが一切ないため、それらによるMDS発生率への影響を取り除くことができていない。

◆発症例が少ないため誤差が大きい

　この研究では自然発生率を1として見積もって、それと比較して被ばくによる影響を見ているため、自然発生率の値によって結果が左右される。MDSはそもそもまれな疾患の一つであるため大規模な統計が得られず、正しい値が出しにくい。また近年増加傾向にあり（自然発生率が増えている）、10万人年に2.6～12.6人程度の発生率[5]と、自然発生率の算出値も幅を持っている。この研究では同じ長崎県の住人のうち、被ばくしていないと考えられているグループ（実際には3km以上、0.005Gy以下の被ばく）を用いて自然発生率を12.3人／10万人年（101人／819636人年）と算出しており、これは2.6～12.6人の範疇に収まっている。しかし先にも見たように、最近の自然発生率に大きな幅があることを考えると、この12.3人すべてが自然発生であるとは言い切れない。正しい自然発生率がこの値の数倍以下である可能性もあり、冒頭の図に示された結果にも大きなエラーバーがついている。

　また、この問題を解決するために統計を増せばよいと考えるかもしれないが、どんな疾病でも発生には地域差や時代変化があるので、観察者数を増やすために単純に全国の患者数を用いたり、当時のものではない最近の結果を含めて観察者数を増やしたりすることはできない。

◆発症のメカニズム解明に向けて

　MDSは白血病へ移行するケースもあるにもかかわらず、発症時期や頻発年齢などが白血病と異なり、治療法確立のためには詳細なメカニズムの解明が待たれている。

　この論文では、MDSの被ばくによる影響は直線の関係で表されると仮定して結果を求めている。この仮定が正しければ、白血病の場合（データ12（90ページ））とは異なっており、被ばくによるMDS発症のメカニズムが白血病発症メカニズムと異なっている可能性を示している。しかし、直線モデルを断言するには統計的にじゅうぶんとは言えないため、さらなる研究が必要である。（廣田誠子）

❖ 参考論文・参考文献

[1] Iwanaga M, Hsu WL, Soda M, Takasaki Y, Tawara M, Joh T, et al. Risk of myelodysplastic syndromes in people exposed to ionizing radiation: a retrospective cohort study of Nagasaki atomic bomb survivors. J Clin Oncol 2011;29(4):428-34.

[2] Bennett JM, Catovsky D, Daniel MT, Flandrin G, Galton DA, Gralnick HR, et al. Proposals for the classification of the myelodysplastic syndromes. Br J Haematol 1982;51(2):189-99.

[3] Hoshi M, Matsuura M, Hayakawa N, Ito C, Kamada N. Estimation of radiation doses for atomic-bomb survivors in the Hiroshima University Registry. Health Phys 1996;70:735-40.

[4] Preston DL, Kusumi S, Tomonaga M, Izumi S, Ron E, Kuramoto A, et al. Cancer incidence in atomic bomb survivors. Part III. Leukemia, lymphoma and multiple myeloma, 1950-1987. Radiat Res 1994;137:S68-97.

[5] Aul C, Giagounidis A, Germing U. Epidemiological features of myelodysplastic syndromes: Results from regional cancer surveys and hospital-based statistics. Int J Hematol 2001;73(4):405-10.

疫学研究で用いられる回帰分析

◆比較をゆがめる「交絡」

　疫学研究で放射線の影響を調べるには、被ばくした集団（ばく露群）と被ばくしていない集団（コントロール群）を比較することになる。たとえばデータ20（150ページ）の研究では、CTスキャン群とコントロール群の間でがん発生率の比較がなされた。しかし仮に、CTスキャン群の平均年齢がコントロール群より低かったらどうだろうか？がんによっては年齢が高くなるほど発生率が増加するため、CTスキャン群とコントロール群で見かけのがん発生率が等しくても、年齢の影響で差が見られなかったのかもしれない。

　この現象を数値例により説明する。下の表は、疾患発生数と集団の人数（分母）を示している。実線と●はばく露群、破線と○はコントロール群である。合計の欄によると、1年あたり疾患発生率は、ばく露群では200/1000=0.2、コントロール群では220/1000=0.22とコントロール群のほうが高い。ところが、10歳きざみで年齢をグループ化してリスクを計算し、図のように示してみると、明らかにばく露群のほうが疾患発生率は高くなる。このように、原因（ばく露）と結果（疾患発生率）の関係を、第三の因子（年齢）がゆがめる現象を「交絡」と呼んでいる。

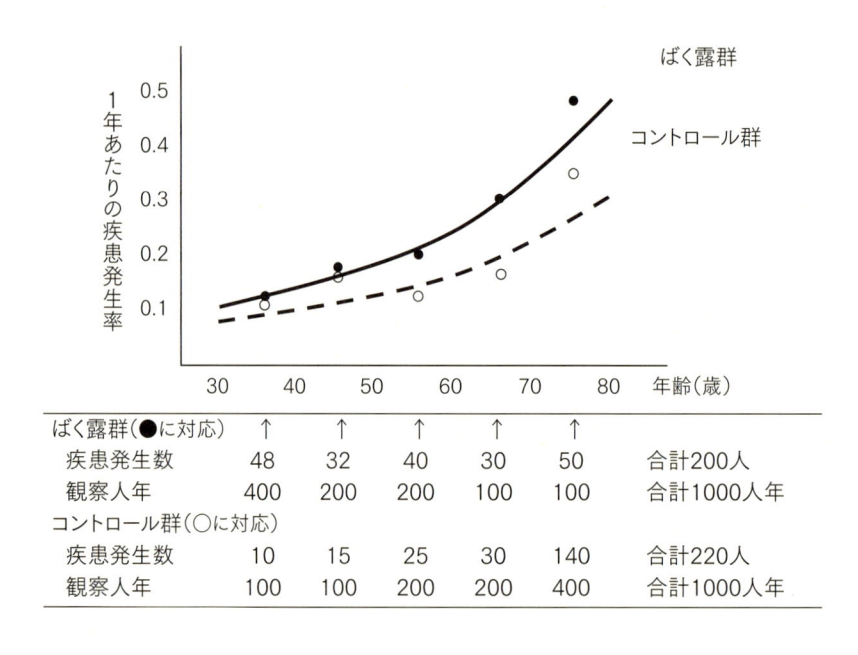

ばく露群（●に対応）	↑	↑	↑	↑	↑	
疾患発生数	48	32	40	30	50	合計200人
観察人年	400	200	200	100	100	合計1000人年
コントロール群（○に対応）						
疾患発生数	10	15	25	30	140	合計220人
観察人年	100	100	200	200	400	合計1000人年

　交絡は、あらゆる疫学研究で結果をゆがませる可能性があるため、必ず考慮すべき深刻な問題である。具体的には、被ばく前の対象者の特徴がじゅうぶんに調べられていること（臨床的に重要な因子がすべて測定されていること）、それらの因子が適切な統計手法により調整されていることの2点が重要である。

◆交絡を調整する回帰モデル

　交絡を調整するためによく用いられる統計手法が、回帰モデルである。左ページの図の曲線は、点で示されている一つひとつのデータへの距離が最も近くなるように引いたものだ。ばく露群の曲線のほうが上にあり、年齢を無視した表の合計の欄とは異なっている。すなわち、年齢によるゆがみが排除されている。これが回帰モデルの原理である。

　疫学研究では交絡の影響が必ず問題になるため、本書で取り上げた疫学研究の多くで回帰モデルが用いられている。

　回帰モデルの具体的な数式を見てみよう。データ11（82ページ）～15（114ページ）で過剰相対リスクを推定するために用いられた回帰モデルは、以下のような数式である。

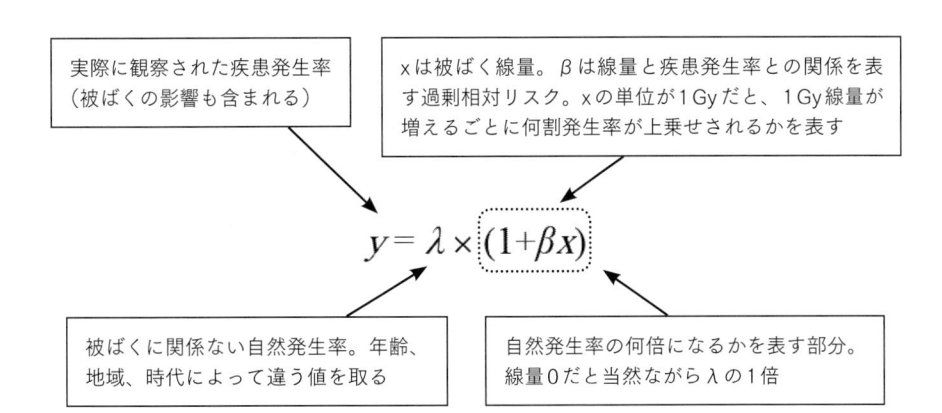

$$y = \lambda \times (1+\beta x)$$

- 実際に観察された疾患発生率（被ばくの影響も含まれる） → y
- xは被ばく線量。βは線量と疾患発生率との関係を表す過剰相対リスク。xの単位が1Gyだと、1Gy線量が増えるごとに何割発生率が上乗せされるかを表す
- 被ばくに関係ない自然発生率。年齢、地域、時代によって違う値を取る → λ
- 自然発生率の何倍になるかを表す部分。線量0だと当然ながらλの1倍 → $(1+\beta x)$

　実際の解析では、yとxは一人ひとりの対象者のデータとして得られている。βは左ページの図のようにデータへの距離が最も近くなる曲線を与える値として推定される。このように、回帰モデルは、過剰相対リスクや発生率比などの放射線被ばくの影響の度合いを表す指標を推定するために用いられる。

　データ20（150ページ）では、別の回帰モデルが用いられており、それは以下の数式である。

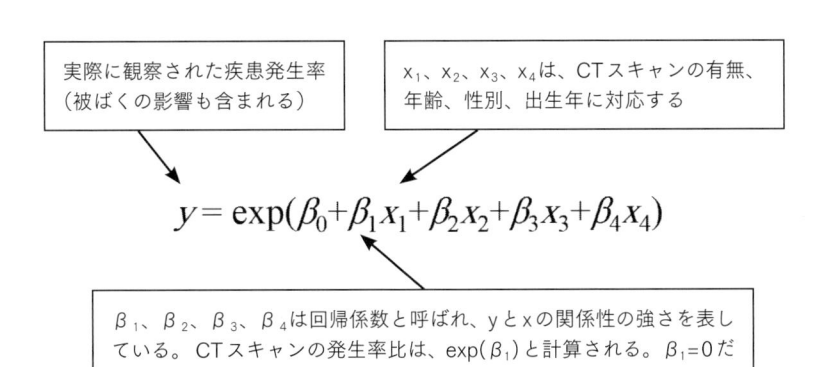

$$y = \exp(\beta_0 + \beta_1 x_1 + \beta_2 x_2 + \beta_3 x_3 + \beta_4 x_4)$$

- 実際に観察された疾患発生率（被ばくの影響も含まれる） → y
- x_1、x_2、x_3、x_4は、CTスキャンの有無、年齢、性別、出生年に対応する
- β_1、β_2、β_3、β_4は回帰係数と呼ばれ、yとxの関係性の強さを表している。CTスキャンの発生率比は、$\exp(\beta_1)$と計算される。$\beta_1=0$だと発生率比は1になり、CTスキャンの影響はない

（田中司朗）

データ14 広島・長崎原爆被ばくとがん以外の疾患リスク

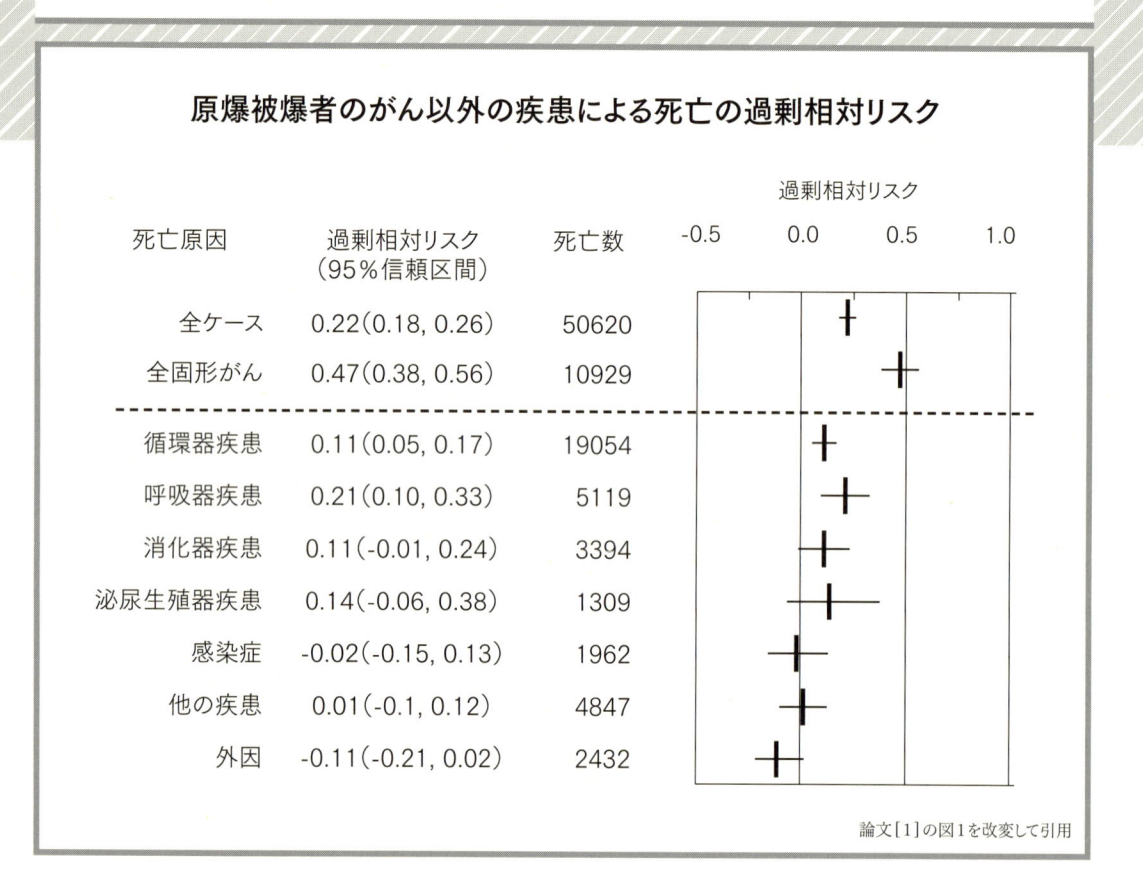

疫学データ

原爆被爆者のがん以外の疾患による死亡の過剰相対リスク

死亡原因	過剰相対リスク （95%信頼区間）	死亡数
全ケース	0.22 (0.18, 0.26)	50620
全固形がん	0.47 (0.38, 0.56)	10929
循環器疾患	0.11 (0.05, 0.17)	19054
呼吸器疾患	0.21 (0.10, 0.33)	5119
消化器疾患	0.11 (-0.01, 0.24)	3394
泌尿生殖器疾患	0.14 (-0.06, 0.38)	1309
感染症	-0.02 (-0.15, 0.13)	1962
他の疾患	0.01 (-0.1, 0.12)	4847
外因	-0.11 (-0.21, 0.02)	2432

論文[1]の図1を改変して引用

何のデータか

　広島・長崎の原爆被爆者のがん以外の疾患による死亡に注目して、固形がんと対比して被ばくの影響を検討したデータである[1]。1950年から2003年までの原爆被爆者の寿命調査（LSS）（87ページのコラム）に基づいており、線量推定はDS02によっている（33ページのコラム）。

　このデータの引用論文[1]では血液疾患についても比較されているが、現在は診断の問題点が指摘されているため、上の図では血液疾患を除く非がん疾患（がん以外の疾患）について、全固形がんリスクとの対比を示す。調査対象は86611人で、その58％にあたる50620人が1950年から2003年の間に亡くなった。そのうち約2万人が循環器疾患で亡くなり、1万人超ががんで死亡している。

データから何がわかるか

　原爆による放射線被ばくで白血病や固形がんの死亡リスクが高くなることはよく知られているが（データ11（82ページ）・データ12（90ページ））、循環器系疾患や呼吸器系疾患などでも、被ばくによる過剰相対リスクが統計的に有意に認められることを示している。過剰相対リスクとは、被ばくのないときのリスクを1として、それに比べてどれだけ増加するかの指標である〔注1〕。特に循環器疾患による死亡は、1Gy（グレイ）あたりの過剰相対リスクが0.11で95％信頼区間は0.05～0.17である。これは、1Gyあたりで見たとき被ばく者は1.05から1.17倍循環器系疾患で亡くなっていることを示している。

　対して固形がんでは、過剰相対リスクが0.47であり信頼区間は0.38～0.56である。いずれも過剰相対リスクの95％信頼区間は正の数字であることから有意であると言える。信頼区間の数字にマイナスが含まれている場合は、有意とは言えない。

　このように、循環器系疾患による過剰相対リスクはがんに比べると小さい。しかし人数的にはこの疾患による総死亡数は固形がんによる死亡数よりも多く、無視すべき数字ではない。

　〔注1〕過剰相対リスクは性、被爆時年齢、到達年齢により異なるので、LSSでは特に記載がない限り、被爆時年齢30歳が、70歳に到達したときの過剰相対リスク（男女平均）を示している。

データの見方

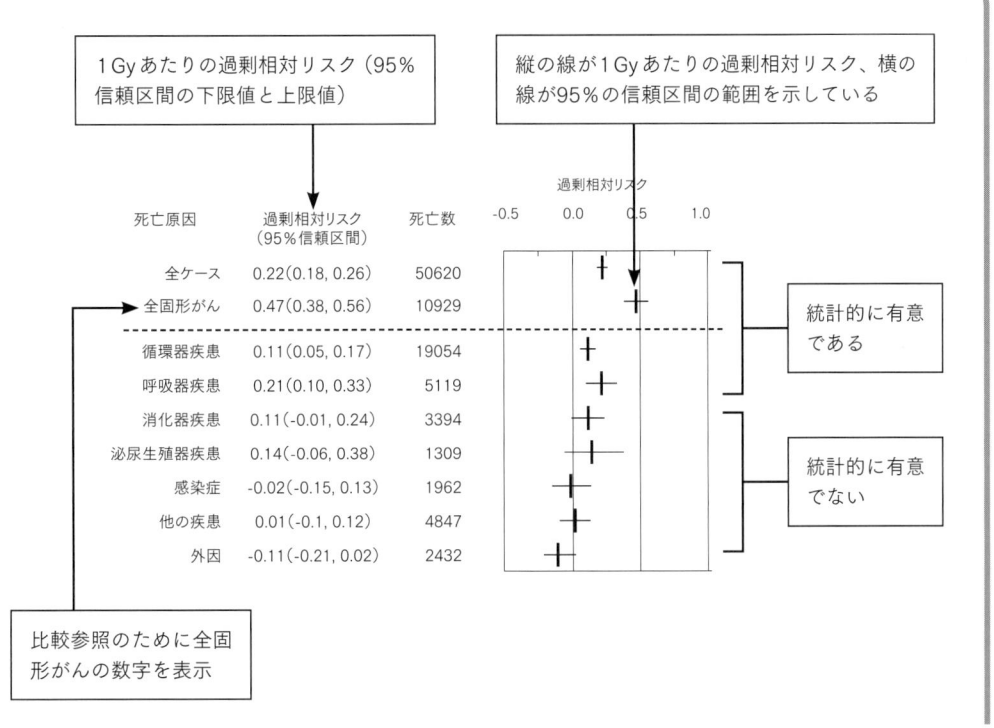

死亡原因	過剰相対リスク （95％信頼区間）	死亡数
全ケース	0.22 (0.18, 0.26)	50620
全固形がん	0.47 (0.38, 0.56)	10929
循環器疾患	0.11 (0.05, 0.17)	19054
呼吸器疾患	0.21 (0.10, 0.33)	5119
消化器疾患	0.11 (-0.01, 0.24)	3394
泌尿生殖器疾患	0.14 (-0.06, 0.38)	1309
感染症	-0.02 (-0.15, 0.13)	1962
他の疾患	0.01 (-0.1, 0.12)	4847
外因	-0.11 (-0.21, 0.02)	2432

- 1Gyあたりの過剰相対リスク（95％信頼区間の下限値と上限値）
- 縦の線が1Gyあたりの過剰相対リスク、横の線が95％の信頼区間の範囲を示している
- 全固形がん以上（循環器疾患、呼吸器疾患）：統計的に有意である
- 消化器疾患以下：統計的に有意でない
- 比較参照のために全固形がんの数字を表示

> データ解説

◆本研究の意義

　広島・長崎原爆被爆者の健康調査では、放射線の影響としてがんの過剰発症がもっぱら注目され、研究されてきた。しかし被爆者の高齢化にともなって非がん疾患（がん以外の疾患）での死亡数が増え、放射線の影響としての過剰死亡リスクはがんよりも低いものの、被ばくしていない集団と比べて線量依存的に有意差がより明確に認められるようになってきた。

　遺伝子変異をともなわない酸化ストレスによる炎症性疾患は、老化による影響と線引きが困難であることから、これまでは放射線と関連する疾患として一般的には認知されてこなかった。しかしながら蓄積されてきたデータを見ると、その過剰リスクはがんに比べて小さいものの、代謝疾患のいくつかにおいて放射線の影響が認められることが明らかになりつつある。

◆がん以外の疾患にも被ばくの影響はあるのか

　原爆被爆者の寿命調査（LSS）によると、下の図に示されるように、白血病は被ばく後数年たつと増加しその後低下したが、固形がんについては、1950年から2003年の全期間を通じて過剰死亡数の増加が認められており、また線量依存性も認められている[2]。

　いっぽう非がん疾患は、1950～1965年の解析では1.5Gy以下では被ばく影響は認められなかったが、1966～2003年にはより低い線量から線量依存的に過剰死亡が増えていることが明らかとなってきた[1]。そこで、被ばくが非がん疾患にどのように影響しているかを見ようとしたのが本研究である。

過剰死亡数の経年変化

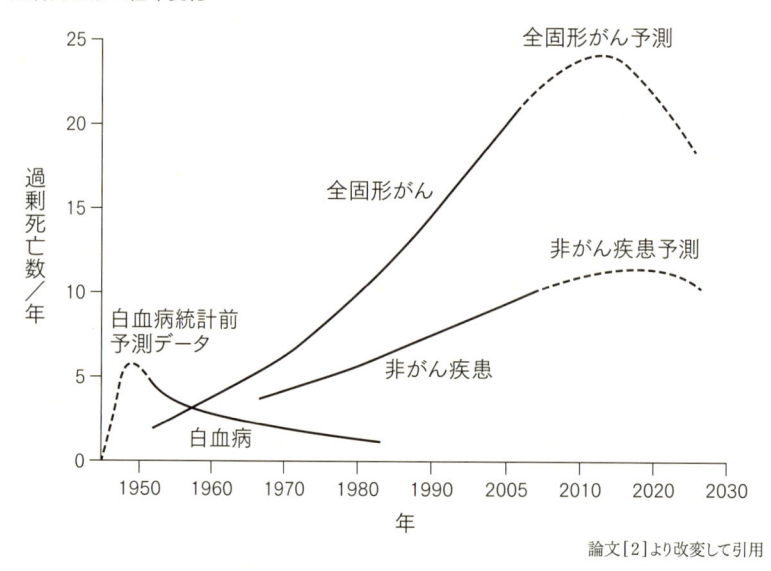

論文[2]より改変して引用

本来、特定の疾患の発症に放射線が影響を与えているかどうかを見きわめるためには、発症の情報が必要である。だが、今のところ非がん疾患の発症は、成人健康調査（AHS）の対象者については2年に1度の健康調査である程度把握されているものの、LSS集団の中のAHS対象者（87ページのコラム）以外については把握されていない。そのため、冒頭の図も左ページの図も、発症ではなく死亡の情報を用いている。

◆ 循環器疾患死亡と被ばくとの関係

冒頭の図で過剰相対リスクが統計的に有意であることから、循環器疾患においても放射線被ばくの影響が示唆される。実際、がんの放射線治療で心臓に高線量（15Gy以上）を被ばくした場合に、心疾患（心不全、心筋梗塞、心膜疾患、心臓弁膜異常）が増加することが知られており、放射線により生じた活性酸素に起因する弱い炎症による血管の線維化が一因とされている。

また、AHS集団を対象とした画像診断による研究（1980〜2003年）によれば、出血性脳卒中では放射線被ばくによる影響が認められるが、虚血性脳卒中では認められなかったと報告されている[3]。そしてLSSの循環器疾患について詳しく検討された論文においては[4]、脳卒中で死亡する過剰相対リスクは0.09（95%信頼区間は0.01〜0.17、p=0.02）であり、心臓病による死亡の過剰相対リスクは0.14（95%信頼区間は0.06〜0.23、p<0.01）であった。両疾患ともp値は小さく有意な被ばく影響が認められたと言える。また、この研究では、0〜0.5Gyの範囲では過剰相対リスクの有意な上昇は見られなかったと報告されている。

このほかにも、原子力産業従事者に関して被ばく線量と循環器疾患の関係を調べた研究があるが、こちらの集団での調査では循環器疾患における有意な影響は認められていない。

このように循環器疾患の影響調査においては、循環器疾患のうちどの疾患を対象とするかにより、あるいはどの集団を対象とするかにより、有意差が認められたり認められなかったりしたことから、実際に放射線影響があるかどうかについては懐疑的な意見も多い。現実に、心疾患全体だと有意差が出ても、疾患を限定すると患者数が少なくなり有意差も得られにくくなる。

統合的に見ると、現時点ではいくつかの報告から0.5Gy以上の被ばくでは放射線の影響がほぼ明らかであるが、それ以下の被ばくでは統計的に検出することが困難であると考えられる。

◆ 他の非がん疾患と被ばくの関係

冒頭の図で、もう一つ統計的に有意となっているのが呼吸器疾患である。論文[1]では、呼吸器疾患の中で肺炎とインフルエンザによる死亡リスクが統計的に有意（死亡数3244人、ERR/Gy=0.24、95%信頼区間は0.1〜0.4）となったとしている。しかしこの中にはも

ともと心疾患やがんなどを患っていて、最後は肺炎で亡くなった場合なども含まれている可能性があることを、論文執筆者は指摘している。

また、この論文では血液疾患の相対過剰死亡リスクも有意である（ERR/Gy=1.70、95%信頼区間は0.96〜2.70）としているが、これも過去の診断の不備を論文執筆者自身も述べていることから、本データの図では除外した。

また、被爆者の加齢にともなって高血圧や脂質代謝異常、腎臓病などが増え、被ばくとの関連も報告されている[5]。被ばくによるこれら疾患の発症メカニズムについては、さらに検討が必要であると放射線影響研究所は報告している[6]。

◆非がん疾患の有病率

冒頭の図は死亡原因になった疾患だけを取り上げている。死因にはならないような非がん疾患の有病率という視点からは、白内障および子宮筋腫（子宮の良性腫瘍）の増加が早期から指摘されている。また2000〜2003年に行われた、AHS集団を対象とした超音波検査を取り入れた甲状腺検査で、甲状腺良性結節の有病率に被ばく量との関連が報告されている[7]。

◆非がん疾患に対する放射線の作用機構

がんに対する放射線の作用機構としては、主にDNAの損傷が考えられている。いっぽう循環器疾患の発症機構に対する放射線の作用としては、細胞内の脂質やタンパク質などの活性酸素による酸化ストレス、およびそれによって引き起こされる慢性的な炎症が考えられている。実際、被爆者において線量依存的にCRP（炎症や組織細胞の破壊が起こると血清中に増加するタンパク質）やIL-6といった炎症性サイトカインの亢進が明らかにされていて、現在この説が最も有力視されている[8, 9]。この炎症は慢性的で血管が一番影響を受けやすく、放射線被ばくによる血管病変や心筋梗塞などのリスク増加にもつながると考えられている。

ただ、このような酸化ストレスは、放射線被ばくによってだけ生じるのではなく、食事や呼吸、老化でも生じる。被ばく線量が少ない場合は加齢および食事内容などのライフスタイルの影響のほうが、被ばくの影響よりも大きいことも事実である。

問題点・課題

◆被爆者の死亡原因の精査を

被爆者の高齢化にともない死者数が増えているが、高齢化すると複数の疾患を有することも多く、特に呼吸器疾患への影響については背景にがんや心疾患があることもあり、死因の特定が困難なことも予想される。冒頭の図の死因については、精査が望まれる。

◆発症時点での把握を

　先にも述べたが、放射線被ばくが特定の疾患の発症に影響を与えているかどうかは、被ばく線量と発症の関係を解析するべきであり、死亡ではなく発症を把握することが望ましい。また、死に至らないような疾患についても発症を把握することが、放射線の作用機構の解明の一助になると考える。ただし、通常老化にともなって発症する疾患について放射線の影響を確定するには、より大きな集団で長期経過のデータでもって判定される必要がある。

◆被爆者個人への影響

　被ばくの影響として、集団としての心疾患リスクの上昇があることは、積み重なる種々の報告から現在ではほぼ受け入れられている。ただ被爆者一人ひとりを見たとき、そのリスクはがんに比べてわずかな上昇であり、むしろ個人のライフスタイルが影響していることも事実である。（宇野賀津子）

❖ 参考論文・参考文献
[1] Ozasa K, Shimizu Y, Suyama A, Kasagi F, Soda M, Grant EJ, et al. Studies of the Mortality of Atomic Bomb Survivors, Report 14, 1950–2003: An Overview of Cancer and Noncancer Diseases Radiation Res 2012;177;229-43
[2] Douple EB, Mabuchi K, Cullings HM, Preston DI, Kodama K, Shimizu Y, et al. Long-term Radiation-Related Health Effects in a Unique Human Population: Lessons Learned from the Atomic Bomb Survivors of Hiroshima and Nagasaki. Disaster Med Public Health Prep. 2011;5 Suppl 1:S122-33
[3] Takahashi I, Abbott RD, Ohshita T, Takahashi T, Ozasa, K, Akahoshi M,et al. A prospective follow-up study of the association of radiation exposure with fatal and non-fatal stroke among atomic bomb survivors in Hiroshima and Nagasaki (1980-2003). BMJ Open. 2012 Feb 3;2(1)
[4] Shimizu Y, Kodama K, Nishi N, Kasagi F, Suyama A, Soda M, et al. Radiation exposure and circulatory disease risk: Hiroshima and Nagasaki atomic bomb survivor data, 1950-2003. BMJ 2010;340:b5349
[5] Sera N, Hida A, Imaizumi M, Nakashima E, Akahoshi M The Association Between Chronic Kidney Disease and Cardiovascular Disease Risk Factors in Atomic Bomb Survivors. Radiation Res. 2013;179:46-52
[6] 平成25年度事業報告．[report on the Internet]．広島：放射線影響研究所；2013. Available from: http://www.rerf.jp/intro/report/rardj(2013).pdf
[7] Wong FL, Yamada M, Sasaki H, Kodama K, Akiba S, Shimaoka K,etal. Noncancer disease incidence in the atomic bomb survivors: 1958-1986. Radiat Res 1993, 135: 418-30
[8] Kusunoki Y & Hayashi T　Long-lasting alterations of the immune system by ionizing radiation exposure: Implications for disease development among atomic bomb survivors. Int. J Radiat. Biol., Vol.84, No.1, 2008, 1-14
[9] Hayashi T, Morishita Y, Khattree R, Misumi M, Sasaki K, Hayashi I, et al. Evaluation of systemic markers of inflammation in atomic-bomb survivors with special reference to radiation and age effects. FESEB J 2012, 26(11):4765-73.

誤差をどのように表すか
― 95％信頼区間とp値 ―

◆95％信頼区間

研究で得られたデータは必ずしもじゅうぶんではないため、過剰相対リスク、リスク比、発生率比、オッズ比などの数字を100％の確信を持って信じるべきではなく、誤差がともなうものだと認識すべきである。

本書で取り上げた多くの研究で、データにどの程度の誤差があるのかを表すために、95％信頼区間とp値が用いられている。たとえば、データ14（106ページ）では、1Gy（グレイ）あたりの循環器疾患の過剰相対リスクは0.11（95％信頼区間は0.05～0.17）、p<0.01（p値が0.01よりも小さいの意）であった。

統計学では、母集団のある値を推定するとき、95％以上の確率でその真の値を含む区間を推定する方法を「95％信頼区間」と定義している。95％信頼区間の意味についてはさまざまな哲学や学派があるのだが、直感的な説明は以下の通りである。

右ページの図は、（データ14（106ページ））と同様のコホート研究を、仮想的に20回繰り返したイメージ（研究1～研究20）である。研究ごとに過剰相対リスクとその95％信頼区間が計算されており、その結果は95％信頼区間を意味するエラーバーで図示されている。個々の過剰相対リスクの値は、真実の値である0.15を中心にばらつく。

いっぽう95％信頼区間は、ほぼ0.15を含んでいるが、0.15を含んでいないものが1つある（研究3）。これは20回に19回（95％）は真の値を含むことを表している。実際には真の値はわからないし、研究は1回しか行われていない。研究1からわかることは、過剰相対リスク0.15（95％信頼区間は0.09～0.21）という結果だけである。しかし、図のように考えることで、同じ研究を仮想的に繰り返したときどの程度ばらつくのかを想像することができる。

なお、データ11（82ページ）、データ31（221ページ）、データ32（229ページ）のグラフでは、95％信頼区間ではなく±標準誤差で誤差が表されている。標準誤差は95％信頼区間よりも狭く、95％信頼区間で示される誤差の範囲の約1/2になる。

◆p値

放射線被ばくと疾患発生との間に関連があるかどうかという二者択一の判断をしたいときがある。p値はそのようなときに用いられる統計手法で、帰無仮説（放射線被ばくと疾患発生との関連がないという仮説）のもとで、観察された値よりも極端なデータが得られる確率として定義される。疫学研究では0.05という判断基準が慣用的に用いられている。p<0.05のとき、観察された関連は、統計的な誤差を超えて意味があると判断する（統計学的有意）。p≧0.05のときは、偶然によるもので、真の関連ではない可能性が否定できない。

また、p<0.05と95％信頼区間は表裏の関係がある。過剰相対リスクの95％信頼区間が0よりも大きい（0から遠い）ことはp<0.05と対応しており、逆に95％信頼区間の下限がマイナスであればp≧0.05になる。

	過剰相対リスク（95%信頼区間）
研究1	0.15 (0.09〜0.21)
研究2	0.11 (0.05〜0.17)
研究3	0.22 (0.16〜0.28)
研究4	0.13 (0.07〜0.19)
研究5	0.15 (0.09〜0.21)
研究6	0.13 (0.07〜0.19)
研究7	0.16 (0.10〜0.22)
研究8	0.14 (0.08〜0.20)
研究9	0.12 (0.06〜0.18)
研究10	0.14 (0.08〜0.20)
研究11	0.18 (0.12〜0.24)
研究12	0.14 (0.08〜0.20)
研究13	0.14 (0.08〜0.20)
研究14	0.21 (0.15〜0.27)
研究15	0.15 (0.09〜0.21)
研究16	0.12 (0.06〜0.18)
研究17	0.16 (0.10〜0.22)
研究18	0.18 (0.12〜0.24)
研究19	0.13 (0.07〜0.19)
研究20	0.20 (0.14〜0.26)

真実の値(0.15)

過剰相対リスク

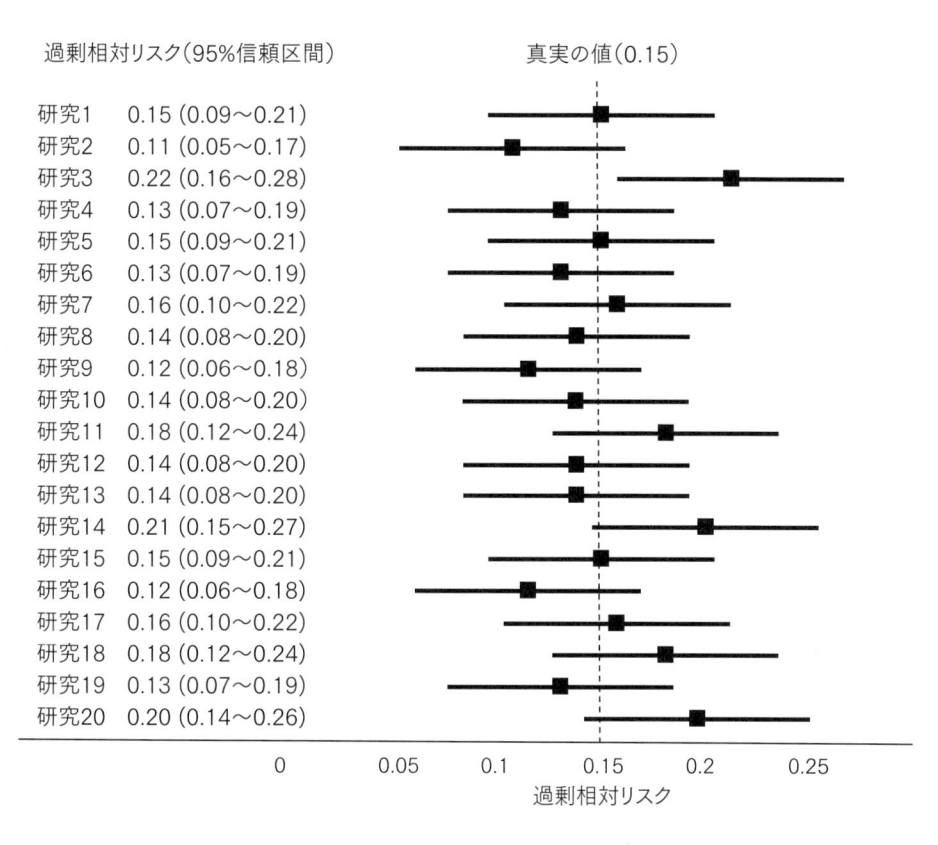

（田中司朗）

疫学データ

データ15
チェルノブイリ原発事故の緊急作業者における固形がん発生率

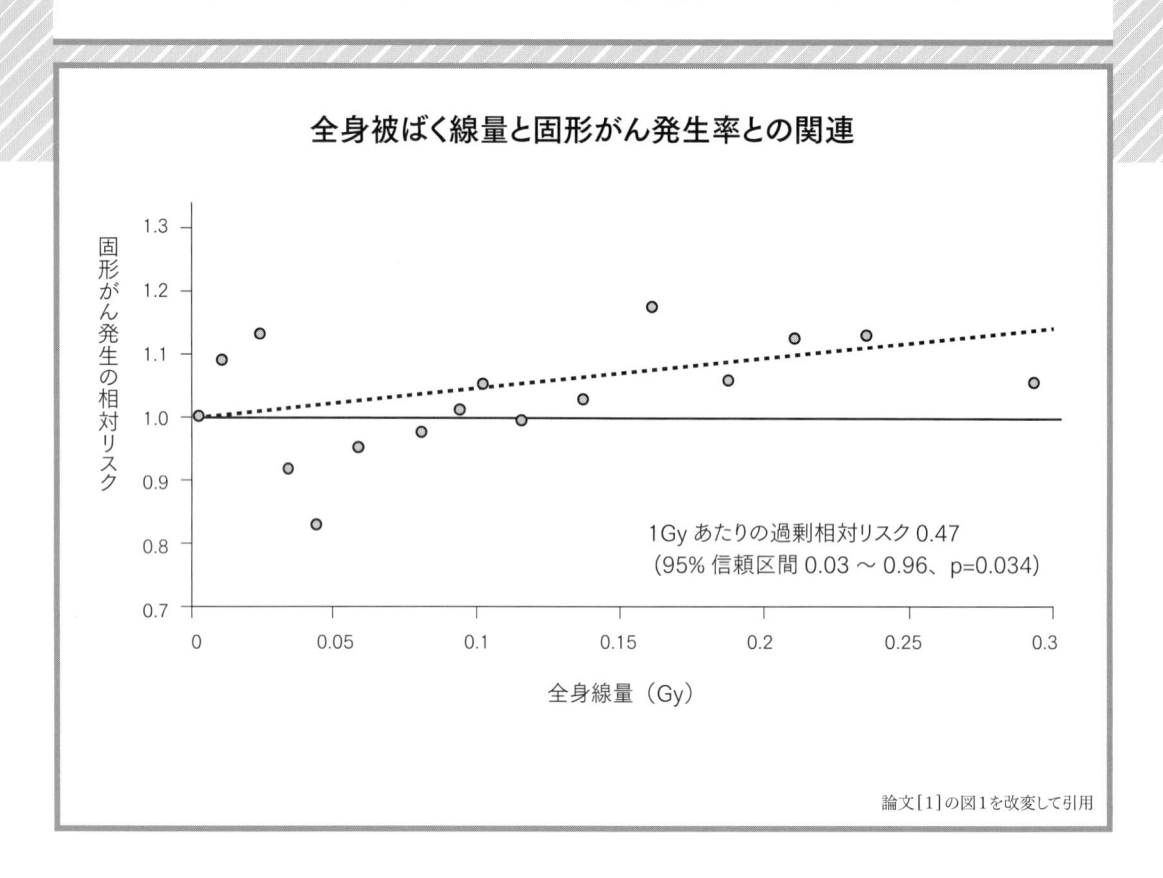

全身被ばく線量と固形がん発生率との関連

1Gyあたりの過剰相対リスク 0.47
(95% 信頼区間 0.03 ～ 0.96、p=0.034)

縦軸：固形がん発生の相対リスク
横軸：全身線量（Gy）

論文[1]の図1を改変して引用

何のデータか

　1986年4月に起きたチェルノブイリ原発事故の処理を行った緊急作業者集団のうち、1986～1987年に立ち入り禁止区域で作業した67568人の男性において、1992年から2009年に発生した固形がんについて解析した結果である。この集団では1年おきのがん検診が義務付けられており、それにより合計4002件の固形がんが診断され、2442人が固形がんにより死亡した。

　図に示されている16の点は、対象者を全身被ばく線量によって16分類したときの固形がん発生の相対リスク（ロシアの一般男性の固形がん発生率に比べて発生率が何倍になったか）を示している。横軸は各分類に含まれる対象者の平均線量である。図の破線は同じデータを用いて回帰直線（104ページのコラム）を引いたもので、固形がん発生の相対リスクが1Gy（グレイ）あたりどの程度増えるかを表している。

　また、1Gyあたりの増加の程度を表す指標が過剰相対リスクで、回帰直線（破線）の

傾きから1を引いたものとして計算される。過剰相対リスクが0のとき、回帰直線は実線に一致する。リスクと過剰相対リスクは別の意味で用いていることに注意してほしい。

データから何がわかるか

過剰相対リスクは被ばくにより何割のリスクが増えたかを表す指標であり、このデータからは、ロシアの一般男性の固形がん発生率を1としたとき、全身への被ばく線量が1Gy増えるごとに固形がんが47%増えると推定された。過剰相対リスクの95%信頼区間が0.03から0.96であることは、被ばく線量の固形がん発生への影響はゼロではなく、また1Gyの被ばくでリスクは2倍を超えないことを意味している。ただし、図のような回帰モデルを用いた解析結果は、あくまで0から0.3Gyの範囲の線量における平均的な傾向に過ぎない。したがって、この結果から、医療被ばくのような低線量域の生体影響や被ばく線量にしきい値（境目となる値）があるかどうかを議論することはできない。

データの見方

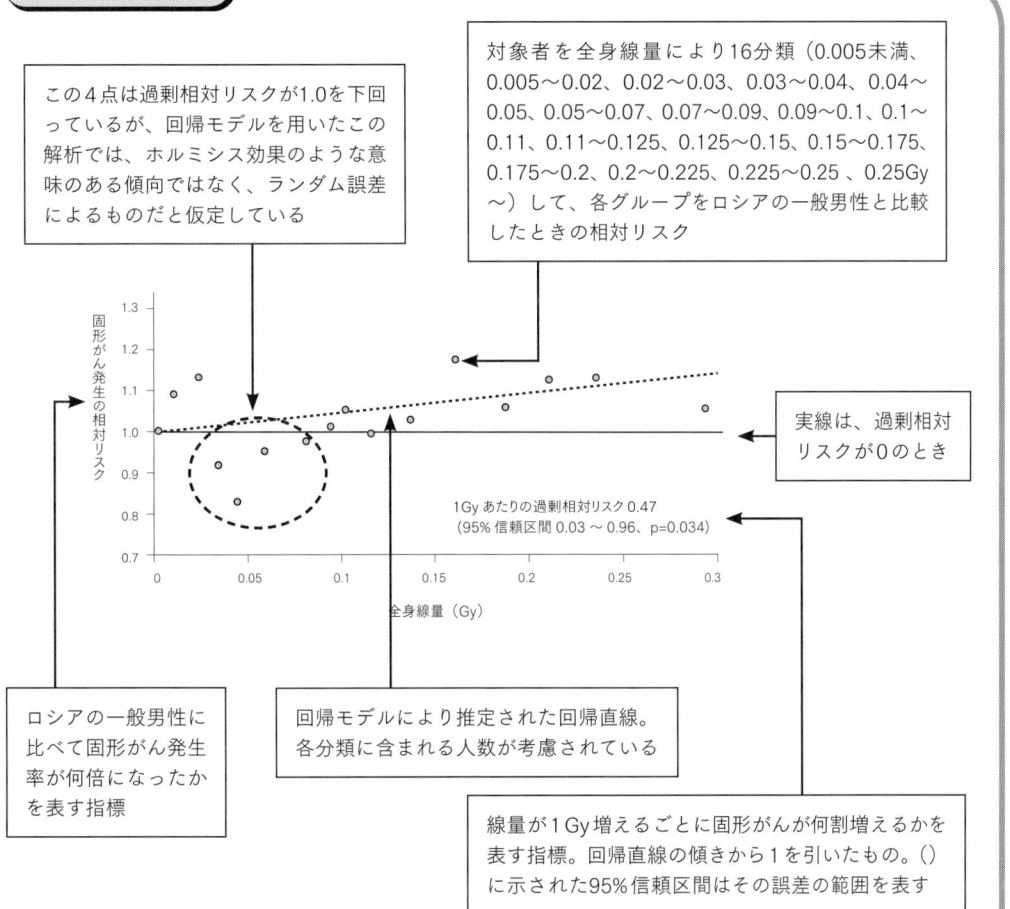

この4点は過剰相対リスクが1.0を下回っているが、回帰モデルを用いたこの解析では、ホルミシス効果のような意味のある傾向ではなく、ランダム誤差によるものだと仮定している

対象者を全身線量により16分類（0.005未満、0.005〜0.02、0.02〜0.03、0.03〜0.04、0.04〜0.05、0.05〜0.07、0.07〜0.09、0.09〜0.1、0.1〜0.11、0.11〜0.125、0.125〜0.15、0.15〜0.175、0.175〜0.2、0.2〜0.225、0.225〜0.25、0.25Gy〜）して、各グループをロシアの一般男性と比較したときの相対リスク

実線は、過剰相対リスクが0のとき

1Gyあたりの過剰相対リスク 0.47
(95%信頼区間 0.03〜0.96、p=0.034)

固形がん発生の相対リスク

全身線量（Gy）

ロシアの一般男性に比べて固形がん発生率が何倍になったかを表す指標

回帰モデルにより推定された回帰直線。各分類に含まれる人数が考慮されている

線量が1Gy増えるごとに固形がんが何割増えるかを表す指標。回帰直線の傾きから1を引いたもの。()に示された95%信頼区間はその誤差の範囲を表す

データ解説

◆対象者の特定

　この研究は、緊急作業者67568人からなるコホート研究（96ページのコラム）である。対象者として、1986年から1987年に立ち入り禁止区域で作業を行っていた男性作業者のうち、作業時に18〜70歳で、外部被ばく線量が推定されており、ロシアの疾患登録制度（Russian National Medical and Dosimetric Registry）に登録され、1992年から2009年の間の健康情報が得られた者が選ばれた。これらの緊急作業者には1年に1回の検診が義務付けられている。

　解析対象となったのは1992年から2009年に発生した固形がん4002件であるが、1992年時点で67568人全員がコホートに登録されていたわけではなく、登録時点は人によりまちまちである（開いたコホート）。集計の対象期間が1992年から始まっている理由は、事故直後はがん発生率がさまざまな理由で不安定だったためと説明されている。また、67568人のうち7.2%（4884人）が、2009年までに追跡不能だった。

◆被ばく線量の測定

　この研究では、緊急作業者の外部被ばくの線量記録が用いられた。線量の測定方法については、多くは個人単位で線量計により測定されたが、一部の対象者ではグループ単位での測定値が用いられた。同じ作業グループのメンバー1人の実測値または同一作業場・期間内の平均値である。これらの線量記録と作業を行った期間から、累積被ばく線量が求められた。

　この集団の平均全身線量は132mGy（ミリグレイ）であり、最小値は0.1mGy、最大値は1240mGyであった。最大値はかなり大きいが、あくまで累積被ばく線量であって、この線量を1年間で被ばくしたので線量率は大きくないと思われる。

◆がんの種類

　4002件の固形がんのうち、頻度が高かったものは消化管がん（882件）、呼吸器がん（1102件）であった。全身線量と消化管がん発生との関連を調べると、1Gyあたりの過剰相対リスクは0.71（95％信頼区間は-0.19〜1.88）であった。呼吸器がん発生に関する過剰相対リスクは0.50（95％信頼区間は-0.31〜1.51）であった。また、全身線量とがん死亡率（2442人）との関連を調べると、過剰相対リスクは0.58（95％信頼区間は0.002〜1.25）であった。これらの結果からは、部位別の固形がんとの関連は有意ではないものの、全固形がんと同様に全身線量と関連する傾向が見られたことがわかる。

◆過剰相対リスクの推定

　この研究は、緊急作業者集団の固形がん発生率をロシアの一般男性と比較したもので

ある。冒頭の図の回帰直線やその傾きから計算される過剰相対リスクは、広島・長崎原爆被爆者の寿命調査（LSS）と同様の回帰モデル（104ページのコラム）を用いて求められた。冒頭の図には表れていないが、一般男性の固形がん発生率として、年齢、地域、時代別の値が用いられている。固形がん発生率は年齢、地域、時代によって異なるため、緊急作業者集団の比較対照を選ぶときには、これらの因子を考慮すべきである。

問題点・課題

◆ロシアの一般男性と比較することは妥当か

この研究では、年齢、地域、時代は回帰モデルで考慮されているが、喫煙、飲酒歴、遺伝子、結婚状態、教育歴、職業などのデータは得られていない。これらの特徴が、過剰相対リスクの推定に影響すること（交絡が起きている可能性）はないだろうか（104ページのコラム）。たとえば、喫煙は肺がんの強いリスク因子であり、緊急作業者では一般集団に比べ喫煙率が高かったとすると、過剰相対リスクが過大評価されている可能性がある。しかしながら、データがじゅうぶんに得られていないため、このようなバイアス（かたより）が生じているかどうかはわからない。

◆被ばく線量の正確性は

チェルノブイリからの報告については、被ばく線量の推定が正確かどうかという点が常に議論されている。チェルノブイリに限らず、多くの場合被ばく線量を過去にさかのぼって推定せざるをえないのが疫学研究の限界の一つである。しかしこの研究では外部被ばくの線量記録が用いられており、測定器にはばらつきがあったと報告されているものの、そのような問題は少ない。

◆被ばく線量と固形がん発生の因果関係について

固形がんに関する疫学研究が難しいのは、発がん物質にばく露したとしても、がんとして発病するまでには数年〜数十年の潜伏期間があることである。したがって、5〜10年程度の観察で関連が見られなかったとしても、関連がないと結論することは難しい。

この論文は、同じグループから出された2004年の論文[2]の続報である。2004年論文で解析対象となった1991〜2001年の間に発生した固形がんは1370件しかなく、当時推定された1 Gyあたりの過剰相対リスクは0.34（95%信頼区間は-0.39〜1.22）であり、0（増加も減少もしない）である可能性が否定できなかったが、この論文では統計学的に有意な関連が見られた。

いっぽうこの論文は、事故後23年にわたる固形がん発生データである点で重要視されるべきものである。交絡によるバイアスは重要な懸念であるものの、それでもなお被ばく線量と固形がん発生の因果関係を示す一定の証拠になると考えられる。（田中司朗）

❖ 参考論文・参考文献

[1] Kashcheev VV, Chekin SY, Maksioutov MA, Tumanov KA, Kochergina EV, Kashcheeva PV, et al. Incidence and mortality of solid cancer among emergency workers of the Chernobyl accident: assessment of radiation risks for the follow-up period of 1992-2009. Radiat Environ Biophys 2015;54(1):13-23.

[2] Ivanov VK, Gorski AI, Tsyb AF, Ivanov SI, Naumenko RN, Ivanova LV. Solid cancer incidence among the Chernobyl emergency workers residing in Russia: estimation of radiation risks. Radiat Environ Biophys 2004;43(1):35-42.

トンデル論文の概要と検証

◆**福島第一原発事故による人体影響を過大予測する論拠となった論文**

　福島第一原発事故のあと、「この事故による低線量の被ばくによって、がんの発症が増加する」と主張した学者や欧州放射線リスク委員会（ECRR）が、その論拠とした論文がある。チェルノブイリ原発事故後の北スウェーデンにおけるがん発症率を調べた、トンデルの2004年の論文[1]と2006年の論文[2]である。本稿ではこの論文の内容を検証する。

◆**2004年論文の内容**

　1986年4月のチェルノブイリ原発事故後2日間続いた豪雨によって、事故によって放出されたセシウム137の5％がスウェーデンの地面に沈着したと言われている。スウェーデン放射線防護局が詳細なセシウム137の汚染地図を作成しており、そのようすを見ると地域差がある。また、スウェーデンのがん登録制度は精度が高いと言われている。

　スウェーデンのリンコピング大学のトンデルらは、2004年の論文で、この2つの公的なデータを軸にして、チェルノブイリ原発事故によって放出されたセシウム137の外部被ばくを原因とするがんがスウェーデンで増加しているかどうかを調べようとした。

　この論文でトンデルは、汚染の大きかった7行政区を、セシウム137の汚染地図をもとに汚染レベルで6つに分けて、これを住民の被ばく量測定の代替としている。がんの発症については、事故前の1985年12月31日と事故後の1987年12月31日に同一地区に住民登録していた60歳以下の1143182人について、スウェーデンがん登録データに基づいて1988年1月1日から1999年12月31日までの期間、追跡調査している。

　その結果22409人の発がんが見つかった。解析のしかたは、汚染レベルが一番低い地区の発症率を基準にして、他の地区の発症率の高低を見ている。がんの発症は年齢と深いかかわりがあることはよく知られており、必須である年齢調整はされている。その結果では、線量が増えると発症率が増えるという関係性は見られなかった。

　著者はさらに、人口密度、1988〜1996年の肺がん発生率（喫煙率に対応）、1986〜1987年の全がん発生率、行政による地区分類の4つを交絡因子（104ページのコラム）として調整した発生率比を算出し〔注1〕、これに対してポアソン回帰分析を行った。その結果、100kBq/m^2（1平方メートルあたり100キロベクレル）の過剰相対リスクを0.11（95％信頼区間は0.03〜0.20）と算出している。この値は95％信頼区間の下限値がわずかに0を超えているので、統計的には有意になっている。

　したがって論文のタイトルである「北スウェーデン地域のがん発生率の増加は、チェルノブイリ原発事故が原因か？」に対する結論は、「チェルノブイリ原発事故による低線量被ばくは、北スウェーデン地域のがん発生率の増加の原因の1つである」としている。

〔注1〕マンテル・ヘンツェル法という交絡調整手法を用いた。

◆**2006年論文の内容**

　発症までに20〜30年かかる固形がんの発達のメカニズムから考えて、前述の2004年論文で取

り上げている事故後10年以内に発生した固形がんは、事故による被ばくによって誘発されたものではないとの批判があった。

　トンデルが次に発表した2006年の論文[2]のタイトルは、この批判を意識して、「チェルノブイリ原発事故後のスウェーデンにおける悪性腫瘍発症の増加―促進効果？」であり、わざわざタイトルに、A Promoting Effect?（（がん発症に低線量の放射線が）促進的に働いたか？）と書いている。結論は、「がんの増加はチェルノブイリ原発事故による放射性物質の降下が、関連がありそうに見える」である。「possibly related」という表現で、強くはないが関係性を示唆している。

　この論文では、2004年の論文の地域にさらに1行政区を加え、自然ガンマ線の放射線被ばくも考慮に入れて解析したとしている。またこのデータからは、スウェーデンにおける自然放射線量のレベルがセシウム137のほぼ2倍であることも見て取れる。そして2004年の論文で用いた交絡因子に加え、自然放射線の影響も考慮に入れて2004年論文と同様の解析を行い、1988年から1999年の全期間を通じての過剰相対リスク（セシウム137による追加被ばくが100nGy/時あたり）は、0.042（95%信頼区間は0.001～0.084）となっている。さらに詳しく見ると、固形がんでは最初の期間1988～1991年に線量依存性が認められるが、以降は明確ではない。白血病や甲状腺がんは、発生数が少ないので誤差が大きいが、調査期間全体（1988～1999年）で線量依存性が認められていない。

　このように、固形がんよりも早期に影響が見られるはずの白血病や甲状腺がんで影響が見られず、固形がんについても初期の4年にだけに影響が見られることから、がんの発症について研究する研究者は、事故後数年で増加しその後低下するのはがんの発症メカニズムから考えておかしいと、2006年論文の結論も批判している。

◆2004、2006年のトンデル論文の問題点

　以上のように、2004年論文への批判にトンデル自身も反応して、2006年の論文では「促進効果？」としているが、この2006年論文についても批判がある。また疫学の専門家から、2004年と2006年の論文で行われている交絡調整が不適切との指摘もある。年齢以外の交絡調整が、交絡因子であるための条件（がんに関連したリスク因子で、かつ、ばく露と関連した因子であるという条件）を満たしていないのである[5]。

　そもそも、2006論文の汚染6区分は、最小値が0～8nGy/時（1時間あたり0～8ナノグレイ。1nGy=0.000001mGy）、最大値が85nGy/時以上となっており、1年に直すと1mGy程度の差しかない。さらに、居住地から同じ汚染区分に分類されていても、個人の行動によって実際の被ばく量には差が出ることを考慮すると、この汚染区分で発がん率に差が出るとは、これまでの研究からは考えられていない。

◆その後のトンデル論文

　2014年の論文[3]は、2006年の論文とほぼ同じ地域を対象としている。1980～1985年と1986～2009年に分けて男女別に解析しているが、スウェーデンでチェルノブイリ原発事故の影響でがんが増えたと言える結果にはなっていない。なお、2004・2006年の論文と2014年の論文では交絡因子の調整が異なり、また統計解析の方法（ジョイントポイント回帰分析）やソフトも異なっている。2014年の論文では、スウェーデン全体で1980年以降10万人あたりのがん患者数が増加傾向にあることが示されている。以前の彼の論文とは異なる結果について論文中で考

察はされてはいるが、解析方法によるものか、より長期にわたる解析の結果なのか論文を読む限りではわからない。

2011年にもトンデルは論文を出しているが、これはがん発生率へのチェルノブイリ原発事故の影響についてではなく、がん発生率への自然放射線の影響の解析を目的としており、そのため調査地域も他の論文とは異なる[4]。

◆ **トンデル論文の影響**

冒頭に書いたように、2004年論文と2006年論文で示された発がんリスクをもとに、福島第一原発事故でも同様あるいはそれ以上の影響があるとの主張があった。特にECRRは、トンデル論文[1, 2]では食生活由来の内部被ばくを考慮していないと批判を加えた上で、内部被ばくを考慮して福島第一原発事故による過剰リスクをトンデル論文よりさらに大きく見積って報告した[6]。

特に疫学研究においては、今回紹介したように同一の研究者の研究論文でも、時を経て結果が異なってくることもあり、1つの論文で有意な結果が出ても交絡因子の取り方で結果が変わる場合もあるので、結果の妥当性は理論と合わせて総合的に慎重に検討されることが必要である。また、他の疫学調査で同じような結果が他の研究者からも報告されることが重要である。今のところ、他の北欧諸国で、トンデル論文で扱われている汚染程度でがんが増えたという疫学調査の報告はない[7]。

以上を総合的に見れば、初期のトンデル論文のみに依拠して放射線影響を論じることには慎重であるべきであり、自分の主張に合致する論文のみを取り上げそれに依拠して自説を展開することは、科学的態度とは言えない。（宇野賀津子）

❖ 参考論文・参考文献
[1] Tondel M, Hjalmarsson P, Hardell L, Carlsson G, Axelson O Increase of regional total cancer incidence in north Sweden due to the Chernobyl accident? J Epidemiol Community Health 2004; 58:1011-6.
[2] Tondel M, Lindgren P, Hjalmarsson P, Hardell L, Persson B Increased Incidence of Malignancies in Sweden After the Chernobyl Accident—A Promoting Effect? Am J Ind Med. 2006; 49:159-68
[3] Alinaghizadeh H, Tondel M, Walinder R Cancer incidence in northern Sweden before and after the Chernobyl nuclear power plant accident. Radiat Environ Biophys 2014, Aug; 53(3):409-504
[4] Tondel M, Lindgren P, Hellström L, Löfman O, Fredrikson M Risk of malignancies in relation to terrestrial gamma radiation in a Swedish population cohort. Sci Total Environ 2011; 409:471-7
[5] 柴田義貞　放射性セシウムの健康影響を巡る議論について　長崎医学雑誌 2012; 87: 221-4
[6] クリス・バスビー著 封印された「放射能」の恐怖　フクシマ事故で何人がガンになるのか　講談社 2012年
[7] Auvinen A, Seppa K, Pasanen K, Kurttio P, Patama T, Pukkala E, et al Chernobyl fallout and cancer incidence in Finland 1988-2007. Int. J Cancer 2014; 134:2253-63

疫学データ

データ16 高レベルの自然放射線地域住民の発がんリスク

インド・ケララ州住民の累積被ばく線量とがん発生の相対リスク

	累積被ばく線量 (mGy)	0～49	50～99	100～199	200～499	500以上	傾向性のp値
	平均±SD	36±6	74±9	141±17	283±49	628±118	
男	がん発生数(人)	149	196	254	135	13	p>0.5
	人年	90622	100359	97088	41540	3273	
	相対リスク	1	0.97	0.97	0.98	0.81	
	95%信頼区間	—	0.77～1.20	0.78～1.20	0.76～1.26	0.45～1.46	
女	がん発生数(人)	133	175	209	76	9	p>0.5
	人年	121346	127733	109249	42296	3082	
	相対リスク	1	0.98	1.08	0.86	1.25	
	95%信頼区間	—	0.78～1.24	0.85～1.37	0.63～1.16	0.62～2.49	
全体	がん発生数(人)	282	371	463	211	22	p>0.5
	人年	211968	228091	206337	83836	6355	
	相対リスク	1	0.97	1.02	0.93	0.95	
	95%信頼区間	—	0.83～1.14	0.87～1.19	0.77～1.13	0.60～1.49	

論文[1]の表4を改変して引用

何のデータか

　高レベルの自然放射線地域であるインド・ケララ州の住民について、出生からの累積個人被ばく線量を推定し、追跡期間中の発がん（白血病を除く）に対して相対リスクを求めた。

データから何がわかるか

約7万人のコホートデータ（96ページのコラム）に基づく解析の結果から、出生からの累積個人被ばく線量と追跡期間中のがん発生の間に関連はなく、調査された範囲の被ばく線量ではがん発生への影響は見られないと結論している[1]。

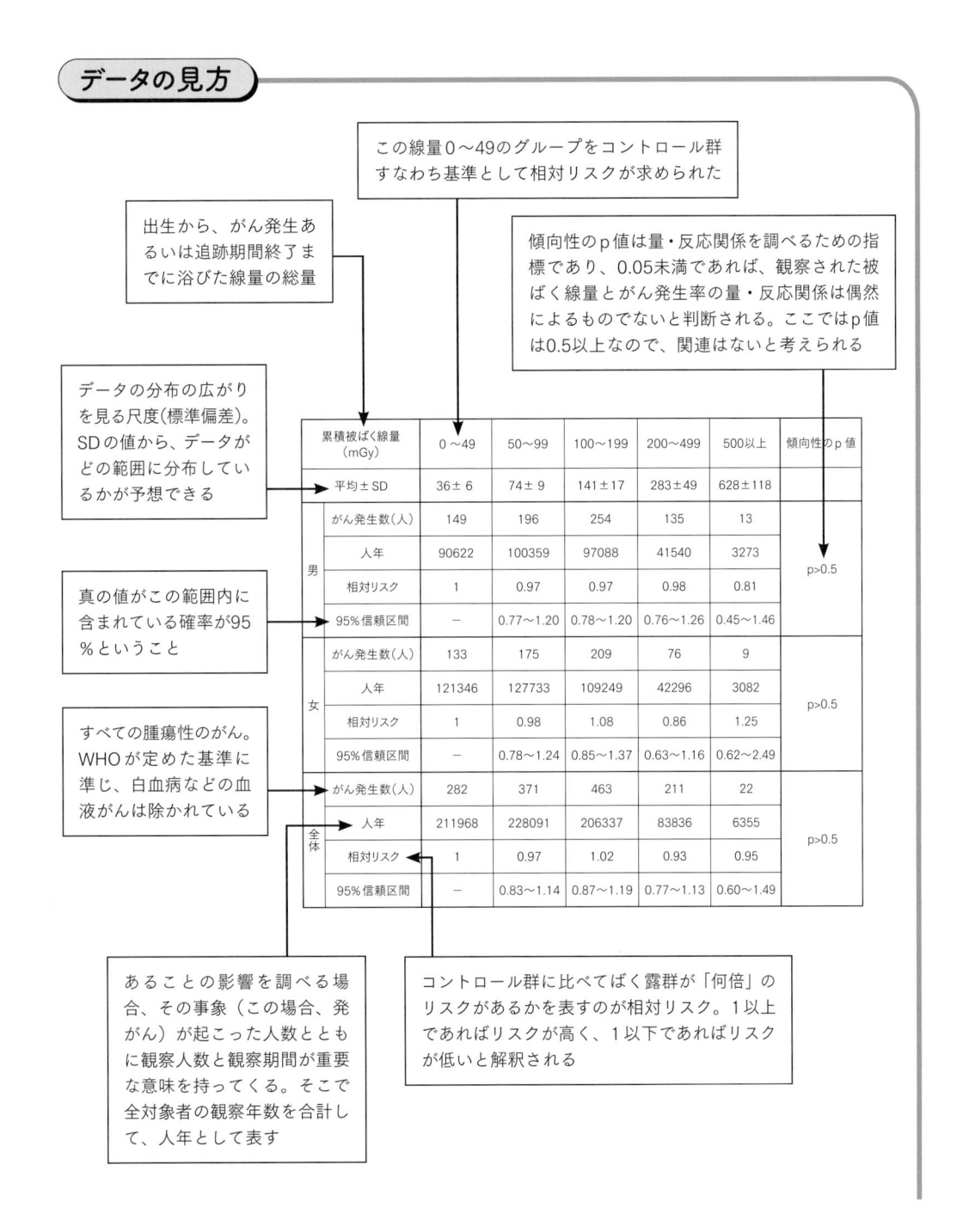

データの見方

出生から、がん発生あるいは追跡期間終了までに浴びた線量の総量

この線量0〜49のグループをコントロール群すなわち基準として相対リスクが求められた

傾向性のp値は量・反応関係を調べるための指標であり、0.05未満であれば、観察された被ばく線量とがん発生率の量・反応関係は偶然によるものでないと判断される。ここではp値は0.5以上なので、関連はないと考えられる

データの分布の広がりを見る尺度（標準偏差）。SDの値から、データがどの範囲に分布しているかが予想できる

真の値がこの範囲内に含まれている確率が95%ということ

すべての腫瘍性のがん。WHOが定めた基準に準じ、白血病などの血液がんは除かれている

		累積被ばく線量 (mGy)	0〜49	50〜99	100〜199	200〜499	500以上	傾向性のp値
		平均±SD	36±6	74±9	141±17	283±49	628±118	
男		がん発生数(人)	149	196	254	135	13	p>0.5
		人年	90622	100359	97088	41540	3273	
		相対リスク	1	0.97	0.97	0.98	0.81	
		95%信頼区間	−	0.77〜1.20	0.78〜1.20	0.76〜1.26	0.45〜1.46	
女		がん発生数(人)	133	175	209	76	9	p>0.5
		人年	121346	127733	109249	42296	3082	
		相対リスク	1	0.98	1.08	0.86	1.25	
		95%信頼区間	−	0.78〜1.24	0.85〜1.37	0.63〜1.16	0.62〜2.49	
全体		がん発生数(人)	282	371	463	211	22	p>0.5
		人年	211968	228091	206337	83836	6355	
		相対リスク	1	0.97	1.02	0.93	0.95	
		95%信頼区間	−	0.83〜1.14	0.87〜1.19	0.77〜1.13	0.60〜1.49	

あることの影響を調べる場合、その事象（この場合、発がん）が起こった人数とともに観察人数と観察期間が重要な意味を持ってくる。そこで全対象者の観察年数を合計して、人年として表す

コントロール群に比べてばく露群が「何倍」のリスクがあるかを表すのが相対リスク。1以上であればリスクが高く、1以下であればリスクが低いと解釈される

第2章 がんなど病気への影響

> データ解説

◆高レベルの自然放射線地域とその特徴

　世界各地には線源の態様の異なる高レベルの自然放射線地域（High Background Radiation Area, HBRA）が点在している。大地の放射線が高いのには、いろいろな原因がある。世界のHBRAの中で中国の陽江（データ4（37ページ））、インドのケララ、ブラジルのガラパリでは、放射線を出すトリウムを含む砂が、イラン（ラムサール）では温泉の噴出によってたまった放射性ラジウムが原因である[2]。

　HBRAの住民は、生まれたときから生涯を通して他地域に比べて高い放射線に被ばくしている。こうした住民の健康調査では、事故の場合のような心理的影響がないこと、線量が繰り返し確認できることなどの特長がある。

◆インド・ケララ州高自然放射線地域の特徴

　インド・ケララ州カルナガパリの海岸には放射性トリウムを成分とするモナザイトを含む砂浜がある。砂浜は内陸の山で砕けた岩砂が海に運ばれ、浜に打ち上げられた黒い砂でできており、この砂がトリウム232およびその崩壊生成核種を含んでいるため、砂浜の放射線量は地表1.5mで8.0μGy/時（1時間あたり8.0マイクログレイ）と、日本の大地放射線の10倍以上の値を示している。

　このあたりは漁業が盛んなところで、日中、男性は沖に出て漁をし、女性は砂浜に座り込んで漁具の手入れなどに従事、夜は海岸近くの椰子の葉で囲った家で、砂地に毛布などを敷いて寝るという生活をしている。彼らは砂からの高い放射線を直接被ばくすることになる。

　しかし、放射線量は海岸から遠ざかり、また、海砂が少なくなるとともに減少し、海岸線より1〜2km内陸に入るとその値は0.09〜0.16μGy/時と低くなる[2]。

　ただ、線量分布や住民の活動形態は一様ではないので、個人の被ばく線量にはバラエティがある。

◆ケララ州での放射線被ばくと健康影響調査

　1990年にトリバンドラムにある地域がんセンターがカルナガパリにがん登録を設定して、がん発生率などの調査を開始した。このデータは信頼性が高く、国際がん研究機関（IARC）が発行している「五大陸のがん」第7巻にも掲載されている。

　同時に、放射線被ばくと健康影響を調べるための調査が始まった。調査は1991年の人口調査に基づき、カルナガパリ（地域）に居住する76773世帯、385103人（男性191149人、女性193954人）のコホートが設定された。

　まず基本調査として、1990〜1997年にカルナガパリ地域のすべての家屋75052棟について屋外線量と屋内線量の測定が行われた。その結果、沿岸地区の放射線量の平均値は

約4mGy/年（1年あたり4ミリグレイ）、特定の場所では70mGy/年であった。また同じ家族でも、どの線量の場所でどれだけ時間を過ごすかによって被ばく線量は異なるので、全住民を対象に性、年齢、食習慣、喫煙・飲酒など嗜好を含む生活習慣、教育、職業・収入、宗教などの個人調査が行われた。

さらに、無作為に抽出した7711人（男性3783人、女性3928人）に面談して家の内外で過ごす時間を調べ、居住係数を算出した。

以上で求められた屋内線量、屋外線量、居住係数に基づいて、性、年齢を考慮した被ばく線量が推定された。累積個人被ばく線量は、個人被ばく線量、年齢などをもとに計算された。これは、たとえば調査開始時に30歳の人が調査終了時に40歳であったとき、年齢に応じて被ばく線量が考慮されていることを意味する。また、調査期間中にがんを発生した者については、がん発生より10年前に発がんしたと仮定して、それまでの累積被ばく線量を推定した。たとえば、45歳でがんを発生した者の累積被ばく線量は、生まれてから35歳までの35年間を計算している。固形がんの場合、細胞ががん化してから10年程度を経て、臨床で発見可能になるためである。

なお、内部被ばく線量は含まれていない。

◆がん発生率調査

以上の放射能レベル測定結果に基づき、カルナガパリ12村の中で放射線量の高い4つの村および低い2つの村を選び、6村173064人からなる「放射線サブコホート」が設定された。これは情報収集の効率を考慮してのことである。

そしてこのサブコホートから、累積被ばく線量が低く発がんのリスクも低い30歳未満の者、および健康状態のよくない者が多く長期の調査に向かないことから85歳以上の者を除外した。さらに、職業被ばくの可能性のある者1196人、面接調査前に死亡あるいはがんと診断された者245人も除外して、30～85歳の69958人（男性32085人、女性37873人）を調査対象者とした[1]。また2001年には、調査対象者について移住調査が行われた。

対象者のサブコホートへの登録は、面談した日（1990年1月1日～1997年12月31日）である。追跡調査終了日は、がん発症または死亡、調査地域外への移住、85歳になった日の中で最初に生じた日とし、それ以外の者については2005年12月31日までとして人年（96ページのコラム）を計算した。調査期間は15年、平均10.5年となる。

がん発生はがん登録により確認するとともに、調査地域および周辺の医療機関への定期的な訪問によって確認した。また、死亡した者については家庭訪問と近親者への面談により確認を行った。その結果、2005年の終わりまでに736586人年の観察が蓄積された。

冒頭の表が、これをまとめたものである。追跡期間中に白血病以外のがんについて1349人が確認された。その内訳は、男性について①肺がん165人、②中咽頭がん146人、③胃がん69人、④食道がん51人、⑤喉頭がん31人など747人。女性について①胸（乳）がん125人、②子宮頸部がん118人、③中咽頭がん74人、④食道がん29人、⑤肺がんおよび甲

状腺がん各24人など602人である。なお、白血病については30人の発生が確認されている[1]。

問題点・課題

◆累積被ばく線量の推定にかかわる問題

　自然放射線による放射線被ばくの特徴は、低線量率放射線を生涯にわたって連続して被ばくしていることである。しかし、生涯の被ばく線量を直接測定することは現実には不可能である。そこで、ケララの調査ではできる限り実態を反映するため、すべての住民について生活習慣の調査を行い、また、すべての家屋内の線量を測定している。しかし、調査地域内の線量分布は一様でなく、生涯線量の推定には比較的大きな誤差をともなう可能性があること、経済的な発展にともない住民の移動が大きくなりつつあることが問題点と言える。

　なお本調査では、調査対象者の中から無作為に抽出した住民に線量計を与えて着用させ、個人被ばく線量を実測している。その結果、この実測値と計算による推定値がよく相関していることを確認している[1]。

◆統計学的検出力について

　疫学調査の最大の問題点は、じゅうぶんな統計学的な検出力を得られるか否かである。本調査[1]と同様な調査として、中国・陽江でのHBRAのがん死亡率の調査があり（データ4（37ページ））、同調査でもHBRA住民のがんリスクの増加はないことが示唆されている[3]。現在、インド・ケララ州のカルナガパリ地区ではコホート全体、約38万人のデータの解析が進んでおり、中国での調査結果を合わせれば大きな統計学的検出力が期待される[4]。（中村清一）

❖参考論文・参考文献
[1]　Nair RRK, Rajan R, Akiba S, JayalekshmiP, Nair NK, Gangadharan P, et al. Background radiation and cancer incidence in Kerala, India-Karunagappally study. Health Physics 2009; 96:55-66.
[2]　森嶋彌重，古賀妙子，藤波直人，菅原努，世界の高自然放射線地域の線源、線量測定および線量分布．近畿大学原子力研究所年報 2005;4:5-20.
[3]　Tao Z, Akiba S, Zha Y, Sun Q, Zou J, Li J, et al. Cancer and non-cancer mortality among Inhabitants in the High Background Radiation Area of Yangjiang, China (1979-1998). Health Physics 2012;102(2):173-81.
[4]　Boice Jr. JD, Hendry JH, Nakamura N, Niwa O, Nakamura S, Yoshida K Meeting Report: Low-dose-rate epidemiology of high background radiation areas. Radiat. Res 2010; 173:849-54.

原発事故と核爆発による放出量・降下量・被ばく量

人類が核分裂のエネルギーを利用するようになった1945年の原爆以降、各国が行った核爆発実験およびチェルノブイリや福島での原発事故などによって、おびただしい量の放射性物質がばらまかれてきた。ここでは、放出量、降下量、被ばく量というそれぞれの観点で説明を試みたい。

◆放出量

まずここで言う放出量とは、環境中にまき散らされた放射性物質の量のことで、ここではBq（ベクレル）の単位で表す。

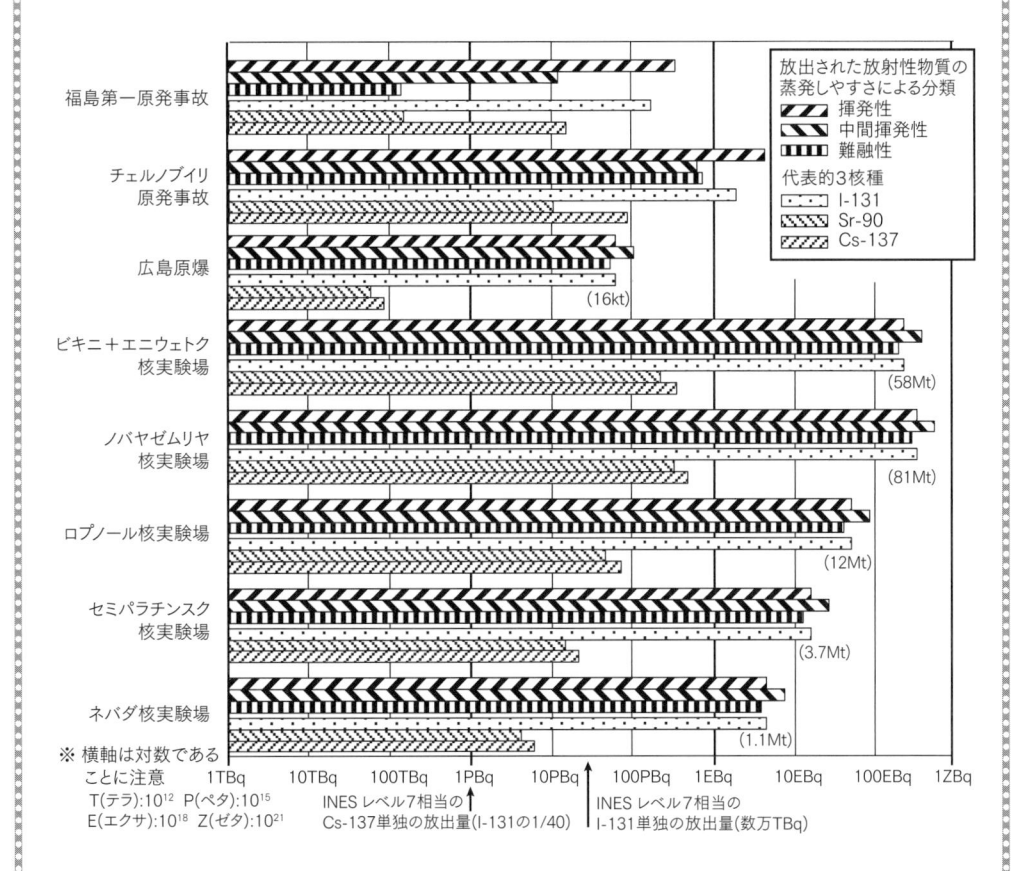

[図：福島第一原発事故、チェルノブイリ原発事故、広島原爆（16kt）、ビキニ＋エニウェトク核実験場（58Mt）、ノバヤゼムリヤ核実験場（81Mt）、ロプノール核実験場（12Mt）、セミパラチンスク核実験場（3.7Mt）、ネバダ核実験場（1.1Mt）における放出量の棒グラフ。横軸は対数で1TBqから1ZBqまで。放出された放射性物質の蒸発しやすさによる分類：揮発性、中間揮発性、難融性。代表的3核種：I-131、Sr-90、Cs-137。INESレベル7相当のCs-137単独の放出量(I-131の1/40)、INESレベル7相当のI-131単独の放出量(数万TBq)を示す。T(テラ):10^{12} P(ペタ):10^{15} E(エクサ):10^{18} Z(ゼタ):10^{21}]

上図は、福島とチェルノブイリでの原発事故、広島原爆、それぞれの核実験場において大気中に放出された総量の、放出核種の化学的性質による分類（揮発性、中間揮発性、難融性）〔注1〕、および代表的な3核種である。横軸は対数であり、国際原子力事象評価尺度（INES）のレベル7に相当する基準も示している。この図からは、過去の核実験で環境中に放出された放射能がいかに膨大であったかがわかる。

また、次ページの図は放出された核種の割合を示したものである。核爆発では放出される核

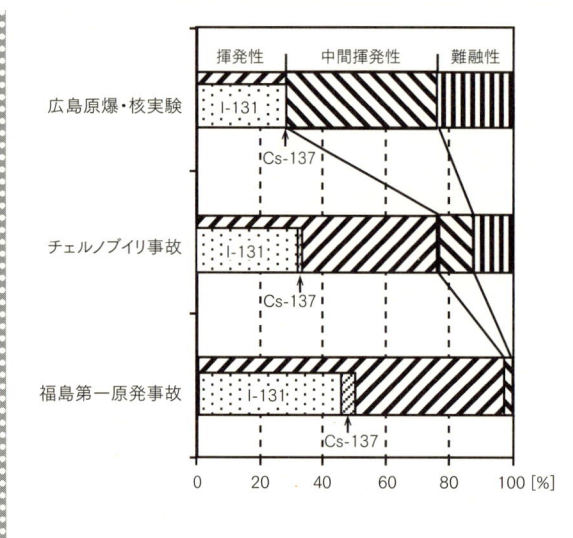

種の割合は揮発性のものが多く、難融性が少ないことが特徴である。いっぽう、原発事故では揮発しやすい性質の核種が放出されやすく、特に福島第一原発事故では、ほとんどが揮発性の核種であったことがわかる。

[注1] それぞれの元素の蒸発しやすさにしたがって、次のように分類している。
揮発性 (volatile)：Cs-134[B,C]・136[B]・137[A,B,C]、I-131[A,B,C]・132[C]・133[B,C]・135[C]、Te-132[B,C]・127m[C]・129m[B,C]・131m[C]
中間揮発性 (intermediate volatility)：Sr-89[A,B,C]・90[A,B,C]、Ru-103[A,B,C]・106[A,B,C]、Ba-140[A,B,C]、Sb-127[C]・129[C]
難融性 (refractory)：Zr-95[A,B,C]、Mn-54[A]、Fe-55[A]、Mo-99[B,C]、Ce-141[A,B,C]・144[A,B,C]、Np-239[B]、Y-91[A,C]、Pr-143[C]、Nd-147[C]、Pu-238[B,C]・239[B,C]・240[B,C]・241[B,C]・242[B]、Cm-242[B,C]

元素番号の右肩のA、B、Cの記号はそれぞれ、A:核爆発[1, 2]、B:チェルノブイリ[3]、C:福島[1]で、それぞれの出典元でカウントされている核種を表している。影響の小さい核種は出典元において省かれており、Xe-133などの気体状の核種も筆者において省略した。また、各核実験場での放出量は、資料[2]の核分裂成分（TNT火薬のトン数で各グラフの右下に表示している）から、筆者が計算したものである。

◆降下量

核爆発の場合、爆発後に形成された原子雲は、対流圏界面（上空10数km）まで上昇する。降雨や地表核爆発（227ページのコラム）による降下があればその地域に高線量をもたらすが、ほとんどは上空に運ばれ、全球的な大気循環に乗って浮遊する間に短寿命核種が崩壊し、さらに拡散によって希釈されてから降下する。この降下物は、半減期が長い核種セシウム137とストロンチウム90、プルトニウム239などが多くを占め、グローバル・フォールアウトと呼ばれる。

日本では、気象庁気象研究所がこれらの降下量を長期にわたって記録しており[4]、さらに環境放射線データベース[5]に各種データが蓄積され公開されている。1957～2009年の東京での降下量の合計は、セシウム137が7077Bq/m^2（1平方メートルあたり7077ベクレル）、ストロンチウム90が2686 Bq/m^{2}である。降下量は、日本国内では日本海側で大きく、太平洋側で小さい傾向にある。

福島第一原発事故のあった2011年に茨城県の気象研究所が観測したセシウム137の降下量は、核実験による降下の全量の数倍（25500Bq/m^2）であったが、ストロンチウム90は10.6Bq/m^{2}という少ない量であった[4]。セシウム134はセシウム137とほぼ同量が降下した。福島第一原発から北西方向に飯舘村南部あたりまでが汚染の程度が強く、セシウム137は1000000Bq/m^{2}以上におよぶ。2011年6月に文部科学省が行った福島県の土壌調査では、セシウム137に対するストロンチウム90の存在比は0.00016～0.058（平均0.0026）という値であり、またプルトニウム238～241についてはその同位体比からかろうじて原発由来と同定された場合があったが、ほとんどは核実験由来であった。

核実験による降下物では、上記の長寿命核種のみではなく、日本においても爆発から数日後

に短寿命核種を多く含んだ降下があった（227ページのコラム）。

◆**被ばく量**

降下量から被ばく量を推定するのは、さまざまな条件を考慮する必要があるため単純にはできない。被ばくの形態は外部被ばくと内部被ばくに分けられる。

外部被ばくは、放射性プルームとそれが土壌などに沈着して発するガンマ線が原因となる。内部被ばくは、放射性プルームの吸入摂取や、汚染された飲料水・農作物・水産物の経口摂取が主な経路となる。このため、防止対策（屋内への退避、食品の汚染防止、検査体制の整備、汚染食品の流通停止、住環境の除染など）がどれくらいなされたかによって、被ばく量は大きく異なる。

①外部被ばく

セシウム137によって10000Bq/m^2で一様に汚染されていれば、計算上は1mの高さでの空間線量率は0.021μSv/時（1時間あたり0.021マイクロシーベルト）である〔注2〕。日本では核実験由来のセシウム137の土壌汚染は数千Bq/m^2程度であったため、この空間線量率は日本の地域差（ほぼ0.01～0.1μSv/時の間）に隠れてしまうほどしかなかった。

福島第一原発事故による汚染は、たとえば警戒区域および計画的避難区域内での空間線量率は事故直後に最大で10～500μSv/時程度であったため、その線量は無視できる範囲を超えていた。2011年3月の段階は、キセノン133、セシウム134・136・137、ヨウ素131・132・133、テルル129m・132などが外部被ばくに寄与する核種として観測されていた。

福島県が実施した県民健康管理調査では、事故後4か月の外部被ばくによる実効線量が評価され、平成26年末の457859人の集計では99.8％が5mSv（ミリシーベルト）以内に留まったが、少人数ではあるが最大で25mSvという比較的大きい値にまで分布があった[6]。

②放射性ヨウ素による内部被ばく

チェルノブイリ原発事故では汚染した牛乳や食品が流通し、広い範囲の人々が放射性ヨウ素により甲状腺被ばくを受けた。計測された18歳以下8639人の避難者の甲状腺被ばく量（吸収線量）は低年齢ほど大きくなる傾向にあり、1～4歳では70％が200mGy（ここではmSvと同等）を超え、25％は1Gyを超えた[3]。このような大きな甲状腺被ばくの結果、小児甲状腺がんの発生が増加したことが知られている（データ17（132ページ）・データ18（138ページ））。

米国では、ネバダでの核実験により1950年代を通じて160万人の人々の平均の甲状腺線量が2rad（ラド、1rad=10mGy）、実験場の北部および東部の州では平均で9～16radの甲状腺線量が推定されている[7]。これは、福島の避難指示区域の避難者について推計されている甲状腺被ばく量よりも1～2桁大きい。これにより5万件の甲状腺がんの発生等が推定されているが、確認はされていない。ただし、影響を示唆するデータはじゅうぶんではないが存在する[7]。

いっぽう福島第一原発事故では、川俣・いわき・飯舘で1080人の小児に対する測定が行われ、甲状腺被ばくは最大で数十mSv程度、99％以上が30mSv未満であると推定された[8]。この推定値の分布は、チェルノブイリ原発事故の場合よりも2～3桁程度小さい。このような値になった理由として、汚染した食品の流通が規制され、食品や飲料水を経由した大規模な高線量の内部被ばくは避けられたものの、プルームの吸入摂取あるいは食品や飲料水の経口摂取があったためと考えられている。ただし、福島第一原発事故での甲状腺被ばくの測定は限られた地域でしか行われなかったため、他に高い甲状腺被ばくがなかったことの保証にはならず、現在も問題となっている。

③セシウム137・134とストロンチウム90よる内部被ばく

汚染食品の摂取により、長期的に内部被ばくに寄与する核種がセシウム137・134とストロンチウム90である。セシウム137の内部被ばくについては、218ページのコラムを参照されたい。セシウム134は、原子炉内でキセノン133が中性子を捕獲して生成する核種であるため、核爆発ではほとんど生成しない。したがって、セシウム134のセシウム137に対する存在比は核実験では0、福島では事故直後はほぼ1であり、5年後に0.21、10年後には0.044となる。この比はほぼ一定しており、内部被ばくの評価も難しくない。

ストロンチウム90はガンマ線を放出せず、通常の検査で測れないため心配する声が多いので、想定される被ばく量を考察しておく。放出量で見ると、ストロンチウム90のセシウム137に対する存在比は核実験では0.65、福島では0.0093である。傾向を知るために、この存在比を仮定して内部被ばく量を計算すると、食事経由でセシウム137を1μSv被ばくした場合、ストロンチウム90の被ばくは核実験では1.4μSv、福島では0.020μSvが見込まれることになる（ただし、この比は環境中では幅が大きく、陸地で小さく、陸水や海水中で大きい傾向にある）。したがって、同量のセシウム137を経口摂取した場合、福島第一原発事故によるストロンチウム90の内部被ばくは核実験の場合よりも1～2桁程度小さいと見てよさそうである。なお、セシウム137、134以外の核種の内部被ばくへの寄与は、食品の基準値を決める際に考慮されており、1～2割程度に見積もられている[9]。（一瀬昌嗣）

〔注2〕IAEA-TECDOC-1162（2000）のE3に、地表の汚染レベルから空間線量率が簡単に計算できるように係数が与えられている。セシウム137の場合2.1×10^{-6}（mSv/時）/（kBq/m^2）、セシウム134の場合5.4×10^{-6}（mSv/時）/（kBq/m^2）である。

❖ 参考論文・参考文献

[1] 東京電力株式会社福島第一原子力発電所及び広島に投下された原子爆弾から放出された放射性物質に関する試算値について（別表1）．[report on the Internet]．東京：原子力安全・保安院；2011．Available from: http://dl.ndl.go.jp/info:ndljp/pid/6017196/1

[2] Annex C Exposures to the public from man-made sources of radiation. [report on the Internet]. Vienna: UNSCEAR; 2000. Available from: http://www.unscear.org/docs/reports/annexc.pdf

[3] Environmental consequences of the Chernobyl accident and their remediation: twenty years of experience. [report on the Internet]. The UN Chernobyl Forum Expert Group "Environment"; 2006. Available from: http://www-pub.iaea.org/mtcd/publications/pdf/pub1239_web.pdf

[4] 環境における人工放射能の研究2013．[report on the Internet]．つくば：気象庁気象研究所；2013．Available from: http://www.mri-jma.go.jp/Dep/ap/ap4lab/recent/ge_report/2013Artifi_Radio_report/2013Artifi_Radio_report.pdf

[5] 環境放射線データベース [database on the Internet]．東京：原子力規制庁；Available from: http://search.kankyo-hoshano.go.jp/servlet/search.top

[6] 県民健康調査「基本調査」の実施状況について．[report on the Internet]．福島：第8回県民健康調査検討委員会；2015．Available from: http://fukushima-mimamori.jp/basic-survey/result/

[7] Institute for Energy and Environmental Research. Fact Sheet on Fallout Report and Related Maps. 2002. Available from: http://ieer.org/resource/factsheets/fact-sheet-fallout-report-related/

[8] 平成24年度原子力災害影響調査等事業 事故初期のヨウ素等短半減期による内部被ばく線量評価調査 成果報告書．[report on the Internet]．千葉：放射線医学総合研究；2013．Available from: http://clearinghouse.main.jp/wp/?p=774

[9] 食品摂取による内部被ばく線量評価における放射性セシウムの寄与率の考え方（作業グループ（食品分類等）報告書）．[report on the Internet]．薬事・食品衛生審議会食品衛生分科会放射性物質対策部会；2011．Available from: http://www.mhlw.go.jp/stf/shingi/2r9852000001w5ek.html

第3章 子供への影響

疫学データ

データ17

チェルノブイリ原発事故における小児・思春期の甲状腺がん発生率

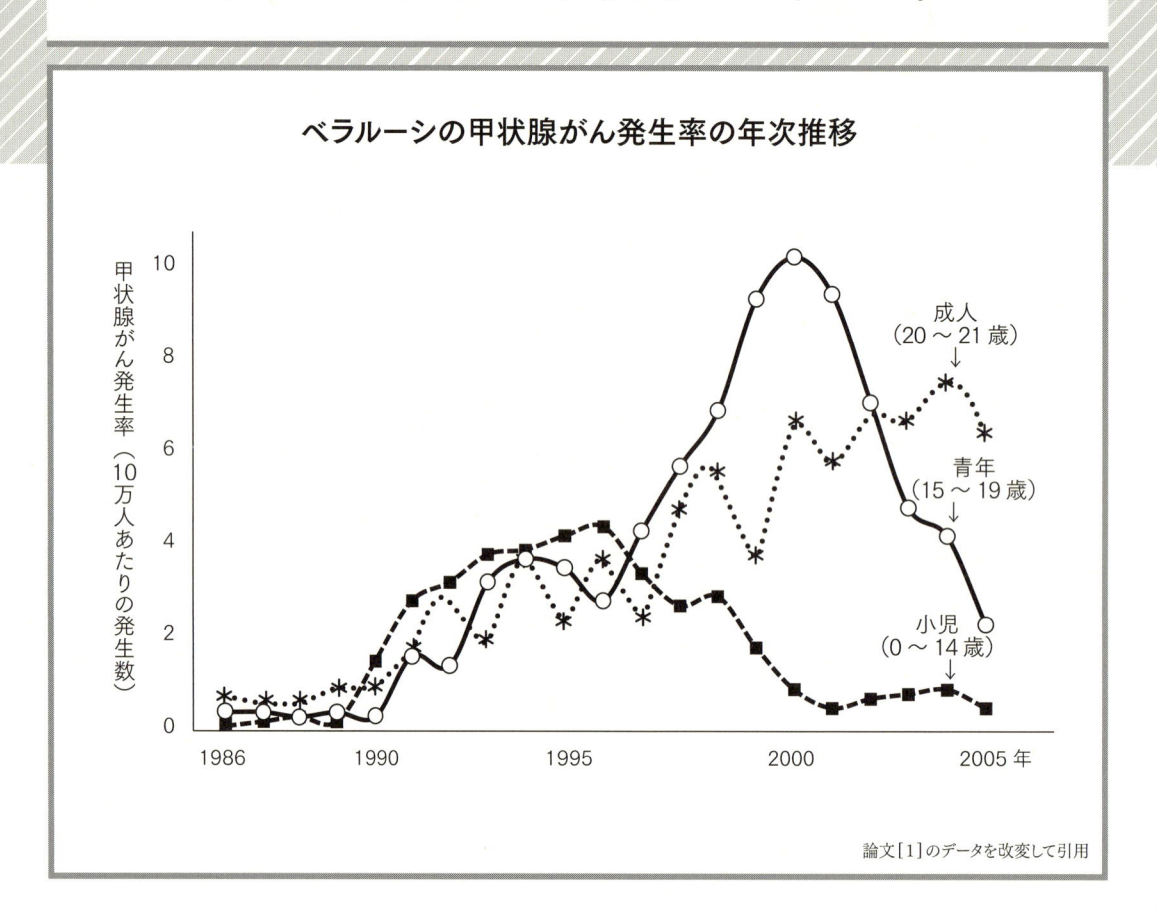

ベラルーシの甲状腺がん発生率の年次推移

縦軸：甲状腺がん発生率（10万人あたりの発生数）
横軸：1986〜2005年

凡例：成人（20〜21歳）、青年（15〜19歳）、小児（0〜14歳）

論文[1]のデータを改変して引用

何のデータか

　このデータは、1986年4月のチェルノブイリ原発事故から2006年までのベラルーシにおける甲状腺がん発生率の年次推移である[1]。対象者は、小児（甲状腺がん発見時年齢0〜14歳）、青年（同じく15〜19歳）、成人（同じく20〜21歳）の3グループに分けて図示されている。図では、1990年以降に増加傾向が認められる。
　論文[1]では、1986年から2003年までの間に、740人の小児が甲状腺がんの確定診断を受けたとされている。

データから何がわかるか

　ベラルーシにおける小児の甲状腺がん発生率は、1990年以降7年間にわたって増加が

見られ、1996年にピークに達した。その後は減少し、2002年には80年代に近い発生率に戻った。2002年の時点で0〜14歳の者はすべて事故後の生まれであるから、事故後に生まれた子供では発生率が（事故以前に生まれ事故の影響を受けた子供に比べ）過剰に高くないことを示唆している。そして、いずれのグラフでも、事故以前に生まれた子供が含まれる年代では、80年代に比べ甲状腺がん発生率が高い。発生率増加の原因は、原発事故の影響とスクリーニング効果（後述）の二つだと考えられている（ただし、この結論に至ったのはその後の研究による）。

事故以前に生まれた子供は2002年には15歳以上になっており、0〜14歳のグラフから青年・成人のグラフに移る。青年のピークは2001年であり、成人では、ピークがいつかはまだはっきりしていない。

データの見方

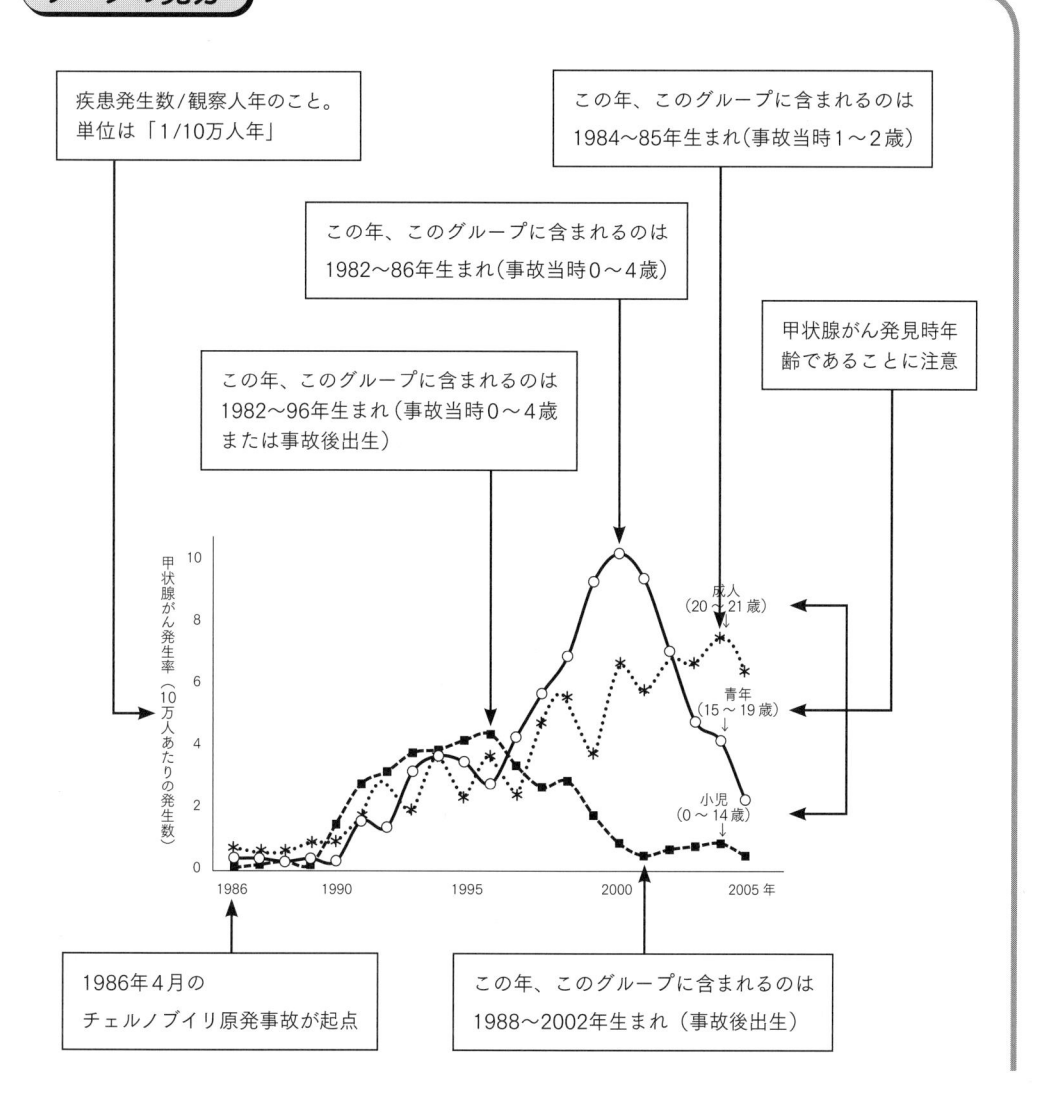

- 疾患発生数/観察人年のこと。単位は「1/10万人年」
- この年、このグループに含まれるのは1984〜85年生まれ（事故当時1〜2歳）
- この年、このグループに含まれるのは1982〜86年生まれ（事故当時0〜4歳）
- この年、このグループに含まれるのは1982〜96年生まれ（事故当時0〜4歳または事故後出生）
- 甲状腺がん発見時年齢であることに注意
- 1986年4月のチェルノブイリ原発事故が起点
- この年、このグループに含まれるのは1988〜2002年生まれ（事故後出生）

グラフ縦軸：甲状腺がん発生率（10万人あたりの発生数）
グラフ凡例：成人（20〜21歳）、青年（15〜19歳）、小児（0〜14歳）

データ解説

◆チェルノブイリ原発事故との関連

　小児と青年のグラフでは、はっきりとしたピークが認められる。詳しく見ると、事故時の年齢が0〜4歳であった集団の発生率が、継続して高いことがわかる。

　事故時年齢がこれに近い調査としては、柴田らのベラルーシでの調査がある[3]。1983年1月1日〜1986年4月26日生まれの男女2627人（検査時年齢11〜13歳）の検診で、8件のがんが見つかっている。同じ調査で、1987年1月1日〜1989年12月31日生まれの男女9472人（検査時年齢8〜13歳）では、がんは見つからなかったとしている（検査時年齢11〜13歳は5337人）。後者は、放射性ヨウ素の影響がなくなった時期に生まれている。

　さらに、1986〜1992年の甲状腺がんは、診断された131人のうち128人が乳頭がんで、その多くが悪性度の高いものであった（肺転移6人、浸潤癌55人。いっぽうで腫瘍直径1cm未満は30人のみ[2]）。米国でのスクリーニングで微小な乳頭がんが多数見つかっていた（136ページのコラム）のとは、異なる結果である。

　このような結果から、このグラフに見られる甲状腺がん発症率の増加は、スクリーニング効果（後述）による増加だけでなく、チェルノブイリ原発事故によって放出された放射性ヨウ素の被ばくによる増加があることが疑われる。しかし、スクリーニング効果と放射線被ばくの効果を区別することはできないため、冒頭の図のデータのみをもってして放射線被ばくと甲状腺がん発生の因果関係を示す証拠と考えてはならない。言い換えると、図とは別の手法で統計解析を行う必要がある。それを行ったのがデータ18（138ページ）である。これら2つのデータから、現在では、チェルノブイリ原発事故時に放出されたヨウ素131は甲状腺に集中しやすく、甲状腺がん発生の原因になったと結論されている。

問題点・課題

◆スクリーニング効果

　1990年以降にすべての年齢グループで発生率の顕著な増加が見られる。この増加には、ベラルーシで1990年以降に実施された超音波検査を用いたがん検診プログラムによるスクリーニング効果が含まれていると考えられる（136ページのコラム）。つまり、1990年以前にすでに発生していたが、無自覚だったため受診せずに統計には含まれていなかったがんが検診によって多数見つかり、発生率が急上昇したと考えられる。1990年以降の発生率には、その年のがん検診が、どの年齢層を対象にどのような規模で行われたかが影響していることを考慮する必要がある。

　0〜14歳のグラフを見よう。1989年以前と、すべて事故後生まれでチェルノブイリ原発事故の影響を受けた者がいないはずの2002年を比較すると、2002年のほうがやや高い。

これもがん検診プログラム導入によって、以前は見過ごされていた自覚症状のない段階のがんが見つけられるようになったためと考えられる。また、1990〜2001年に一時的に見られた発生率の増加は、放射線被ばくとスクリーニング効果の両方によるものであろう。（田中司朗）

❖ 参考論文・参考文献
[1] Demidchik YE, Saenko VA, Yamashita S. Childhood thyroid cancer in Belarus, Russia, and Ukraine after Chernobyl and at present. Arq Bras Endocrinol Metabol 2007;51(5):748-62.
[2] Kazakov VS, Demidchik EP, Astakhova LN. Thyroid cancer after Chernobyl. Nature 1992;359(6390):21.
[3] Shibata Y, Yamashita S, Masyakin VB, Panasyuk GD, Nagataki S. 15years after Chernobyl :new evidence of thyroid cancer. Lancet 2001;358:1965-6.

米国における甲状腺がん発生率・死亡率

◆がん検診導入後に増えた発生率

　図1は、1973年から2002年にかけて米国のコネチカット州、ハワイ州、アイオワ州、ニューメキシコ州、ユタ州、アトランタ市、デトロイト市、サンフランシスコ市、シアトル市における甲状腺がん発生率と甲状腺がん死亡率の年次推移を、米国がん登録により調べた結果である。

　発生率が1970年前半から目立った増加傾向を示しているいっぽうで、死亡率がほぼ一定あるいはわずかに減少傾向を示している。なお、超音波を用いたがん検診は80年代に普及した。

図1　米国における甲状腺がん発生率・死亡率

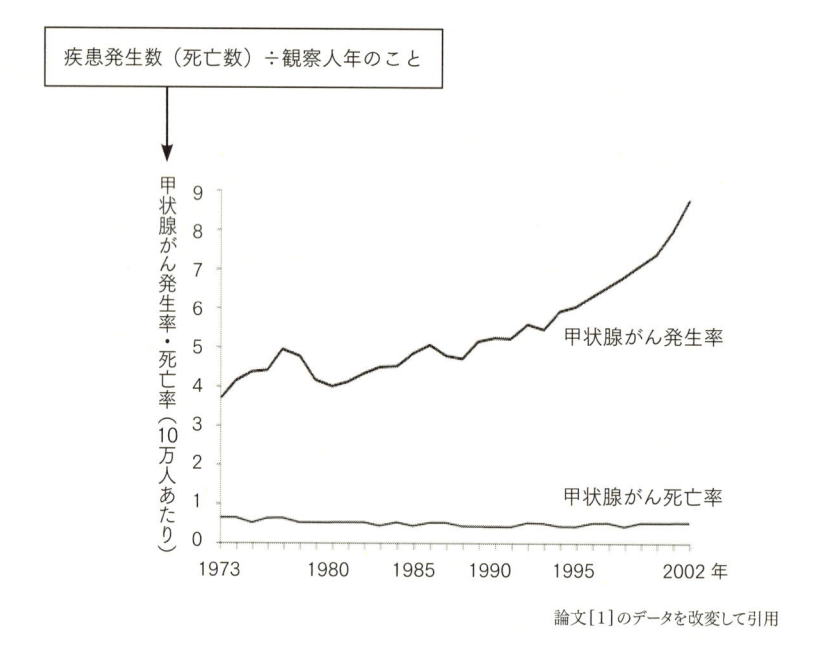

疾患発生数（死亡数）÷観察人年のこと

論文[1]のデータを改変して引用

◆甲状腺がんを種類別に見る

　甲状腺がんは、がん細胞の見た目によって、乳頭がん、濾胞がん、未分化がんに分類される。図2上は、図1と同様の年次推移を全体、乳頭がん、濾胞がん、未分化がんに分けて示したものである。明らかに、甲状がん全体の増加を担っているのは乳頭がんであることがわかる。一般に、乳頭がん・濾胞がんは予後がよいので、寿命に関係しない。いっぽう未分化がんの予後は悪い。

　図2下はさらに、乳頭がんを腫瘍サイズ別に分けたものである。明らかに微小サイズの検出が増加していることがわかる。これから、検査機器の技術向上で微小サイズの甲状腺がんの検出が可能になり、これまで未検出であったがんの発生率が上昇したことがわかる。

図2　種類別・腫瘍サイズ別の甲状腺がん発生率

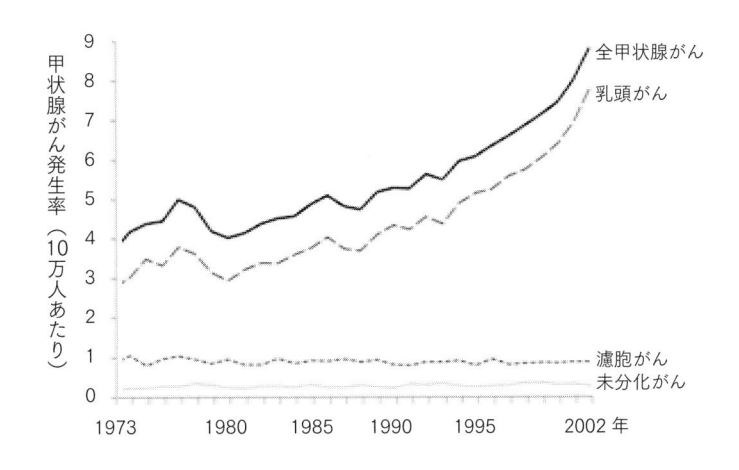

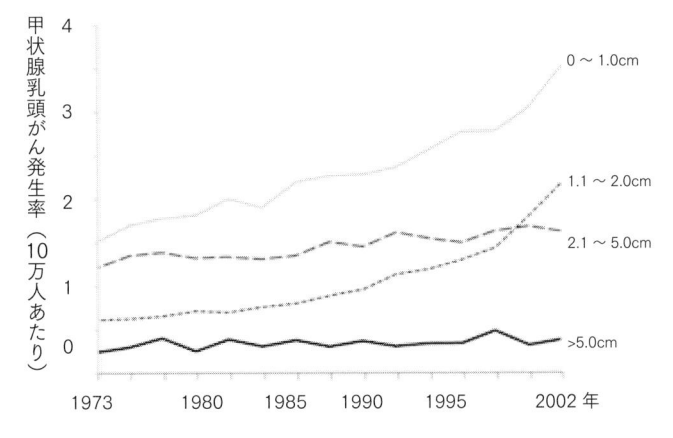

論文[1]のデータを改変して引用

◆ **スクリーニング効果**

それまで検査をしていなかった人にいっせいにスクリーニング検査を行うと、無症状の疾患が高い頻度で見つかることが知られている。これを、スクリーニング効果と言う。

図1の発生率の上昇のほとんどは乳頭がんで、悪性の未分化がんは増えていない。これは、がん検診によって、無症状で予後のよい微小ながんまで検出されるようになって見かけ上がん発生率が増加したためで、死亡率には変化がない。このように、甲状腺がんのスクリーニング効果の特徴は、死亡につながらないがんまで大量に見つかってしまうことである。

福島第一原発事故後にもスクリーニング効果に関する議論があった。小児甲状腺検査が導入された福島県では、この事例[1]と同様にスクリーニング効果が生じると考えられる。福島県のコントロール群として他府県での小児甲状腺検査が積極的に進められていないが、これは過剰診療を避けたいという考えもあるからである。（坂東昌子・田中司朗）

❖ 参考論文・参考文献

[1] Davies L, Welch HG. Increasing incidence of thyroid cancer in the United States, 1973-2002. JAMA 2006;295(18):2164-7.

疫学データ

データ18 チェルノブイリ原発事故における被ばく線量と甲状腺がん発生率

甲状腺被ばく線量と甲状腺がん発生率の関係

	甲状腺被ばく線量 1 Gyにおけるオッズ比 （95%信頼区間）
二次関数モデル（全データから推定）	4.9（2.2〜7.5）
一次関数モデル（2 Gy未満のデータから推定）	5.5（2.2〜8.8）
一次関数モデル（1 Gy未満のデータから推定）	6.6（2.0〜11.1）

論文[1]のデータを改変して引用

何のデータか

1992年1月から1998年12月の間にベラルーシとロシアで発生した甲状腺がんと、2000年代に推定されたチェルノブイリ原発事故による甲状腺被ばく線量との関連を示したもの。このデータから、被ばく線量と甲状腺がん増加の間に因果関係があることが結論できる。

データから何がわかるか

表の3つの数字（オッズ比）は、異なるモデル（回帰式）をあてはめたとき、1 Gy（グレイ）の被ばくにより甲状腺がんリスクが何倍になったかを表している。また、カッコ内に示されている95%信頼区間は、オッズ比の誤差の範囲を表している。

データの見方

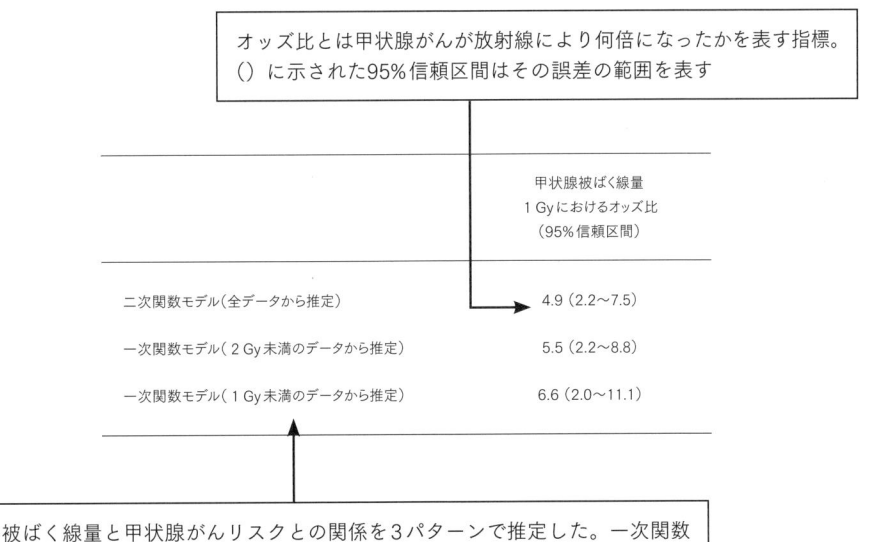

オッズ比とは甲状腺がんが放射線により何倍になったかを表す指標。
（）に示された95%信頼区間はその誤差の範囲を表す

	甲状腺被ばく線量 1 Gyにおけるオッズ比 （95%信頼区間）
二次関数モデル（全データから推定）	4.9（2.2〜7.5）
一次関数モデル（2 Gy未満のデータから推定）	5.5（2.2〜8.8）
一次関数モデル（1 Gy未満のデータから推定）	6.6（2.0〜11.1）

被ばく線量と甲状腺がんリスクとの関係を3パターンで推定した。一次関数モデルとは、甲状腺がん発生率が被ばく線量に比例して増加すると仮定した数式。二次関数モデルとは、被ばく線量が大きくなるほど影響が強くなると仮定した数式

データ解説

◆対象者の特定とデータの収集

　この研究の対象者は、甲状腺がん患者（ケース）とその比較対照となる健常者（コントロール）から構成されている。このようにケースとコントロールを別々に特定する疫学研究をケース・コントロール研究と呼ぶ。

　本研究ではまず、ベラルーシとロシアの住民のうち事故当時15歳未満の人について、1992年1月1日から1998年12月31日までの間に276人の甲状腺がんが診断された。ベラルーシの一部地域（ゴメリ）では多くの甲状腺がんが発見されたため、事故当時2歳未満の患者の50%（ランダムサンプル）のみが、予算の関係でこの研究のケースとして選ばれた。1992年1月1日より前の患者は、別の研究者による調査ですでに解析対象となっていたため患者への負担が大きいと判断されて、この研究の対象からはずされた。甲状腺がんの診断は、病理組織スライドを用いて病理学者により行われており、11人をのぞいて甲状腺乳頭がんであった。

　次に、276人の患者と年齢、性、居住地がマッチした1300人のコントロールがランダムに選択された。このコントロールと比較することで、ケース（甲状腺がん患者）のがん発生率が、被ばくによるものか（被ばく線量が影響しているかどうか）を調べるためである。

　次に、ケースとコントロールについて、アンケートを用いた面接を行った。質問項目

は、被ばく線量を推定するために事故直後から2か月間の生活習慣と非放射性ヨウ素の服用状況、被ばく以外の（遺伝的要素の強い）甲状腺がんのリスク因子などであった。その後、コントロールにがんがないことを確定するため、臨床診断、超音波・血液・尿検査がなされた。回答率は、ケースでは98%（ベラルーシ）または99%（ロシア）ときわめて高く、いっぽうでコントロールでは84.5%（ベラルーシ）または58%（ロシア）と比較的低かった。

◆甲状腺被ばく線量の推定

一人ひとりの対象者の甲状腺への被ばく線量は、対象者の食事とヨウ素剤服用情報、および居住地の放射能汚染情報から推定された。被ばくの経路として、①大気または食品由来の放射性ヨウ素の取り込みによる内部被ばく、②大気または食品由来の放射性テルルの取り込みによる内部被ばく、③地面等に付着した放射性核種による外部被ばく、④上記以外の内部被ばく（放射性セシウム）を想定し、これらを合計して線量推定値とした。なお甲状腺被ばく線量の大部分は、ヨウ素131に由来するものであった。

この調査の対象者では、食品由来（小児では特に牛乳由来）の放射性ヨウ素が被ばく線量に大きく寄与している（なお広島・長崎原爆および福島第一原発事故では、このような食品由来の摂取はなかったと考えられている）。

甲状腺への被ばく線量を推定するための数式は、事故直後に一部の対象者で咽喉に放射線測定器を当てる直接測定を行うことで構築された。ただし、放射性ヨウ素が取り込まれた時期は正確にはわからないので、特に内部被ばくの推定式は誤差が大きい。さらに直接測定がされていない人については、食事とヨウ素剤服用情報（記憶による）と居住地の放射能汚染情報から線量を計算することになるため、さらに誤差が大きい。

◆対象集団の特徴

ケース276人の性と事故当時の年齢構成は、男子37%、女子63%、0〜2歳32%、3〜4歳29%、5〜9歳24%、10〜14歳16%と論文では報告されている。年齢、性、居住地がマ

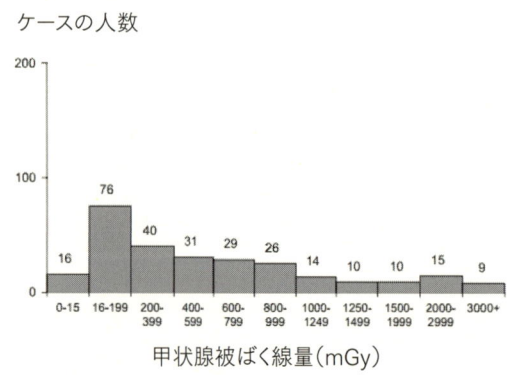

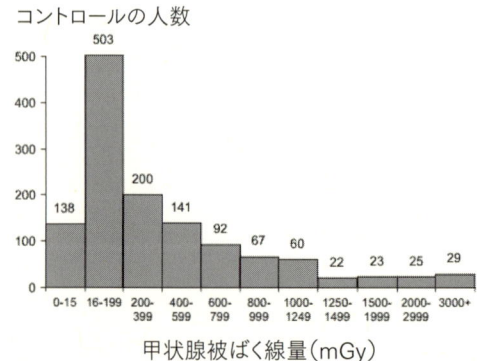

ッチしたコントロールが選ばれているため、コントロール1300人においても性、年齢構成はほぼ同様である。左ページの図は、甲状腺被ばく線量推定値の分布である。人数を表す縦軸が左右で異なること、線量カテゴリーが等間隔でないことに注意しなければならないが、200mGy（ミリグレイ）未満の人数がコントロール群で多いことがわかる。

◆オッズ比

　甲状腺がんリスクと甲状腺被ばく線量との関係は、ロジスティック回帰という回帰モデルの一種を用いて、オッズ比を推定することにより調べられた（104ページのコラム）。104ページのコラムでは、縦軸に疾患発生率を、横軸に年齢を取った図が示されている。本研究では、縦軸は甲状腺がんリスクに、横軸は甲状腺被ばく線量に対応する（下図）。本稿の冒頭の表は、下図の横軸が0Gyと1Gyとで甲状腺がんリスクが何倍になるか（オッズ比）を計算した結果である。

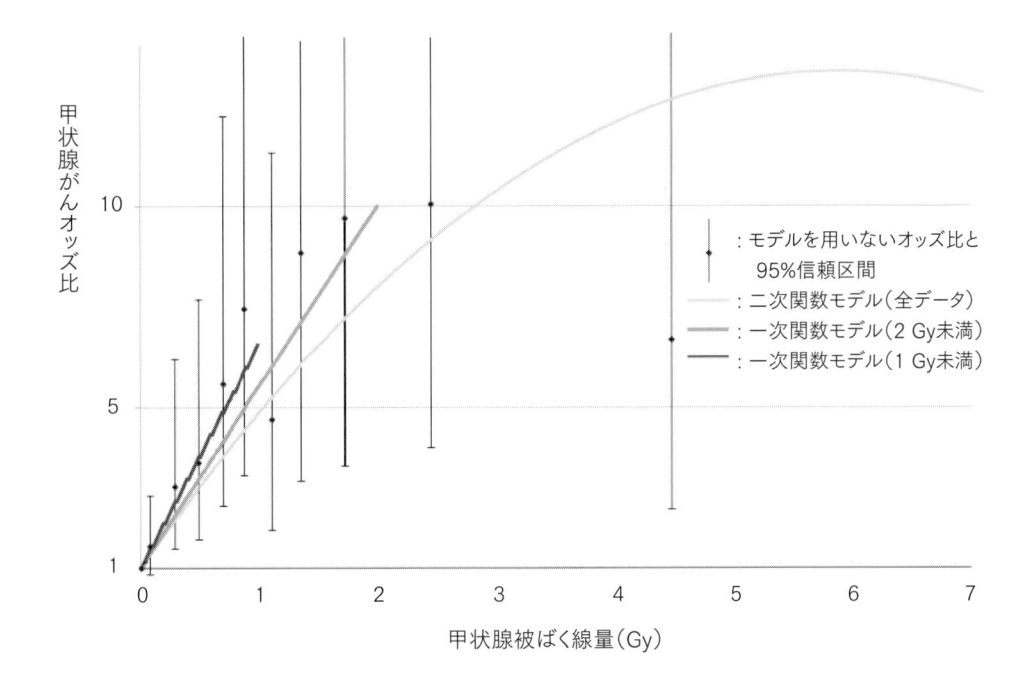

（甲状腺がんオッズ比 vs 甲状腺被ばく線量(Gy)のグラフ）

凡例：
- モデルを用いないオッズ比と95%信頼区間
- 二次関数モデル（全データ）
- 一次関数モデル（2 Gy未満）
- 一次関数モデル（1 Gy未満）

◆交絡（こうらく）

　対象者の性、年齢、居住地はさまざまであった。これらの特徴が、オッズ比の推定に影響すること（交絡が起きている可能性）はないだろうか（104ページのコラム）。

　この研究においては、コントロールの選択において年齢、性、居住地がマッチングされていることを思い出してほしい。そのため、この研究では性、年齢、居住地のかたよりの影響はないと考えられる。それ以外の交絡要因があったとしても、ここで考慮した要因よりはオッズ比に与える影響は小さいと考えられる。

◆チェルノブイリ原発事故と甲状腺がんの因果関係

　本研究におけるオッズ比の95％信頼区間は広い。たとえば二次関数モデルでは2.2〜7.5である。しかし、下限が1よりも大きいので、被ばく線量と甲状腺がん増加に関連があることを示している。このデータは、被ばく線量と甲状腺がん発生の因果関係を示す強い証拠と考えられる。

問題点・課題

◆線量推定の限界

　すでに述べたように、原理的に内部被ばく線量の推定は、外部被ばくに比べ誤差が大きい上、この研究の線量推定については次の問題点がある。データの一部が事故から数年後の対象者の記憶によることと、回答がなかった人の被ばく線量推定方法が論文には明記されていないことである。これによって、線量推定の精度にばらつきが出て、オッズ比の推定にかたよりが生じた可能性がある。（田中司朗）

❖参考論文・参考文献
[1] Cardis E, Kesminiene A, Ivanov V, Malakhova I, Shibata Y, Khrouch V, et al. Risk of thyroid cancer after exposure to 131I in childhood. J Natl Cancer Inst 2005 18;97(10):724-32.

がんの疫学

◆ がんのリスク因子はさまざま

　放射線の影響として最も関心を持たれるのは、発がんであろう。がんは、発生部位により特徴が大きく異なる。がんの頻度の指標「発生率」と、がんのリスク因子を持つ集団と持たない集団を比較する指標「発生率比」を用いて、がんの疫学を概観してみよう。

　2007年の日本人男性の1年あたりがん発生率第1〜5位は、胃がん（80211人）、肺がん（65257人）、大腸がん（63182人）、前立腺がん（47318人）、肝がん（30190人）である。日本人女性のがん発生率第1〜5位は、乳がん（56289人）、大腸がん（45958人）、胃がん（37109人）、肺がん（28145人）、肝がん（15177人）である[1]。放射線影響でよく話題になる甲状腺がん（男性2336人、女性8420人）、白血病（男性6043人、女性4168人）は第10〜20位と、比較的まれながんと言える。

　がんの病因論においても、部位とリスク因子の組み合わせで考えなければならない。たとえば、喫煙者は非喫煙者に比べ、肺がん発生率は男性で4.5倍、女性で4.2倍であるが[2]、胃がん発生率は男性で2.0倍、女性で2.1倍である[3]。全がんでは1.6倍と、（部位を通じて一種の平均を取ることになるので）数字上は小さくなるが[4]、喫煙の生物学的影響が小さくなったわけではない。胃がんの最も強い原因はピロリ菌で5.1倍[5]、大腸がんの最も強い予防因子は運動で0.69倍の効果がある[6]。乳がんの発生はホルモンに関連しており、閉経後乳がん発生率は出産未経験では経験者に比べ2.2倍になる[7]。

◆ 放射線によるがんリスクをどのように受け止めるか

　このように、がんのリスク因子の影響の強さは、リスク因子を持つ集団と持たない集団を比較することによって測るのが一般的である。放射線とがんの場合も同じように、異なる2つの被ばく線量のもとでの発生率を、発生率比により比較することができる。日常生活で注意すべきとされているリスク因子の多くは、発生率比で1.5倍から10倍程度の影響があると考えられている。この数字を念頭に置くことで、放射線の影響を冷静かつ総合的に評価することができるであろう。（田中司朗）

❖ 参考論文・参考文献

[1] Matsuda A, Matsuda T, Shibata A, Katanoda K, Sobue T, Nishimoto H; Japan Cancer Surveillance Research Group. Cancer incidence and incidence rates in Japan in 2007: a study of 21 population-based cancer registries for the Monitoring of Cancer Incidence in Japan (MCIJ) project. Jpn J Clin Oncol 2013;43(3):328-36.

[2] Sobue T, Yamamoto S, Hara M, Sasazuki S, Sasaki S, Tsugane S; JPHC Study Group. Japanese Public Health Center. Cigarette smoking and subsequent risk of lung cancer by histologic type in middle-aged Japanese men and women: the JPHC study. Int J Cancer 2002;99(2):245-51.

[3] Sasazuki S, Sasaki S, Tsugane S; Japan Public Health Center Study Group. Cigarette smoking, alcohol consumption and subsequent gastric cancer risk by subsite and histologic type. Int J Cancer 2002;101(6):560-6.

[4] Inoue M, Hanaoka T, Sasazuki S, Sobue T, Tsugane S; JPHC Study Group. Impact of tobacco smoking on subsequent cancer risk among middle-aged Japanese men and women: data from a large-scale population-based cohort study in Japan-the JPHC study. Prev Med 2004;38(5):516-22.

[5] Sasazuki S, Inoue M, Iwasaki M, Otani T, Yamamoto S, Ikeda S, et al. Effect of Helicobacter pylori infection

combined with CagA and pepsinogen status on gastric cancer development among Japanese men and women: a nested case-control study. Cancer Epidemiol Biomarkers Prev 2006;15(7):1341-7.

[6] Lee KJ, Inoue M, Otani T, Iwasaki M, Sasazuki S, Tsugane S; JPHC Study Group. Physical activity and risk of colorectal cancer in Japanese men and women: the Japan Public Health Center-based prospective study. Cancer Causes Control 2007;18(2):199-209.

[7] Iwasaki M, Otani T, Inoue M, Sasazuki S, Tsugane S; Japan Public Health Center-based Prospective Study Group. Role and impact of menstrual and reproductive factors on breast cancer risk in Japan. Eur J Cancer Prev 2007 ;16(2):116-23.

疫学データ

データ19

広島・長崎原爆被ばく時年齢と生涯にわたる発がんリスク

被ばく時年齢と到達年齢で見た
全固形がんによる死亡に対する過剰相対リスク

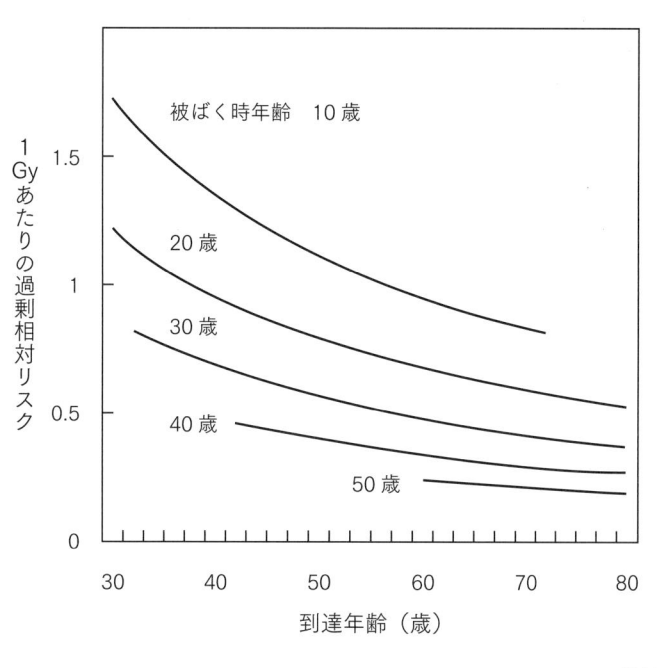

(グラフ：縦軸 1Gyあたりの過剰相対リスク（0〜1.5）、横軸 到達年齢（歳）30〜80。被ばく時年齢別の曲線：10歳、20歳、30歳、40歳、50歳）

論文[1]の図2を改変して引用

第3章　子供への影響

何のデータか

広島・長崎の被爆者を対象とした原爆被爆者の寿命調査（LSS）の2003年までの追跡データを用いて、被爆後年を取るにつれてがんで死亡するリスクがどう変化するかを、被ばく時の年齢で分けて調べたもの。あらゆる固形がんを取り上げている。グラフに示されている過剰相対リスクとは、被ばくしない場合と比べて被ばくしたことでリスクが何割増えたかを表す指標で、この値が大きいほど被ばくの影響が強いことを示している。

> データから何がわかるか

　がん（全固形がん）での死亡については、被ばく時の年齢が低いほど被ばくの影響が大きい。また年を取るにつれて被ばくの影響は小さくなる傾向にある。

> データの見方

10歳で被ばくした人たちの到達年齢と過剰相対リスクとの関係を表したもの。各曲線は、それぞれ10歳、20歳、30歳、40歳、50歳で被ばくした人たちにおける到達年齢と過剰相対リスクとの関係を表す

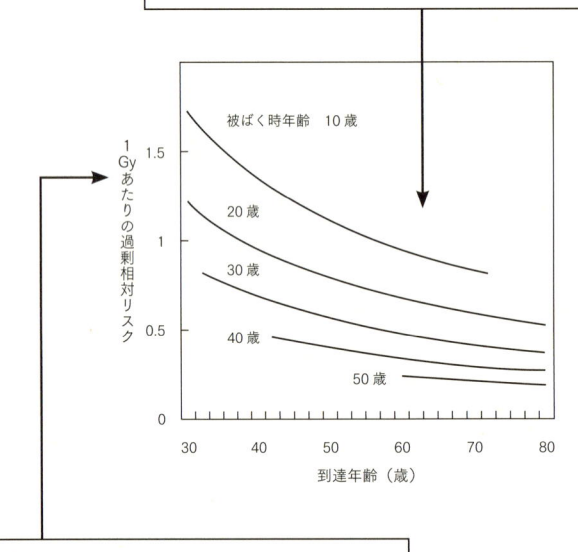

（グラフ：縦軸「1Gyあたりの過剰相対リスク」0〜1.5、横軸「到達年齢（歳）」30〜80。被ばく時年齢10歳、20歳、30歳、40歳、50歳の各曲線）

被ばくの影響によってがん死亡が何割増しになるかを表す指標。たとえば過剰相対リスクが0だと被ばくの影響はなく、1だと100％増えることになる

> データ解説

◆研究対象者と研究デザイン

　LSSは、被ばくがその後の健康状態にどう影響するかを調べるため、広島・長崎の被爆者約12万人を対象に1950年に始まった。対象者数、追跡期間ともに世界最大規模のコホート研究である（87ページのコラム）。

　冒頭に示したデータは、LSS参加者のうち個人の被ばく線量が推計できた86611人から得られたものである。2003年12月31日までの追跡データを用いて、被ばく時年齢や到達年齢によって、がん死に対する被ばくの影響が異なるかどうかを調べている。解析にあ

たっては、地域、性、年齢が与える影響（結果のゆがみ）は調整されている（104ページのコラム）。

◆**被ばく線量**

被ばくの影響を調べるためには各個人の被ばく量を把握する必要がある。論文[1]の研究では、個人の各臓器への被ばく線量をDS02（33ページのコラム）というシステムで推定しており、単位はGy（グレイ）で表される。なお、本データにおける全固形がんによる死亡への影響は、大腸への推計被ばく線量を用いて調べられている。

◆**過剰相対リスクと効果の修飾**

過剰相対リスク（Excess Relative Risk, ERR）は相対リスクから1を引いて表される指標で、被ばくしない場合の死亡数に対して被ばくしたことで増えた分の死亡数の比である。なお相対リスクとは、非被ばく群での死亡リスクに対する被ばく群での死亡リスクの比である。

本グラフでは、被ばく時年齢や到達年齢によって、被ばくによる過剰相対リスクが異なることが示唆されている。30歳で被ばくした人が70歳になったときの過剰相対リスクは0.42と推定されているが、被ばく時年齢が10歳上がるごとに過剰相対リスクは29%減少しており、到達年齢に関しては年齢の0.86乗に比例して過剰相対リスクが減少することが示唆されている。被ばく時年齢の影響のほうが大きく、たとえば到達年齢70歳で比較すると、10歳で被ばくした人の過剰相対リスクは0.83であるのに対して40歳で被ばくした人の過剰相対リスクは0.30である。

このように、ある因子（ここでは被ばく時年齢や到達年齢）によってリスクの大きさが変わることを「効果の修飾」と言う。なお、本研究では被ばく時年齢と到達年齢以外に、性による効果の修飾も示唆されており、女性のほうが過剰相対リスクは高い。このグラフの過剰相対リスクは男女平均である。

◆**相対リスクと絶対リスク**

被ばくの影響を考えるときは、被ばくしていない場合の死亡リスクの大きさも考慮に入れる必要がある。相対リスクは非被ばく群の死亡リスクに対して被ばく群での死亡リスクが何倍になるかの指標であるが、リスクが2倍といっても、非被ばく群での死亡リスクが1%のときの2倍（被ばく群での死亡リスクは2%となる）と非被ばく群での死亡リスクが10%のときの2倍（被ばく群での死亡リスクは20%となる）では集団に対する影響はだいぶ異なる。そのため、たとえばもともと死亡のリスクが高い高齢者集団と、高齢者に比べて死亡のリスクがずっと低い若年者集団での被ばくの影響を比べたい場合、それぞれでの相対リスクを見ただけでは影響の違いを解釈するのは難しい。

いっぽう過剰絶対リスク（Excess Absolute Risk, EAR）とは、非被ばく群での死亡リスク

と被ばく群での死亡リスクの「差」の指標である。上で挙げた2つの状況を過剰絶対リスクで考えてみる。相対リスクではどちらも2倍だが、絶対リスクで考えると、非被ばく群での死亡リスクが1％の状況では被ばくによる死亡リスクの増加は1％、非被ばく群での死亡リスクが10％の状況では被ばくによる死亡リスクの増加は10％と解釈できる。このように集団への影響を考えるときには、絶対リスクに対する考察も重要である。

本研究では過剰絶対リスクでの検討も行われており、被ばく時年齢が低いほど過剰絶対リスクは大きくなることが、下図のように示されている。これを見るとわかるように、年を取るにつれてどの被ばく時年齢でも過剰絶対リスクが増加している。過剰相対リスクと逆の傾向が見られるのは、全体のがん死が年齢とともに増える（特に60代以降で顕著に増える）ことが影響していると考えられる。

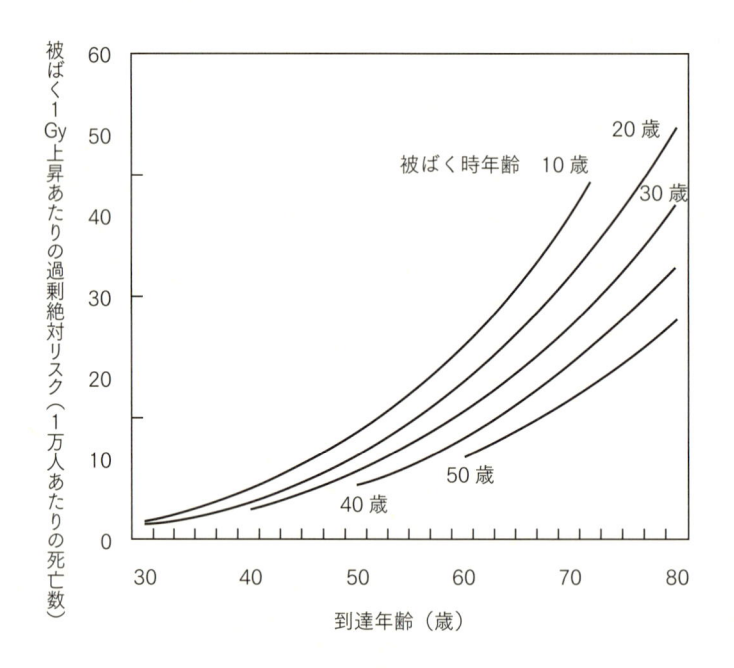

問題点・課題

◆被ばく線量と過剰相対リスクの関係

このグラフでは、過剰相対リスクが被ばく線量に比例すると仮定して、1Gyあたりの過剰相対リスクを提示している。本研究では、被ばく線量が増えると過剰相対リスクがどのように増えるかも調べられており、全線量範囲のデータからは被ばく線量と固形がんによる死亡のリスクは比例することが示唆されている。しかし被ばく線量が2Gy未満の線量が低い範囲を見ると、比例関係よりも単位被ばく線量あたりの増え方が大きくなる二次曲線型のほうが、被ばく線量増加による過剰相対リスクの変化に合うことが示唆

されている。この範囲においてなぜ直線型よりも二次曲線型のモデルのほうがデータによく合うのかの合理的な説明はまだじゅうぶんになされていない。低線量の影響についてはさらに検討が必要であると言える。また本データからは、線量の影響にしきい値（境目となる値）があることは認められてない。（口羽文）

❖ 参考論文・参考文献
[1] Ozasa K, Shimizu Y, Suyama A, Kasagi F, Soda M, Grant EJ, et al. Studies of the mortality of atomic bomb survivors, Report 14, 1950-2003: an overview of cancer and noncancer diseases. Radiat Res 2012;177(3):229-43.

疫学データ
データ20

小児・青年期での放射線検査による被ばくと発がんリスク

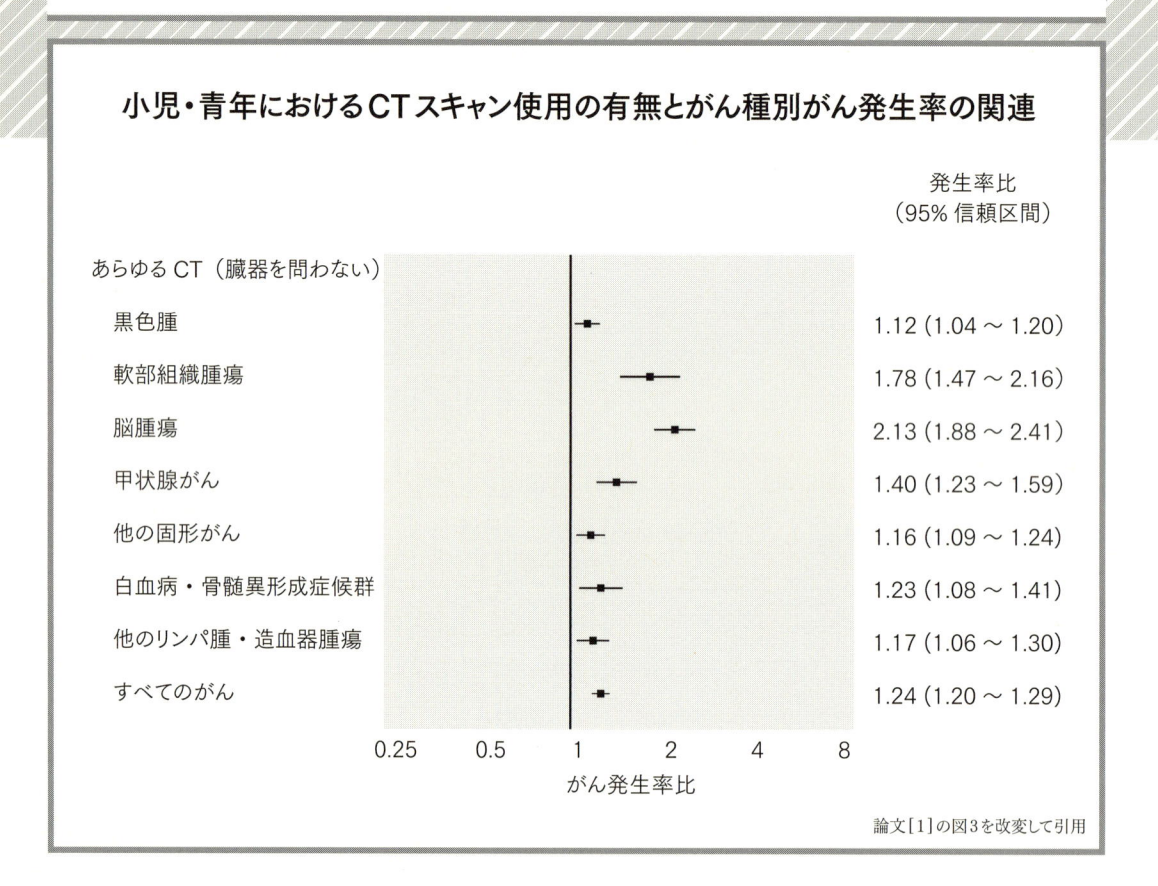

小児・青年におけるCTスキャン使用の有無とがん種別がん発生率の関連

あらゆるCT（臓器を問わない）

がん種	発生率比（95%信頼区間）
黒色腫	1.12（1.04 ～ 1.20）
軟部組織腫瘍	1.78（1.47 ～ 2.16）
脳腫瘍	2.13（1.88 ～ 2.41）
甲状腺がん	1.40（1.23 ～ 1.59）
他の固形がん	1.16（1.09 ～ 1.24）
白血病・骨髄異形成症候群	1.23（1.08 ～ 1.41）
他のリンパ腫・造血器腫瘍	1.17（1.06 ～ 1.30）
すべてのがん	1.24（1.20 ～ 1.29）

がん発生率比

論文[1]の図3を改変して引用

何のデータか

　診断のためにCT（コンピュータ断層撮影）スキャンを用いると、対象となる臓器は5～50mGy（ミリグレイ）程度の低線量電離放射線に被ばくせざるを得ない。このデータは、オーストラリアの公的医療保険に加入している0～19歳の小児と青年において、1985～2007年にCTスキャンを受けた患者についてがん発生率への影響を調べたものである。本研究は対象者を追跡したものではなく、この時期の診療報酬データベース、オーストラリアがんデータベース、死亡記録データベースを、過去にさかのぼり解析がなされた。

　本研究ではCTスキャンを照射した臓器ごとに、がん種別にがん発生率比が図示されているが、冒頭の図では紙面の都合上、臓器別の結果は割愛した。がん発生率比とは、CTスキャンを用いないコントロール群（比較対照群）に比べ、用いた群でがん発生率が何倍になったかを表す比である。

データから何がわかるか

0〜19歳の小児と青年にCTスキャンを用いると、がん発生率は全対象臓器・全がんで1.24倍に増加する。図には示されていないが、CTスキャン対象部位は脳が最も多く、その場合、脳腫瘍発生率は2.44倍に増加する。なお、一般に小児・青年における脳腫瘍発生率は10万人あたり1〜2人とされている。また主な小児がんの発生率は低いため、がんの診断のためにCTスキャンが用いられることは少ないことから、主な使用目的は外傷の診断であったと考えられる。

小児・青年におけるがんは、発生率が低いため研究が難しい。この研究は、同時期に報告された英国の研究[2]と並んで、最も大規模で追跡期間が長いものである。脳へのCTスキャンと脳腫瘍で強い関係が見られたこと、大規模であること、英国の研究の結果（線量と脳腫瘍・白血病の間に関連が見られた）が再現されたことなど、このデータが正しいことを裏付ける根拠がいくつかある。いっぽうでいくつかの限界もあるため、決定的なものとは言えない。これについては後述する。

データの見方

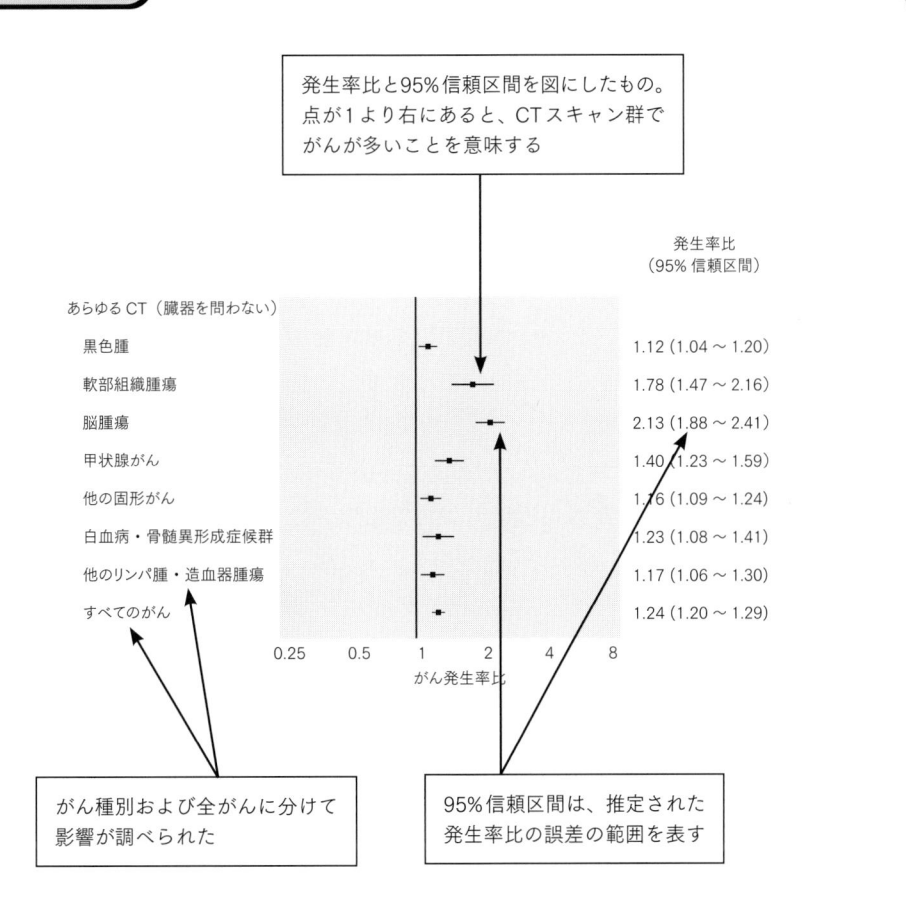

発生率比と95%信頼区間を図にしたもの。点が1より右にあると、CTスキャン群でがんが多いことを意味する

	発生率比 (95% 信頼区間)
あらゆるCT（臓器を問わない）	
黒色腫	1.12 (1.04〜1.20)
軟部組織腫瘍	1.78 (1.47〜2.16)
脳腫瘍	2.13 (1.88〜2.41)
甲状腺がん	1.40 (1.23〜1.59)
他の固形がん	1.16 (1.09〜1.24)
白血病・骨髄異形成症候群	1.23 (1.08〜1.41)
他のリンパ腫・造血器腫瘍	1.17 (1.06〜1.30)
すべてのがん	1.24 (1.20〜1.29)

がん発生率比

がん種別および全がんに分けて影響が調べられた

95%信頼区間は、推定された発生率比の誤差の範囲を表す

第3章 子供への影響

データ解説

◆CTスキャンの線量

　CTスキャンとは、X線などを利用して体内を走査しコンピュータを用いて処理することで、骨、肺、脳などの臓器の画像を得るための診断機器である。1回あたりの線量は、臓器や機器の性能・設定により異なるが5～50mGy程度であり、胸部X線検査1回あたりの線量の数百倍に相当する。

◆データソース

　オーストラリアでは、多くのCTスキャンの費用は公的医療保険（メディケア）で償還され、診療報酬データベースとして記録されている。また、1982年より、すべてのがん患者はオーストラリアがんデータベース（がん登録）に登録されている。この研究ではデータを得るために、1985～2007年の診療報酬データベース、オーストラリアがんデータベース、死亡記録データベースを、マイナンバー（共通の国民番号）を用いて連結した。このようなデータベース連結は、がんのようにまれで長い期間を経て起こる副作用を調べるためにきわめて重要な研究方法であり、先進国では国民を薬害から守るために広く行われている。日本ではマイナンバー制度の導入は2015年10月以降であり、医学研究への利用は遅れている。

　なお過去の診療報酬には、CTスキャンの機器・設定が記録されていないため、CTスキャンの線量は正確にはわからない。本研究の線量は、対象臓器、検査年、年齢などの使用状況から推定されたものにすぎない。

◆対象者の特定

　右ページの図は、データベースからCTスキャンを用いた対象者をどのように特定したかを表している。まず対象者全体を決めるために、診療報酬データベースから、1985年1月1日に0～19歳であったもの、または1985年1月1日から2005年12月31日の間に出生したものが特定された。観察期間の開始は「1985年1月1日、診療報酬データベースに登録された日、出生日のうち最近のもの」である。観察期間の終了は「2007年12月31日、死亡日、初回がん診断日のうち最古のもの」である。すなわち、観察期間やCTスキャンのタイミングは対象者により様々である。言い換えると、CTスキャンが観察期間の途中で用いられることもあるため、期間ごとに解析上の取り扱いを決める必要がある。

　本研究では、観察期間開始時点では、すべての対象者はコントロール群（比較対照群）に分類された。観察期間を通じてCTスキャンを用いていない対象者では、当然のことながらすべての期間がコントロール群として扱われた。いっぽうで、CTスキャンを用いた対象者では、CTスキャン使用1年後までのデータはコントロール群として扱われ、それ以降のデータがあればその期間はばく露群として扱われた。

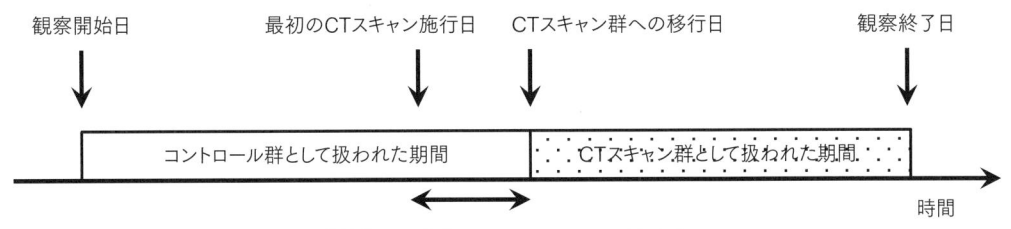

```
観察開始日        最初のCTスキャン施行日  CTスキャン群への移行日              観察終了日
    ↓                    ↓                      ↓                           ↓
┌─────────────────────────────────┬──────────────────────────────────┐
│   コントロール群として扱われた期間    │  CTスキャン群として扱われた期間     │
└─────────────────────────────────┴──────────────────────────────────┘────→
                              ←─────→                                    時間
                    がん潜伏期間を考慮するためのタイムラグ（1年）
```

◆対象集団の特徴

データベースから保険加入者のうち0～19歳だった1093万9680人が特定され、男性は51%、データベース登録時年齢0～4歳が61%、5～9歳が12%、10～14歳が14%、15～19歳が13%であった。そのうち68万211人が少なくとも1回はCTスキャンを用いており、男性は53%、CTスキャン使用時年齢0～4歳が6%、5～9歳が15%、10～14歳が30%、15～19歳が49%であった。CTスキャン使用回数は1回が82%、2回が13%、3回以上が5%であった。CTスキャンの対象臓器は、脳が59%、頭蓋骨が13%、胸部が2%、四肢が10%、腹部・骨盤が5%、脊椎・首が9%、その他が3%であった。

◆がん発生率比

この研究は、CTスキャンを用いた群とコントロール群の観察期間中のがん発生率を比較している。次ページの表に示すように、CTスキャン群では平均9.5年の観察が行われ、その期間の合計は648万6548観察人年（96ページのコラム）であった。全がん発生数3150人をこれで割ることにより、がん発生率は10万人年あたり48.6人と推定された。これは、コントロール群の32.5人よりも高い。

さらにこの研究では、CTスキャン群とコントロール群との間に、年齢、性別、出生年のかたよりがあったとしても、その影響がなくなるように、ポアソン回帰という回帰モデルの一種を用いてがん発生率比を推定している（104ページのコラム）。この解析によると、がん発生率比は1.24倍であり、がん発生率は全対象臓器・全がんで24%増加することになる。95%信頼区間は、がん発生率の誤差の範囲を表している。がん発生率比が1かどうか、すなわちCTスキャンの影響はないかどうかを検定すると、$p<0.01$と統計学的に有意であった（112ページのコラム）。すなわち、この研究で見られたCTスキャンとがん発生率の関連は偶然によるものではないと結論づけられている。

	CTスキャン群	コントロール群
全がん発生数	3150	57524
観察人年	648万6548	1億7719万1342
平均観察期間(年)	9.5	17.3
10万人年あたりのがん発生率	48.6	32.5
がん発生率比	1.24(95%信頼区間1.20〜1.29、p<0.01)	

◆CTスキャン対象臓器・がん種別の解析

冒頭図は、がん種別に同様の比較を行った結果である（論文[1]の原図には、脳、顔面頭蓋、胸部、四肢、腹部・骨盤、脊椎、頚部、その他の臓器への照射についても結果が示されているが、紙面の都合で割愛した）。脳腫瘍発生率比は2.13（95%信頼区間は1.88〜2.41）であった。いっぽうで、皮膚の悪性黒色腫（オーストラリアでは紫外線のため日本より多い）など他のがん種では、脳腫瘍より発生率比は低いとは言え、すべて1よりも高かった。

結果として、CTスキャン対象臓器およびがん種ごとに傾向は異なるものの、全対象臓器・全がんでまとめてみると、CTスキャン群ではコントロール群に比べてがん発生率が24%増加するという結果を支持するものであったと、論文では分析されている。

問題点・課題

◆本研究ではCTスキャンによる線量は正確にはわからない

オーストラリアでは、一部の病院や海外でのCTスキャンは、公的医療保険（メディケア）で医療費が償還されない。したがって、これに該当するものや1985年以前にCTスキャンを用いたものは、誤ってコントロール群に分類されている可能性がある。さらに、過去の診療報酬の記録からはCTスキャンの機器・設定はわからない。そのため本論文では、CTスキャンによる被ばく線量とがん発生率の関連について、詳細な解析はなされていない。

◆CTスキャン群とコントロール群を比較することは妥当か

本研究では、対象者の併存疾患、CTスキャンを用いた臨床上の理由、がん発生に関係する様々な要因を持っていたかどうか、などは報告されていない。たとえば、がんの診断のためにCTスキャンが用いられたとしたら、CTスキャン群とコントロール群は比較できない。CTスキャン群でがん発生率が高くなることは当然だからである。

ただ、本研究の対象となった0〜19歳の小児と青年では、脳への外傷がCTを用いる主な理由であるし、併存疾患を持っていることも少ないため、比較することは妥当とも言

える。さらに、前述したように、年齢、性別、出生年のかたよりの影響はないと考えられる。しかし、本研究では対象者の特徴に関するデータがじゅうぶんに得られていないため、比較が妥当だったかどうかはわからない。

◆利益・不利益の総合的判断

　このデータはCTスキャンの不利益を示す証拠であると、論文の著者は結論付けているが、これは、必ずしもCTスキャンの使用が不適切な医療行為であるという意味ではない。診断のためCTスキャンが必要になる状況もある。しかしその際には利益（適切な診断）と不利益（発がんの可能性）を総合的に判断しなければならず、むやみに用いられるべきではない。（田中司朗）

❖ 参考論文・参考文献

[1] Mathews JD, Forsythe AV, Brady Z, Butler MW, Goergen SK, Byrnes GB, et al. Cancer risk in 680,000 people exposed to computed tomography scans in childhood or adolescence: data linkage study of 11 million Australians. BMJ 2013;346:f2360.

[2] Pearce MS, Salotti JA, Little MP, McHugh K, Lee C, Kim KP, et al. Radiation exposure from CT scans in childhood and subsequent risk of leukaemia and brain tumours: a retrospective cohort study. Lancet 2012;380(9840):499-505.

第4章 胎児への影響

疫学データ
データ21

広島・長崎で原爆被ばくした胎児とその母の染色体異常

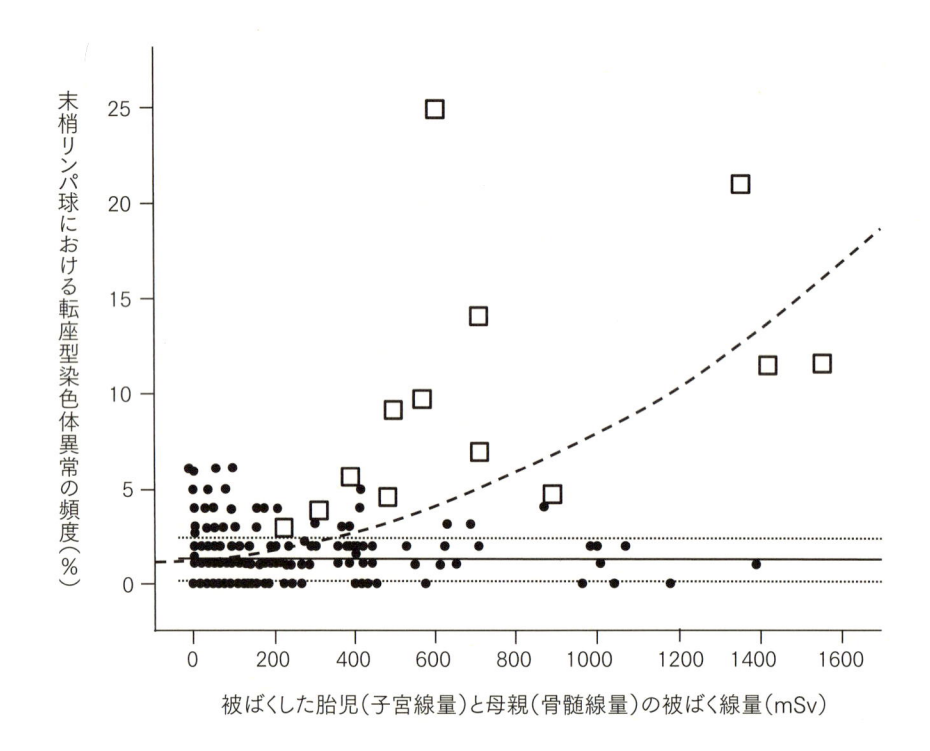

原爆被ばくの胎児および母親の線量と染色体異常率の関係

縦軸：末梢リンパ球における転座型染色体異常の頻度（％）
横軸：被ばくした胎児（子宮線量）と母親（骨髄線量）の被ばく線量（mSv）

- ● 1人の胎児の値
- □ 1人の母親の値
- 横実線直線：コントロール群（比較対照群）における各胎児の染色体異常頻度の平均
- 横点線直線：コントロール群における各胎児の染色体異常頻度の標準偏差（平均値を中心としたばらつきの幅で、約68％が入る）
- 曲線：試験管内の実験による、末梢血リンパ球の二動原体染色体発生頻度の線量依存性

論文[1]の図1を改変して引用

何のデータか

　胎児は、成人に比べて非常に放射線感受性が高いとされている。それを確認するため、広島・長崎で原爆被爆した胎児とその母親について、被ばく線量と末梢リンパ球の染色体異常発生率との関係を調べた疫学調査[1]。

データから何がわかるか

広島・長崎の原爆被爆生存者の成人健康調査コホート集団（AHS）（87ページのコラム）から選ばれた、広島では1945年8月6日〜1946年3月31日の間に生まれた264人、長崎では1945年8月9日〜1946年3月31日の間に生まれた67人の合計331人の胎内被爆児とその母親（13人）について、末梢血リンパ球に見られた転座型染色体異常率を調べた。その結果、母親の染色体異常は被ばく線量に応じて増加しているが、胎内被爆児は高線量でも染色体異常率は増加しておらず、コントロール群（比較対照群）とほとんど差がないことがわかった。

しかし、これらのデータをもとにした数理解析では、30mGy（ミリグレイ）あたりの被ばく線量のところだけで胎内被爆児の染色体異常発生率が0.4％ほど有意（p=0.047）に増加していることが認められた。

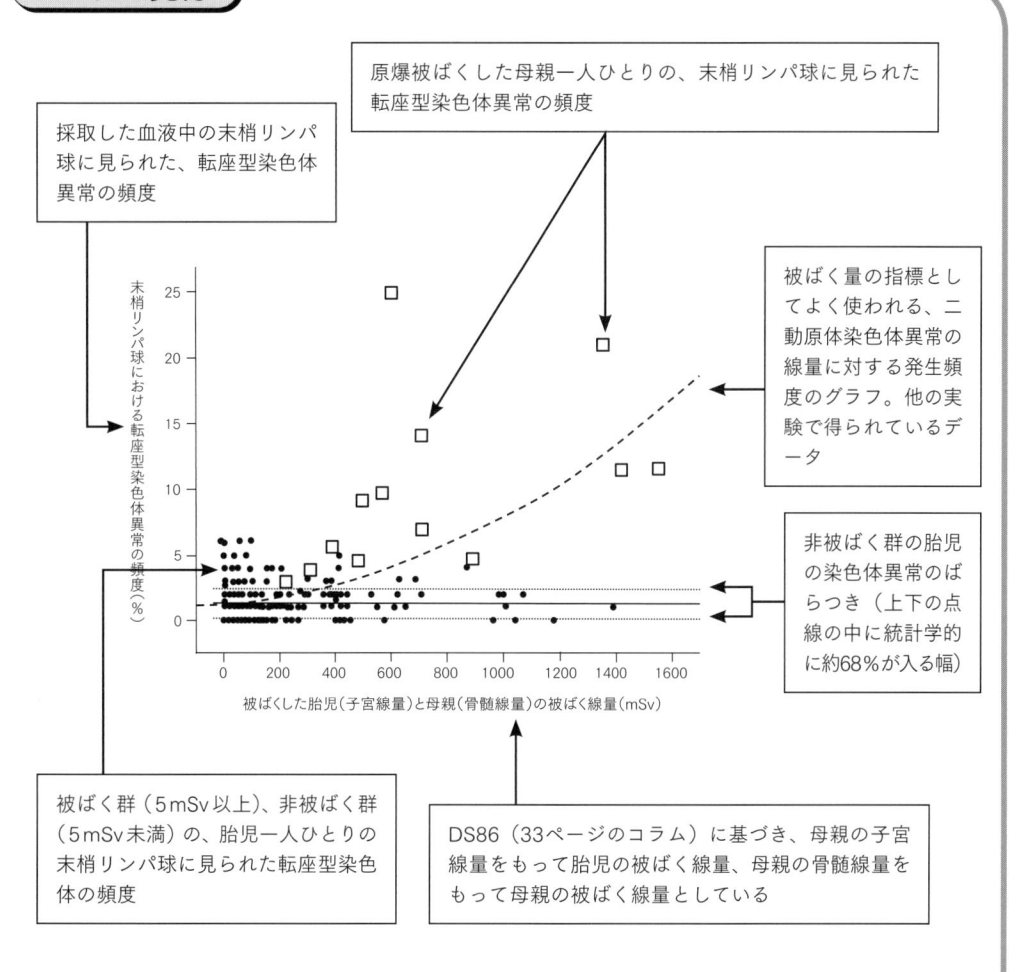

データの見方

採取した血液中の末梢リンパ球に見られた、転座型染色体異常の頻度

原爆被ばくした母親一人ひとりの、末梢リンパ球に見られた転座型染色体異常の頻度

被ばく量の指標としてよく使われる、二動原体染色体異常の線量に対する発生頻度のグラフ。他の実験で得られているデータ

非被ばく群の胎児の染色体異常のばらつき（上下の点線の中に統計学的に約68％が入る幅）

被ばく群（5mSv以上）、非被ばく群（5mSv未満）の、胎児一人ひとりの末梢リンパ球に見られた転座型染色体の頻度

DS86（33ページのコラム）に基づき、母親の子宮線量をもって胎児の被ばく線量、母親の骨髄線量をもって母親の被ばく線量としている

第4章 胎児への影響

> データ解説

◆本調査の意義

　1956年にステワートらによって示された、診断用X線に被ばくした胎児の小児白血病リスクが非常に高くなるという報告（十～数十mGyの被ばくで自然悪性腫瘍発生頻度が50%増、1Gyあたりのリスクが約50倍）以来、胎児期はきわめて放射線感受性が高いことが一般的な事実として定着した[2]。この調査はオックスフォード調査としてその後も続けられており、データ24（176ページ）で紹介している。しかし、胎仔へのX線照射による動物実験ではそのような高感受性は示されず、ときには悪性腫瘍の抑制効果を示す報告さえ見受けられるため、ステワートらのヒトでの疫学調査を科学的に説明することは難航し、議論が続いている。

　そうした中で、放射線発がんのきっかけの一つとして考えられている細胞レベルでの染色体異常を指標にして、広島・長崎原爆被ばく胎児の染色体異常頻度が母親より高くなっているかどうかを調べたのが本調査である。もし胎児期の放射線感受性が非常に高いのであれば、胎内被ばくした子供の染色体異常のほうが同時期に被ばくした母親（成人）より高頻度であろうという予想のもとに行われた。

◆調査対象者と被ばく線量

　調査対象とした胎内被ばくをした子供は、広島・長崎原爆被爆者で構成されている成人健康調査コホート集団から選ばれた広島（264人）と長崎（67人）の合計331人である。これらを、DS86に基づいて推定された子宮内被ばく線量5mSv未満（181人）と5mSv以上（150人）に分け、それぞれコントロール群、被ばく群とした。

　それぞれの群内で、被爆時の胎齢による感受性差を調べるために、排卵後0～12週（広島：1946年2月7日～5月31日生まれ、長崎：1946年2月10日～5月31日生まれ）、排卵後13～24週（広島：1945年11月7日～1946年2月6日生まれ、長崎1945年11月10日～1946年2月9日生まれ）、排卵後25週以上（広島：1945年8月7日～1945年11月6日生まれ、長崎1945年8月10日～1945年11月9日生まれ）の3つの被ばく時胎齢期に分けての解析も行われている。

◆胎内被ばく児と母親の染色体異常検査の方法

　冒頭のグラフでは、被ばくした胎児と母親の両方の調査結果が1つのグラフで表示されているが、両者の採血および調査の時期は異なり、その結果として染色方法も異なっている。

　胎内被爆児については、40歳になった1985年に3mLの血液採取が行われ、各自100個のリンパ球について当時として最新のGバンド法によって染色体の分析が行われた。このGバンド法ではヒトの23組の染色体がそれぞれ特有の縞模様（バンド）に染まるため、顕微鏡でどの染色体が二動原体染色体、環状染色体、欠失、転座、逆位になっているか

を調べることができる。二動原体染色体とは、1つしかないはずの動原体（くびれた部分）が2つの染色体の結合により2つ連なった染色体のこと、環状染色体とはリング状になってしまったもの、転座とは染色体の一部がほかの染色体に移るか、お互いに入れ替わってしまったものである（データ4（37ページ）・データ5（43ページ））。

　本調査ではこれらすべての染色体異常を記録した上で、転座型の染色体異常だけを比較の指標とした。本来、二動原体染色体が放射線被ばくの線量依存性を最もよく反映し、検出感度も高いので、生物線量計として被ばく線量の推定によく利用されている。しかし、この染色体を持った細胞は正常分裂ができないので死滅していく運命にあるため、被ばく後から検査までに長い時間が経つと検出率が下がってしまう。また、死滅していく運命の細胞は、がん細胞とはならない。そのために、がんや子孫への影響の指標とするには、次世代の細胞に残る可能性が高い転座型の染色体異常のほうが指標として理にかなっていると考えられ、二動原体染色体に代わり自然発生率は高いが転座型染色体異常を指標としたのである。

　母親の採血は1994年に行なわれ、このときの最新の染色方法であるFISH法（フィッシュ）によって、各自500個のリンパ球について染色体異常の分析がなされた。このFISH法とは、23組の染色体をそれぞれ異なった色で染め分けて色の違いにより染色体番号の識別を行う方法である。どこかの染色体がある染色体に転座すると、その部分だけ元あったところの染色体の色になるので、どこの染色体からどこの染色体へ転座したかが容易に識別できる。この調査では、1、2、4番染色体のみを調べ、調べた範囲から全染色体に対する換算係数を求めて頻度を算出している。

　冒頭のグラフの曲線は、末梢リンパ球を試験管内で実験的に放射線被ばくさせたときの、二動原体染色体異常の発生頻度を示している。見てわかるように、線量依存的に増加しており、この曲線にほぼ沿うように母親の転座型染色体異常（□）が認められている。

　いっぽう胎内被ばくした子供の転座型染色体異常（•）は、被ばく線量が増加しても、ほぼコントロール群のバラツキの範囲（上下の点線内）であった。このことは胎内被爆児の染色体異常は胎児の被ばく線量に相関していないことを示しており、被ばく後の発育段階で何らかの異常細胞の排除もしくは生育抑制の機構が働いていることが示唆される。

◆13人の母親とその胎児での転座型染色体異常の相関性

　冒頭のグラフは総計331人の胎内被爆児と13人の母親の染色体異常発生頻度を比較したものであるが、次ページの図は、人数は少ないが胎内被爆児とその母親の1対1での染色体異常発生頻度の相関性を見たグラフである[1]。縦軸が胎内被爆児の、横軸が母親の染色体異常の頻度を反映させたものである。

　もし胎内被爆児と母親の染色体異常発生頻度が同じならば、13個の点はグラフ中の斜めに引かれた直線に沿ってプロットされることになる。あるいは胎内被爆児の染色体異常発生頻度が母親より多い場合は、斜めに描かれている直線より上方に多くプロットさ

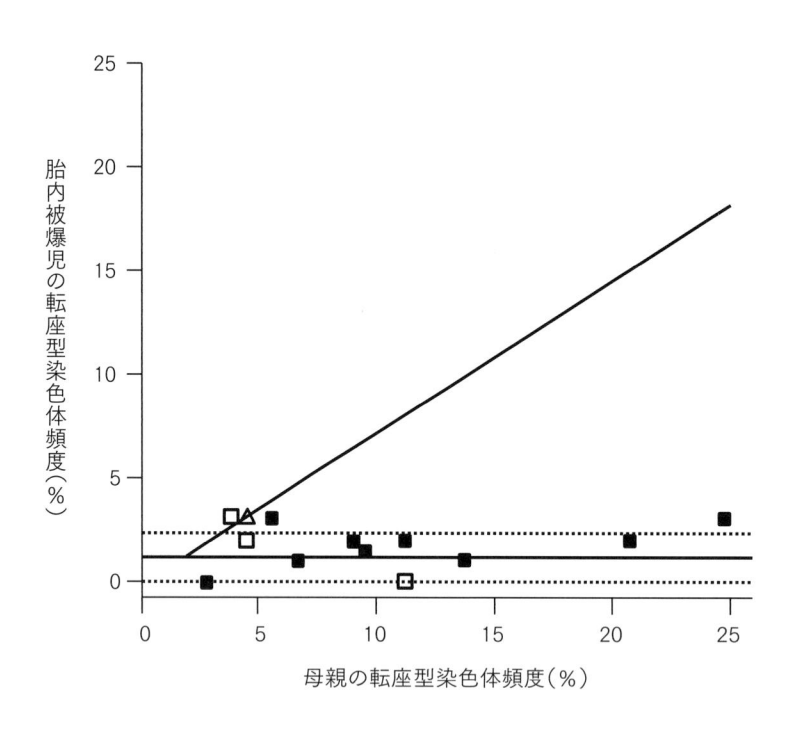

れることになる。

　しかし上図を見ると、母親の染色体異常頻度が高くなってもその母親の胎内被爆児の染色体異常が相関して高くなってはおらず、いずれもコントロール群の子供の染色体異常頻度のばらつき内（上下破線の範囲内）である。このことから、転座型染色体異常を指標にした胎内被ばくによるヒト胎児への影響は、ステワートの報告のような高感受性を示すどころか、成人である母親への影響より低いことが示された。

　また、図中の□は排卵後0～12週、■は排卵後13～24週、△は排卵後25週以上での被爆を示しているが、サンプル数が少ないので、被ばく時体齢と染色体異常の相関性はわからない。

　発がんのきっかけと考えられる遺伝的影響としての染色体異常の増加が認められなかったことは、胎児被ばくでは発がん頻度が激増しているとするステワートの疫学調査報告と矛盾することになる。

問題点・課題

◆低線量域に見られる微弱な染色体異常増加の事実

　高線量領域で原爆被爆した母親の染色体異常が線量依存的に増加したのに対して、被爆胎児では同様の傾向が見られなかった。しかし、得られたすべての胎児のデータをもとに線量効果の数理解析を行うと、低い被ばく線量（30mGy）では0.4％と微増ながら統計学的に有意（p=0.047）な転座型染色体異常のピークが認められた。本報告では、この

ことの説明として、胎児期には、放射線感受性の高いリンパ球前駆細胞集団と放射線抵抗性のリンパ球前駆細胞集団が混在しており、低線量被ばくではすべての細胞が生き残るために、放射線感受性の高い細胞での変異が線量相当の頻度で微増したが、高線量になるとそれらの放射線感受性の高い細胞集団は全滅し、放射線抵抗性の細胞集団だけが生き残ったために変異は増加しなかったのではないかとしている。

◆実験動物による実証実験の試み

本疫学調査を検証するために、同じ研究グループによるマウスを用いた動物実験が試みられている[3]。その結果、被ばくした母親マウスではリンパ球細胞に多数の転座型染色体異常が観察されたが、胎内で被ばくした子マウスのリンパ球細胞には転座型染色体異常がほとんど観察されず、ヒトの場合と同じ結果が得られている。

しかし、母親マウスには認められなかったクローン性の染色体異常が一部の胎内被ばくしたマウスのリンパ球細胞に認められた。クローン性の染色体異常とは、造血幹細胞の1つが染色体異常を起すことで、その造血幹細胞由来の娘細胞のすべてに同じ染色異常が受け継がれた状態を指す。これは、見かけ上、末梢リンパ球中の染色体異常頻度が増えたかのように見えるが、実際はおおもとで1つの変異を起こした細胞由来の変異であり染色体異常頻度が増加したわけではない。

◆疫学調査と動物実験の結果からくみ取らなければならないこと

疫学調査と動物実験のいずれでも低線量の胎内被ばくで染色体異常が微弱ながらも増加したり、変異がクローンとして残り得ることから、胎内被ばくによる低頻度の発がん誘発の可能性は否定できない。今後のさらなる詳細な研究が望まれる。しかし現段階では、胎内被ばくによる染色体異常を持ったほとんどの細胞は生育環境のなかで淘汰され、その後、長期保存されない可能性が高く、これまで言われてきたほど胎児の放射線感受性は高くはないと考えるのが妥当である。ステワートらの報告のような悪性腫瘍の激増する可能性も、報告されているほどは高くないと考えられる。（中島裕夫）

❖ 参考論文・参考文献

[1] Ohtaki K, Kodama Y, Nakano M, Itho A, Awa AA, Cologne J, et al. Human fetuses do not register chromosome damage inflicted by radiation exposure in lymphoid precursor cells except for a small but significant effect at low doses. Rdiat. Res. 2004;161:373-379.
[2] Stewart, Webb J, Giles D, Hewitt D. Malignant disease in childhood and diagnostic irradiation in utero. Lancet 1956;2:447-448.
[3] Nakano M, Kodama Y, Ohtaki K, Nakamura N.Translocations in spleen cells from adult mice irradiated as fetuses are infrequent, but often clonal in nature. Rdiat. Res. 2012;178:600-3.

被爆2世と胎内被爆児

◆まったく異なる被ばく影響のメカニズム

　原爆被爆した親から生まれた子供には、母親の胎内で原爆放射線に被ばくして生まれた子供と、親の被爆時には受精卵にすらなっていなかった子供がいる。これらの子供たちは、原爆被爆した親から生まれたために混同されるか、もしくは同じと見なされることがある。しかしこれは間違いである。なぜなら、放射線被ばく影響の発生機構がまったく異なるからである。

　胎児としてすでに1個体となっている身体（神経、消化器、筋肉組織など）が被ばくした場合は「胎児本人が被ばくした」のであり、親の精巣や卵巣内で精子や卵子のもととなる細胞（精原細胞、卵原細胞）が被ばくし、その後数年経過してから受精卵となり個体になった子供とでは、被ばく時の状態がまったく異なる。よって、同じ被爆者の子供であっても被ばく影響を別々に解析しなければならず、生まれた子供の呼び名も前者を「胎内被爆児」、後者を「被爆2世」と称して区別している。

　胎内被ばくした子供には固形がんの増加が認められる（データ23（170ページ））が、被爆2世も同様であるとは限らない。

◆被爆2世への影響が認められていない理由

　ヒトの体は一つの受精卵から発生するから、この受精卵を形成する精子や卵子の遺伝子が何らかの影響を受けたとすると、この受精卵から育った子供の身体の細胞はすべて影響を受けた遺伝子を持つ細胞の集団となるために、胎内被ばくよりも事は重大になる。そこで、胎内被爆児とは別の意味で被爆2世の調査が重要となる。

　しかし幸いなことに、ヒトの発生過程には、異常な精子や卵子の受精確率や生育率をきわめて低くする幾多のハードルが存在している。そもそも1回に射精される精子は2〜3億個で、授精するのはそのうち1個。また出生時の卵巣には100万個ほどの卵母細胞が存在しているが、排卵される卵子は生涯で500個ほど。1人の日本人女性が生涯に出産する子供数の推計値が1.42（2014年）なので、受精する卵子は生涯で2個以下ということになる。こうした中で、遺伝子の修復系はもちろんのこと、精子や卵子形成途上でも受精過程でも異常な細胞は淘汰され、受精卵の発生途中でも死滅しやすくなる。これらのことは生まれながらに備わっている防御機構のようなもので、異常な精子や卵子のほとんどはその形成途上で子供になるチャンスを失う。そのために、被ばくによる異常を持った子供として出生する確率はきわめて低くなっている。このことは、データ25（182ページ）およびデータ26（188ページ）で詳細に解説した。（中島裕夫）

疫学データ

データ22

広島・長崎で原爆被ばくした胎児の小頭症発生頻度

胎児期に被ばくした出生児の小頭症の発生頻度

被ばく線量 Gy(グレイ)	小頭囲の頻度(小頭症人数／調査人数)			
	広　島		長　崎	
	胎齢0〜17週	胎齢18週以上	胎齢0〜17週	胎齢18週以上
コントロール群	31/764		10/246	
0.09以下	4（1）/63	4/65	0/1	0/9
0.1〜0.19	6（1）/54	0/44	0/7	0/6
0.2〜0.29	6/24	1/14	0/5	2/7
0.3〜0.39	4/8	0/10	2/4	0/6
0.4〜0.49	3/11	0/6	0/6	0/3
0.5〜0.99	9（2）/20	2/24	0/9	0/11
1〜1.49	2/4	0/10	0/2	1/5
1.5以上	5（5）/13	1（1）/8	8（3）/9	2（1）/9
不明	1/7	0/3	0/0	0/0
合計	40（9）/204	8（1）/184	10（3）/43	5（1）/56

論文[1]の表1を改変して引用

何のデータか

　広島・長崎において母親の胎内で原爆被爆し、その後に出生した子供487人（広島388人、長崎99人）の頭囲（頭の大きさ）を被ばく線量別に調べ、コントロール群（比較対照群）1010人（広島764人、長崎246人）と比較したコホート調査データである[1]。

データから何がわかるか

　原爆投下時に広島・長崎で胎内被爆した胎児では、被ばく線量に依存して出生後の頭囲が小さくなる形態異常（小頭症）が有意に増加したことがわかる。そして、その小頭症の発症には被ばく時の胎齢（週齢）が大きく影響しており、被ばく時に18週未満であった

胎児のほうが、18週以後であった胎児よりも小頭症を多く発症している。また、胎内被ばく線量に応じて重度精神遅滞の頻度も増加していることがわかる。

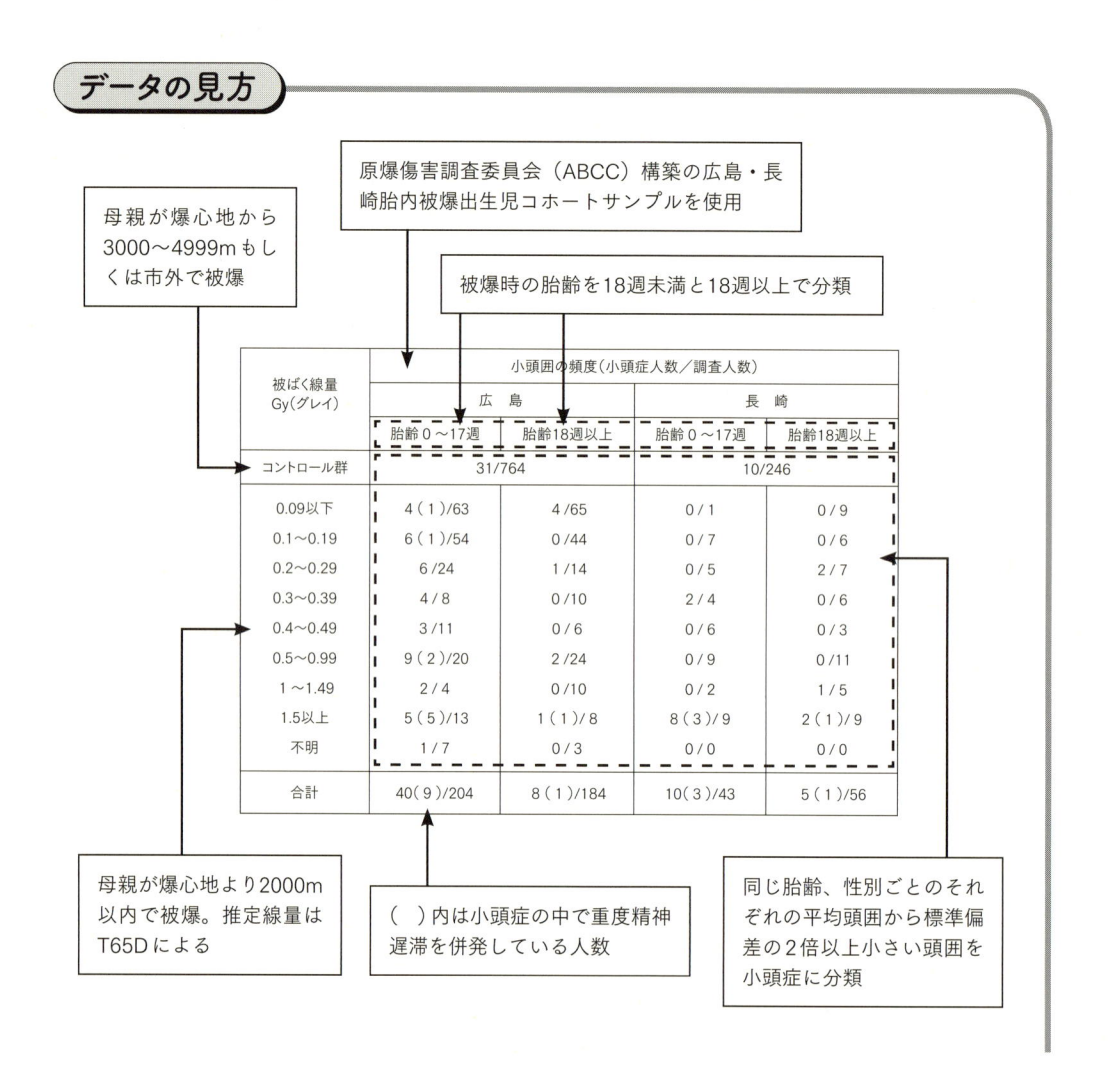

データの見方

原爆傷害調査委員会（ABCC）構築の広島・長崎胎内被爆出生児コホートサンプルを使用

母親が爆心地から3000〜4999mもしくは市外で被爆

被爆時の胎齢を18週未満と18週以上で分類

被ばく線量 Gy（グレイ）	小頭囲の頻度（小頭症人数／調査人数）			
	広　島		長　崎	
	胎齢0〜17週	胎齢18週以上	胎齢0〜17週	胎齢18週以上
コントロール群	31/764		10/246	
0.09以下	4(1)/63	4/65	0/1	0/9
0.1〜0.19	6(1)/54	0/44	0/7	0/6
0.2〜0.29	6/24	1/14	0/5	2/7
0.3〜0.39	4/8	0/10	2/4	0/6
0.4〜0.49	3/11	0/6	0/6	0/3
0.5〜0.99	9(2)/20	2/24	0/9	0/11
1〜1.49	2/4	0/10	0/2	1/5
1.5以上	5(5)/13	1(1)/8	8(3)/9	2(1)/9
不明	1/7	0/3	0/0	0/0
合計	40(9)/204	8(1)/184	10(3)/43	5(1)/56

母親が爆心地より2000m以内で被爆。推定線量はT65Dによる

（　）内は小頭症の中で重度精神遅滞を併発している人数

同じ胎齢、性別ごとのそれぞれの平均頭囲から標準偏差の2倍以上小さい頭囲を小頭症に分類

データ解説

◆調査対象と方法

　原爆傷害調査委員会（ABCC）が構築した広島・長崎胎内被ばく出生児コホートサンプル（96ページのコラム）を使用して、原爆投下時に母親のいた場所が爆心地より2000m以内を被ばく群、3000〜4999mならびに市外であった群をコントロール群（比較対照群）としている。1965年と1967年の報告で、3000〜4999mの群と市外の群の間には小頭症の発生に有意差がなかったために、本調査では両群を合算して1つのコントロール群としている。

　胎内被ばく時の胎齢については、出産日から38週を差し引き、その日を妊娠日（受胎

日）として被ばく時の胎齢を求め、18週未満（胎齢0〜17週）を妊娠前期、18週以後（胎齢18週以上）を妊娠後期として2群に分けた。そして、10歳から19歳（1956〜1965年）までの毎年誕生日に近い日に臨床検査を行った。頭囲の測定では、各年齢、性別ごとの平均より求められる標準偏差の2倍以上小さい場合を小頭症とした。

◆小頭症の線量相関性と感受期

広島での小頭症発症率は、コントロール群の31/764（4.1％）に対して、妊娠前期被爆群で40/204（19.6％）、妊娠後期被爆群で8/184（4.3％）であった。また、同様に長崎でも、コントロール群の10/246（4.1％）に対して、妊娠前期被爆群で10/43（23.3％）、妊娠後期被爆群で5/56（8.9％）であった（冒頭の表）。

この結果から、小頭症は爆心地から2000m以内での妊娠母体の被爆によりコントロール群に比べて有意に増加したことがわかる。そしてほとんどの小頭症の発生は妊娠前期での被爆に集中しており、妊娠後期の小頭症発生率は広島ではコントロール群と同じ頻度で、長崎でもコントロール群の2倍ほどである。このことから、小頭症の発症は被爆時の胎齢によって差があり、妊娠前期に高感受性期が存在していることがわかる。

このことは、妊娠マウスに0.25〜1.5Gy（グレイ）の放射線を照射した子供の大脳皮質発生障害に関する、亀山義郎らによる実験報告（1978年）でも示唆されている[2]。

なお、表からもわかるように小頭症には必ずしも重度精神遅滞をともなっておらず、精神遅滞のない小頭症例（小頭囲例）とコントロール群（正常頭囲例）との間の平均知能指数（IQ）には明らかな差は認められていない。しかし、小頭症では精神遅滞の有無にかかわらず身長・体重などの発育遅滞が認められている。

◆重度精神遅滞

胎児の脳の発育が活発な時期に放射線を被ばくすると、細胞傷害を起こして脳の発育が阻害され、精神遅滞を発症する。小頭症に重度精神遅滞をともなっている患者数（冒頭の表のカッコ内の数字）を見ると、1.5Gy被ばく群で重度精神遅滞が明らかに増加していることがわかる。低線量での小頭症患者で重度精神遅滞をともなっている頻度が少ないことから、小頭症と重度精神遅滞の発生機序は異なると考えられる。このことから子供への放射線障害としては重度精神遅滞のほうが重要と考えられる。

本調査のあとに、広島・長崎における同様のコホートサンプルを用いて重度知的障害について詳細に調べられた報告があるので、その結果を次ページに示す[3]。このグラフの横軸は、中性子線量を10倍（生物学的効果係数に相当する）したものとガンマ線量を合計した「重み付けした子宮線量（グレイ）」で表されている。縦軸は重度知的障害リスクで、誤差の範囲として90％信頼区間が示されている。重度知的障害は、被ばく時胎齢が8〜15週のほうが16〜25週の場合に比べて低い線量で有意に多く発症しており、高感受性期であることがわかる。また、このグラフでは示されていないが、8週齢未満と26週齢以

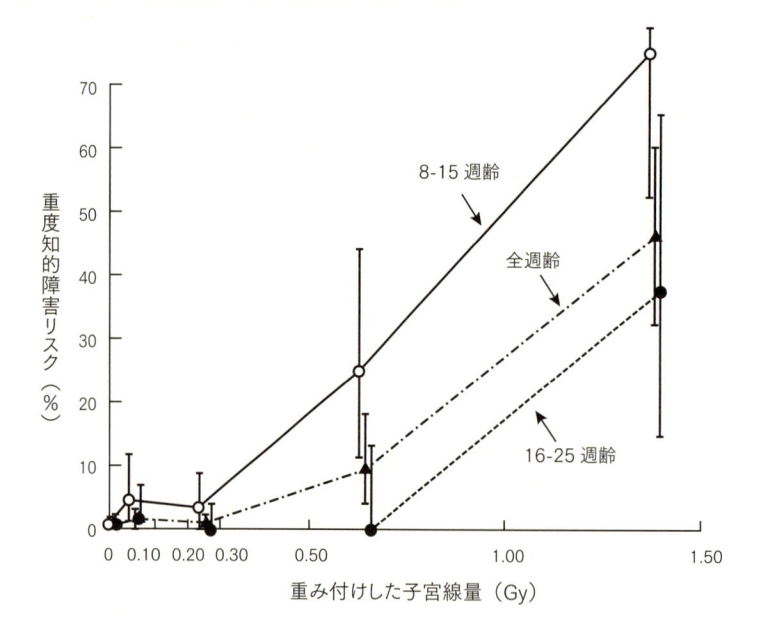

降での被ばく群では精神遅滞への影響は認められていない。

　また、被爆時胎齢が8～15週の場合では被ばく線量が0.21Gy、16～25週の場合では0.7Gyまで重度精神遅滞の増加が見られず、胎齢によって異なったしきい線量（境目となる線量）が存在していることもわかる。

問題点・課題

◆表には現れていない情報

　本調査で使用したコホートサンプルは10歳以後からの統計解析で、小頭症などにより10歳までに死亡したケースについては考慮されていない。論文[1]では、統計処理とは別に10歳以前に行われた調査データについても触れており、1.5Gy以上の胎内被ばくをした3人の子供についてはすべて小頭症と重度精神遅滞が観察されている。これらのデータはコホートサンプル外なので本調査の統計的処理には入れられないが、これらのデータも考慮すると高線量での影響がさらに際立つと考えられる。

　なお本稿冒頭の表（論文[1]の表1）では、後に改定される線量推定方式（DS86、DS02）とは異なる古い線量推定方式（T65D）をもとに被ばく線量を評価しているので、広島と長崎の同じ被ばく線量の小頭症発症率をそのまま比較することはできない。線量推定方式がT65DからDS86に改定されて、広島のガンマ線量は距離にもよるが2～3.5倍ほど増加し、中性子線量は約1/10に減少している。なお、上に示したグラフ（論文[3]の報告）ではDS86の子宮吸収線量により評価されている。線量推定方式DSについては、33ページを参照されたい。

◆小頭症であっても精神遅滞になるとは限らない

　動物実験では胎仔被ばくによる形態的影響の報告が多くあるが、原爆投下時の広島・長崎で胎内被ばくした胎児の形態的影響として明確に検知されたのは小頭症のみであった。そしてこのコホート調査の結果、小頭症は線量依存的に増加し、妊娠前期に放射線感受性期があることがわかった。また、小頭症であっても正常頭囲との間で平均IQに差がない例が多いことや、重度精神遅滞が8週齢未満ではリスク増加が認められないことなどから、小頭症と重度精神遅滞の放射線による発症機序は異なっている可能性が示唆される。

　現在、国際放射線防護委員会（ICRP）の2007年勧告付属書Aでは、妊娠中における胚の致死、奇形や成長・形態変化のしきい線量はヒトのデータおよび動物実験データから100mGy（ミリグレイ）、またヒト脳の発達障害である重度精神遅滞のしきい線量は、原爆調査に基づき300mGyとされている。（中島裕夫）

❖ 参考論文・参考文献
[1] Miller RW, Blot WJ. Small head size after in-utero exposure to atomic radiation. Lancet 1972;300:784-7.
[2] Kameyama Y, Hoshino K, Hayashi Y. Effects of low-dose X-radiation on the matrix cells in the telencephalon of mouse embryos. In: Mahlum DD, Sikow MR, Hackett PL, Andrew DF, editors. Developmental toxicology of energy-related pollutants. Oak Ridge: U.S. Department of Energy; 1978.
[3] Otake M, Yoshimura H, Schull WJ. Parental exposure to atomic radiation and brain damage. Cong Anom 1989;29:309-20.

疫学データ

データ23 広島・長崎で原爆被ばくした胎児の固形がんの発生リスク

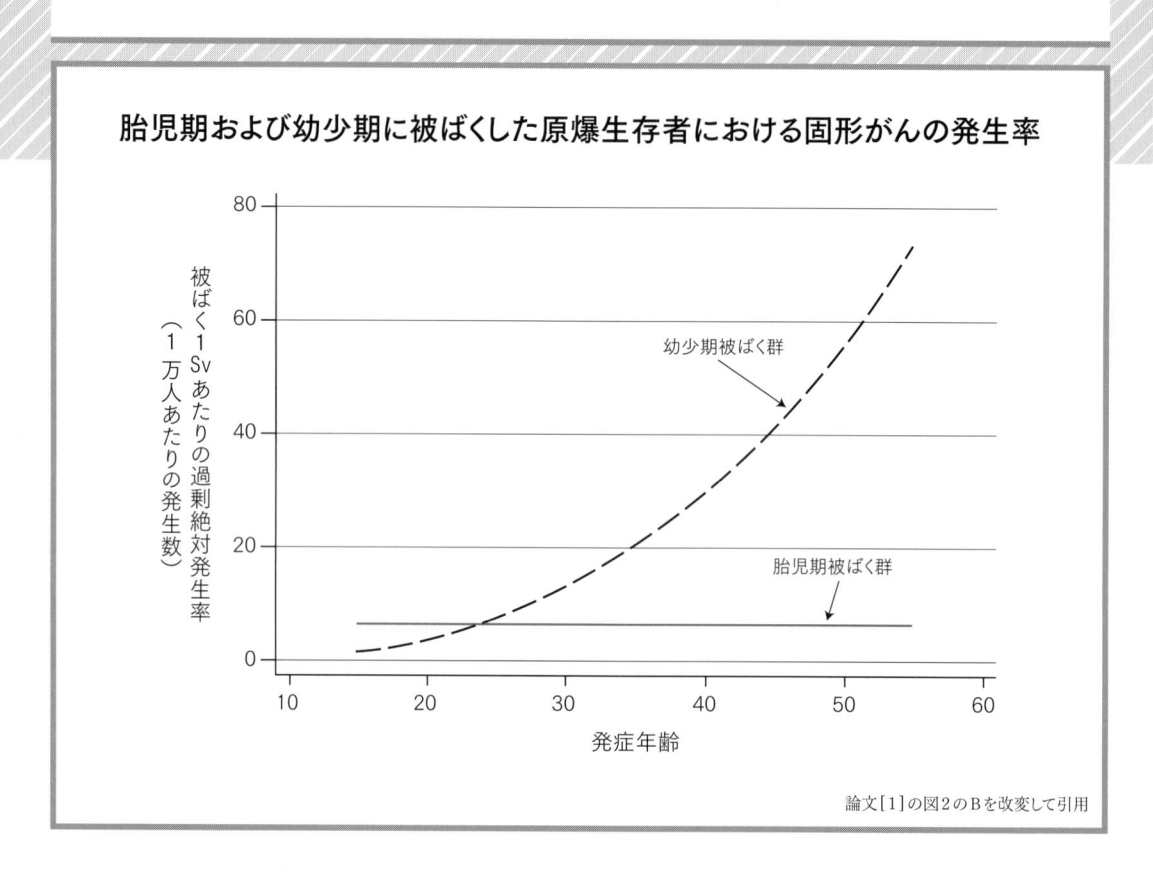

胎児期および幼少期に被ばくした原爆生存者における固形がんの発生率

縦軸：被ばく1Svあたりの過剰絶対発生率（1万人あたりの発生数）
横軸：発症年齢

幼少期被ばく群
胎児期被ばく群

論文[1]の図2のBを改変して引用

何のデータか

　広島・長崎の原爆生存者のうち、胎児期または6歳以下の幼少期に被ばくした人が、被ばくしていない人に比べてその後放射線被ばくの影響よってどれだけ過剰にがんを発症したかを調べたもの。この研究の最大の特色は、胎児期および幼少期の放射線被ばくが、小児がんではなく小児期以降の発がんに与える影響を比較した点である。

　冒頭の図の実線が胎児期に被ばくした群、点線が幼少期に被ばくした群である。縦軸が放射線の影響による発生率の増加分で、放射線被ばくの影響によって何件のがんが過剰に発生したかを統計的に推定したものである。放射線被ばくの影響が年齢とともにどのように変化していくかを推定してグラフ化している。ただしこのグラフは、被ばく量を1Sv（シーベルト）あたりで評価していることに注意。

　なお、放射線被ばくをしていない人でも、がんの発生率は年齢とともに増加することが知られており、発がんのリスク因子は放射線被ばくだけではない。そのため、1件ず

つのがんが放射線の影響か否かを個人レベルで評価することはできない。そこで集団レベルで一般集団と被ばく者集団のがん発生率や発がんリスクを比較し、その差を放射線被ばくの影響による「過剰」分ととらえて評価している。

データから何がわかるか

　大人になってから発生する固形がんに関しては、胎児期被ばくのリスクのほうが幼少期被ばくのリスクよりも小さいことが明らかになった。
　この研究では、年齢ごとのがん発生率が放射線被ばくの影響でどの程度増えるかを示す過剰絶対発生率を、胎児期に被ばくした場合と幼少期に被ばくした場合に分けて推定している。この研究で言う「過剰」とは「放射線被ばくの影響によりがん患者が何人増えるか」を意味する。
　推定の結果、幼少期被ばく群の過剰絶対発生率は、50歳時点で1万人年・1Sv（シーベルト）あたり56件で、年齢とともに有意な増加が見られた。いっぽう胎児期被ばく群では50歳時点で6.8件となり、年齢にともなう上昇は見られず生涯にわたってほぼ一定であった。その理由として、胎児期被ばく群ではそもそも放射線の影響による発がんが少ないことが考えられる。
　被ばく量が1Svを下回る場合については後述する。

データの見方

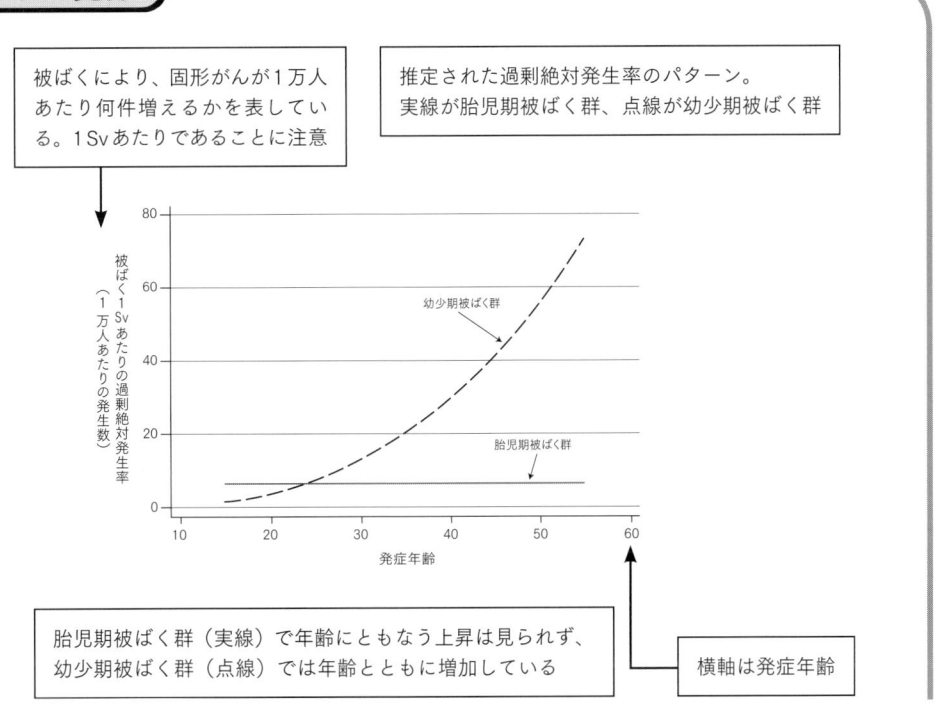

被ばくにより、固形がんが1万人あたり何件増えるかを表している。1Svあたりであることに注意

推定された過剰絶対発生率のパターン。
実線が胎児期被ばく群、点線が幼少期被ばく群

縦軸：被ばく1Svあたりの過剰絶対発生率（1万人あたりの発生数）
横軸：発症年齢

胎児期被ばく群（実線）で年齢にともなう上昇は見られず、幼少期被ばく群（点線）では年齢とともに増加している

横軸は発症年齢

データ解説

◆追跡研究の対象者

　この研究の特色の1つ目は、小児がんではなく大きくなってからのがん（12歳から55歳までの間に発症した、白血病など血液のがんを除いた初発固形がん）を対象疾患としている点である。なお正確には、小児がんは15歳未満の子どもに発症する悪性腫瘍と定義されているため、この研究にも多少の小児がんが含まれている。

　特色の2つ目は、居住市（広島か長崎か）、被ばく線量、被ばく地点（爆心地から3km未満、3〜10km、10km以上）、胎児期被ばくであれば妊娠時期、幼少期被ばくであれば被ばく時年齢など、対象者についてより詳細な情報を収集して統計モデルに含めた考慮をしている点である。

　この研究の対象者は、放射線影響研究所が実施する広島・長崎原爆被爆者の寿命調査（LSS）の対象者のうち、広島市・長崎市でがん登録が開始された日である1958年1月1日まで生存していて、その時点までがんの既往がない人とした。胎児期に被ばくした対象者は3268人、幼少期（6歳以下）で被ばくした対象者は15899人だったが、被ばく線量が不明などの対象者を除き、最終的な対象者数は胎児期被ばく群2452人、幼少期被ばく群15388人であった。この研究の追跡開始日は1950年10月1日とした。

　なお、追跡開始日ががん登録開始日（1958年1月1日）より前に設定されているが、この間に固形がんで死亡したのは、胎児期被ばく群で1人、幼少期被ばく群で0人ときわめて少なかったので、本研究への影響は少ないと考えられる。また、追跡終了は対象者ごとに初発固形がんが診断された日、もしくは死亡した日、追跡不能になった日、55歳になった日、1999年12月31日のうち最も早い日とした。対象者のうち35人（胎児期被ばく群12人、幼少期被ばく群23人）が、海外への移住を理由に追跡不能となった。

◆対象者の発がん頻度とがん種

　本研究の調査期間中に743件の初発固形がんが確認された。その内訳は、胎児期被ばく群で94件、うち男性46件、女性48件。幼少期被ばく群で649件、うち男性290件、女性359件である。

　がん種別に見ると、今回の調査集団が発症したがん種は、被ばくしていない一般的な若い成人日本人集団のがん種と類似していた。具体的には消化器がんが最も多く、男性の発がんの70％、女性の発がんの30％に相当し、その半分は胃がんであった。また、乳がんや生殖器のがんは女性の発がんの48％、甲状腺がんは男性の発がんの3％、女性の11％であった。これに対し、一般集団では男性の発がんの約50％、女性の約40％が消化器がんであり、甲状腺がんは男性の約1％、女性の約3％である[2]。

　思春期（14〜19歳）にがんと診断されたのは8件で、うち7件が幼少期被ばく群（胃がん、骨腫瘍、柔組織がん、皮膚がん、甲状腺がん、2件の中枢神経系腫瘍）、1件が胎児期被ばく群（14

歳で診断されたウィルムス腫瘍）であった。

◆放射線の長期的な発がんリスク「過剰絶対発生率」と「過剰相対リスク」

　この研究ではまた、冒頭の図で示された過剰絶対発生率のほかに、次ページ付図1のように被ばく時期ごとの過剰相対リスク〔注1〕も推定している。付図1は年齢とともに過剰相対リスクがどのように変化するかを推定している。実線が胎児期被ばく群、点線が幼少期被ばく群。横軸が発症年齢、縦軸が過剰相対リスクで、子どもの成長とともに放射線被ばくの影響による過剰相対リスクが減少している。発がんの可能性は年齢とともに高まるが、それは加齢などの要因によるものであり、被ばくの影響は年齢とともに下がっているということである。リスク減少の程度に性差は見られなかった。

　胎児期被ばく群と幼少期被ばく群それぞれの過剰相対リスクを算出すると、胎児期被ばく群は50歳時点で1.0（95％信頼区間は0.2〜2.3）、幼少期被ばく群は50歳時点で1.7（95％信頼区間は1.1〜2.5）となり、被ばく時期による有意な差は見られなかった（p=0.30）。また、全期間を平均した、年齢によらない過剰相対リスクは、胎児期被ばく群で1.3（95％信頼区間は0.2〜2.8）、幼少期被ばく群で2.0（95％信頼区間は1.4〜2.8）であった。ただ、年齢にともなう過剰相対リスク減少の程度は胎児期被ばく群のほうが大きく、胎児期に被ばくした対象者では、幼少期に被ばくした対象者と比べて年齢とともに過剰相対リスクが急激に減っていく傾向があることが示された。

　　〔注1〕「過剰相対リスク」はリスク比または発生率比から1を引いたもので、被ばくによりリスクが何割増えたかを表す指標である（96ページのコラム）。「リスク比」や「発生率比」は疾患リスクや疾患発生率の比（ばく露群とコントロール群の比較や、被ばく線量1Gy増加あたりの比など）を取って求められ、被ばくの疾患発生への影響を調べるときに用いられる。

◆被ばくの影響でがんが何件増えたか

　ここで推定した過剰相対リスクを、被ばくの影響で何件がんが増えたかに換算すると、胎児期被ばく群で9件分（発がん全数は94件なので、9.6％のがんが被ばくの影響と推定される）、幼少期被ばく群で87件分（発がん全数は649件なので、13.4％のがんが被ばくの影響と推定される）に相当し、前述（171ページ）の過剰絶対発生率と大きく異ならない結果となった。

　過剰絶対発生率と過剰相対リスクを合わせて解釈すると、被ばくの有無によらず年齢とともにがん発生率は増えるため、胎児期被ばく群も幼少期被ばく群も年齢とともに被ばくの影響によるがん発生相対リスク（1Svの被ばくでがん発生が何倍になるか）は減少していくが、幼少期被ばく群については被ばくの影響による発がんの絶対数は年齢とともに増えていくことが明らかになったと言える。

　また、これらから推定される両群の生涯発がんリスクは、これまで小児がんを対象とした研究や動物実験などから類推されていた生涯発がんリスクよりもかなり少なくなることが示された。

付図1

縦軸: 被ばく1Svあたりの過剰相対リスク
横軸: 発症年齢

胎児期被ばく群
幼少期被ばく群

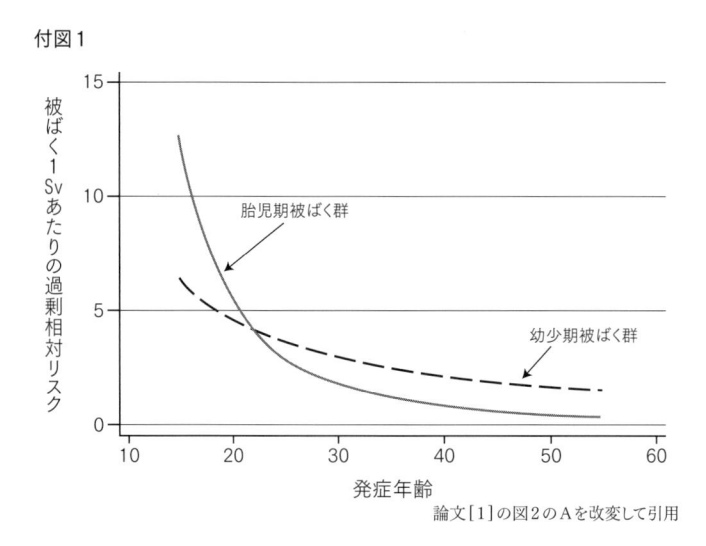

論文[1]の図2のAを改変して引用

◆放射線の長期的な発がんリスク「発生率の経時変化」

　最後に、この研究では年齢とともにがん発生率がどう変化するかを推定している。本稿冒頭の図および付図1では放射線の影響による発生率や発がんリスクの過剰分のみを評価していたが、付図2は放射線の影響に限らず全発生率を評価している点が大きな違いである。実線が女性、点線が男性、横軸が対象者の年齢、縦軸ががんの発生率を示し、推定にあたっては被ばく時期（胎児期か幼少期か）、被ばく地点（爆心地から3km未満、3〜10km、10km以上）、居住市（広島か長崎か）の影響が統計モデルで考慮されている。

　結果、被ばく時期や居住市の違いによって発がんリスクには大きな違いがないことがわかった。いっぽう、被ばく地点（爆心地からの距離）が発がんリスクに与える影響はp値0.001未満と強い影響があることが示されている。3km未満での被ばく者のがん発生率は、3〜10kmでの被ばく者のがん発生率の1.46倍と50％程度高かった（95％信頼区間は1.20

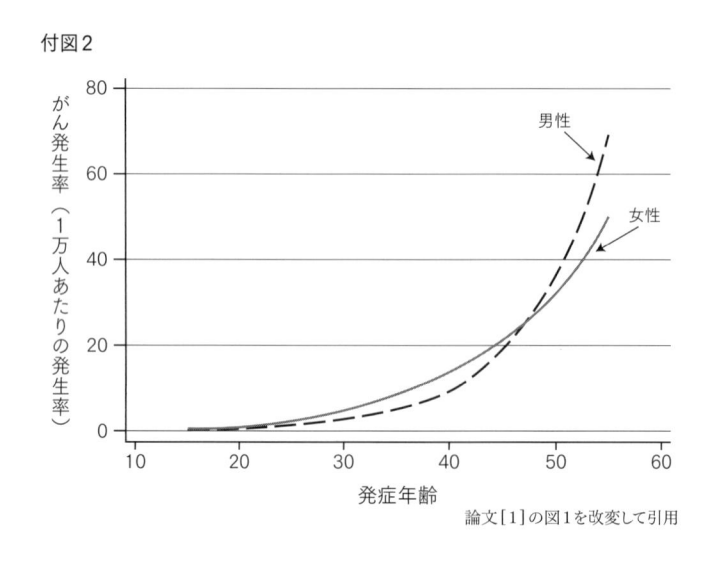

付図2

縦軸: がん発生率（1万人あたりの発生率）
横軸: 発症年齢

男性
女性

論文[1]の図1を改変して引用

～1.77倍）が、3～10kmでの被ばく者のがん発生率と10km以上での被ばく者のがんの発生率はほとんど変わらなかった（発生率の比は0.99倍、95％信頼区間は0.8～1.2倍）。またこの図で推定されたがん発生率の推移パターン、すなわち50歳ごろまでは女性の発生率が高く、男女とも40歳から急上昇するという傾向は、原爆に被ばくしていない日本の一般的な集団のものと類似していた[2]。

問題点・課題

◆対象者の少なさ

　この研究では、胎児期被ばく群では100mSv以上の被ばくをした対象者が少なく、被ばく線量カテゴリ別や性別などに分けて推定ができるほどの人数がいないため、加齢にともなうリスクの推移がじゅうぶんな精度で推定されていない可能性がある。また、この研究では対象者を最長55歳までしか追跡していないため、今後の追跡でさらに固形がん発生数が増えることが予想される。最終的な結論を得るには今後の追跡研究の結果を待つ必要がある。

◆低線量被ばくの影響

　本稿では、研究の中から1Sv被ばくあたりの過剰絶対発生率を取り上げて解説したが、この研究では被ばく線量の多寡に応じて発がんリスクがどう変わるかも推計されている。その結果によると、被ばく線量に応じてリスクはほぼ直線的に上昇することがわかったとされている。ただその傾きは胎児期被ばく群と幼少期被ばく群で異なる。その推定結果を踏まえると、幼少期被ばく群では、冒頭の図で被ばく1Svあたり1万人中56人の超過リスクが見込まれる50歳時点の結果を100mSvあたりに直すと、1万人中5.6人の超過リスクに相当する。ただし、上記「対象者の少なさ」で指摘した推定精度の低さについては、低線量被ばくを考える上でも同様に限界となる。

◆追跡期間の不足

　がん発症の大きなリスク因子として年齢が挙げられる。今後対象者をさらに追跡調査していくことで、がん発生数が増え、一般集団との比較や対象集団内での各種発生率や発がんリスクの経年変化パターンの推定がより精度の高いものとなる可能性がある。（竹内文乃）

❖ 参考論文・参考文献

[1] Preston DL, Cullings H, Suyama A, Funamoto S, Nishi N, Soda M, et al. Solid Cancer Incidence in Atomic Bomb Survivors Exposed In Utero or as Young Children. J Natl Cancer Inst. 2008;100(6):428-36.
[2] 全国がん罹患モニタリング集計：2010年罹患数・率報告 [homepage on the Internet]．独立行政法人国立がん研究センターがん対策情報センター；2014．Available from: http://ganjoho.jp/reg_stat/statistics/brochure/monitoring.html

妊婦へのX線照射による胎児期被ばくと小児がんの発生

疫学データ　データ24

オックスフォード小児がん調査における胎児期被ばくと小児がんリスクの関連

がんの種類	各がんで死亡した子供の人数 全体	各がんで死亡した子供の人数 胎児期被ばくあり	相対リスク（95%信頼区間）
リンパ性白血病	2007	290	1.54（1.34～1.78）
骨髄性白血病	866	120	1.47（1.20～1.81）
その他の白血病	1179	159	1.43（1.19～1.71）
リンパ腫	719	92	1.35（1.07～1.69）
ウィルムス腫瘍（腎芽腫）	590	87	1.59（1.25～2.01）
中枢神経系のがん	1332	179	1.42（1.20～1.69）
神経芽細胞腫	720	99	1.46（1.17～1.83）
骨腫瘍	244	26	1.11（0.74～1.66）
その他	856	129	1.63（1.33～1.98）
すべての白血病	4052	569	1.49（1.33～1.67）
すべての固形がん	4461	612	1.45（1.30～1.62）
すべてのがん	8513	1181	1.47（1.34～1.62）

論文[1]の表3を改変して引用

何のデータか

　妊婦が放射線診断を受けることによって、その胎児は被ばくすることになる。このデータは、イギリスで行われたオックスフォード小児がん調査のデータを用いて、1953年から1967年の15歳以下の子供を対象に、胎児期被ばくとがんによる死亡との関連を調べたものである。胎児期被ばくがなかった子供に比べて、胎児被ばくがあった子供の小児がんのリスクは何倍になるか（相対リスク）が、がん種ごとに推定されている。

データから何がわかるか

　胎児期被ばくを受けることで、がんによる死亡のリスクは1.47倍増加する。がん種ごとに見ると、骨腫瘍以外のがんでは、胎児期被ばくによるがん死亡リスクの増加程度は1.35〜1.63倍であり、どのがんに対してもほぼ同程度にリスクを増加させることがわかる。骨腫瘍に対しては、他のがんに比べて相対リスクが小さくなっているが、サンプルサイズが小さいこともあり、確かなことは言えない。また、白血病、固形がんによる死亡の相対リスクはそれぞれ、1.49、1.45であり、胎児期被ばくの影響はほぼ等しい。

　この研究は、胎児期被ばくと小児がんとの関連を調べた研究の中では最大規模のものである。しかし、観察研究の結果は、他の関連する研究の結果と比較しながら注意深く解釈する必要がある。この点については後述する。

データの見方

がんで死亡した子供と同じ人数の健康な子供を選択し、がんで死亡した子供と健康な子供との胎児期被ばく割合を比較することで、相対リスクを推定している

がんの種類	各がんで死亡した子供の人数		相対リスク
	全体	胎児期被ばくあり	（95%信頼区間）
リンパ性白血病	2007	290	1.54（1.34〜1.78）
骨髄性白血病	866	120	1.47（1.20〜1.81）
その他の白血病	1179	159	1.43（1.19〜1.71）
リンパ腫	719	92	1.35（1.07〜1.69）
ウィルムス腫瘍（腎芽腫）	590	87	1.59（1.25〜2.01）
中枢神経系のがん	1332	179	1.42（1.20〜1.69）
神経芽細胞腫	720	99	1.46（1.17〜1.83）
骨腫瘍	244	26	1.11（0.74〜1.66）
その他	856	129	1.63（1.33〜1.98）
すべての白血病	4052	569	1.49（1.33〜1.67）
すべての固形がん	4461	612	1.45（1.30〜1.62）
すべてのがん	8513	1181	1.47（1.34〜1.62）

この場合の相対リスクとは、胎児期被ばくを受けていない子供に比べて、胎児期被ばくを受けた子供の小児がんによる死亡リスクが何倍になるかの指標

第4章　胎児への影響

> **データ解説**

◆研究対象者

イギリスで行われたオックスフォード小児がん調査により、1953年から1967年の間に15歳以下でがんで死亡した子供が12000人以上特定されている。がんで死亡した子供それぞれに対して、性、年齢、住んでいる地域が同じである健康な子供を一人、比較対照として選択し、最終的には8513ペアの子供が研究対象者になっている。

◆研究デザイン

この研究は、ケース・コントロール研究という研究デザインで行われている。ここでのケースとはがんで死亡した子供、コントロールとは健康な子供のことである。ケース群とコントロール群の胎児期被ばくを受けた子供の割合を比較することで、胎児期被ばくが小児がんによる死亡に与える影響を調べている。また、コントロールを選択するときに、各ケースと性、年齢、住んでいる地域を合わせている。このようにある因子を一致させてコントロールを選択することをマッチングと言う。

◆胎児期被ばくの有無

各子供が胎児期に被ばくしていたかどうかを調べるために母親へインタビューを行い、出産前に放射線診断を受けたかどうかを思い出してもらっている。正確に思い出せているかどうか、特に、がんで死亡した子供を持つ母親と健康な子供を持つ母親とで、思い出しの正確さが変わらないかどうかは、バイアス（かたより）のない推定値を得るために重要である。この研究では、放射線診断に関する医療記録を収集することで、インタビューで得られた放射線診断の情報が正しいかどうかをできる限り確認している。

◆相対リスクの推定

相対リスクは、胎児期被ばくを受けることによって、小児がんによる死亡のリスクが何倍になるかを表している。この研究では、ケース・コントロール研究デザインが用いられているため、オッズ比（96ページのコラム）を推定し、相対リスクとして解釈している。なお、表に示された相対リスクは、すべてのコントロール（つまり健康な子供8513人）と各がんで死亡したケースとを比較して得られたものであり、マッチングは考慮されていない。マッチングを考慮して推定された相対リスクは、論文[2]に示されている。マッチングを考慮していない結果にはバイアスが生じ得るが、この研究では、マッチングを考慮した結果と大きくは変わらなかったため、より効率のよい全コントロールを用いた結果を提示しているものと考えられる。

たとえば、リンパ性白血病による死亡について見ると、2007人のケースのうち、胎児期被ばくを受けた子供は290人であり、ケース群での被ばくのオッズは290/(2007−

290)=0.1689と求められる。同様に、すべてのコントロール8513人のうち、胎児期被ばくを受けた子供は840人であった[2]。よって、コントロール群の被ばくのオッズは840/(8513－840)=0.1095となる。オッズ比は、これらの比0.1689/0.1095=1.54と求めることができ、胎児期被ばくにより、死亡リスクは1.54倍に増加すると解釈できる。95%信頼区間は、推定された相対リスクのばらつきを表しており、真の相対リスクの大きさはこの区間の中に含まれるであろうと解釈する。

問題点・課題

◆被ばく線量

この研究では、放射線診断を受けたかどうかで被ばくの有無を定義しており、実際に受けた被ばく線量は不明である。したがって、どの程度の被ばくがどの程度のリスク上昇をもたらすかについては不確かであり、相対リスクの大きさは注意深く解釈する必要がある。

また、技術の進歩にともない、診断あたりの線量は減少傾向にある。実際、この調査データの期間内でも、線量の減少と並行して年々相対リスクも小さくなる傾向が見られる。つまり、研究が行われた時期によって放射線診断による被ばく量が異なる可能性があり、同じように放射線診断を受けたかどうかで被ばくの有無を定義している研究であっても、単純にその効果を比較することはできないかもしれない。そのため、より正確な被ばく線量を用いた研究が望まれる。

◆リスクの大きさ

一般に、ケース・コントロール研究は、コホート研究よりもバイアスが入りやすく、結果の信頼性はコホート研究のほうが高い。論文[1]では、日本の原爆による胎児期被ばく生存者のコホート研究の結果とともに、この調査の結果を考察している。このコホート研究では、胎児期被ばくと小児がんとの関連は見られていないが、被ばくした人数、小児がんを発症した人数がともに少なく、はっきりしたことは言えない。

また、胎児期被ばくと小児がんとの関連は、他の多くの疫学研究でも評価されているが、このオックスフォード小児がん調査研究のように関連があるとするものと関連がないとするものの両方の報告があり、結果は一貫していない。

たとえば、比較的最近（1990～2006年）に発表された研究結果をまとめた報告[3]でも、放射線診断による胎児期被ばくにともなうリスク上昇は示されておらず、白血病に対するオッズ比は0.99（95%信頼区間は0.78～1.13）である。とは言え、胎児期被ばくの影響はないとは結論せず、胎児期被ばくは小児がんのリスクを上昇させるかもしれないが、そのリスクの大きさは不明であると考察されている。

低線量にともなう比較的小さなリスクの大きさを検出するためには、大規模な前向き

コホート研究が必要であると考えられる。前向きコホート研究とは、研究開始時に対象者の被ばく情報を収集し、その後死亡するまで対象者を追跡して被ばくと死亡との関連を評価する研究デザインのことである。研究の時間的流れが因果（原因→結果）の向きと同じであり、ケース・コントロール研究と比べてバイアスが入りにくいため、より正確なリスクの大きさを推定することができると考えられる。

◆その他の議論

　このケース・コントロール研究の結果では、白血病に対するリスクも固形がんに対するリスクも同じように増加している。いっぽうで、小児期被ばくに関する日本の研究では、小児がんでは白血病以外のがんでのリスク上昇は報告されていない。胎児期と小児期では、被ばくに対する感受性が異なる可能性はあるものの、この結果の違いはまだじゅうぶんに説明されているとは言えない。また、妊娠期間中のどの時期に被ばくしているかによってその影響が異なるかもしれないことにも注意が必要である。さらに、論文[1]では、10mGy（ミリグレイ）レベルの被ばくでもリスク増加につながると結論しているが、低線量被ばくにともなう影響は今後さらなる検討が必要であると考えられる。（口羽文）

❖ 参考論文・参考文献
[1] Doll R, Wakeford R. Risk of childhood cancer from fetal irradiation. Br J Radiol 1997 ;70:130-9.
[2] Bithell JF, Stewart AM. Pre-natal irradiation and childhood malignancy: a review of British data from the Oxford Survey. Br J Cancer 1975;31(3):271-87.
[3] Schulze-Rath R, Hammer GP, Blettner M. Are pre- or postnatal diagnostic X-rays a risk factor for childhood cancer? A systematic review. Radiat Environ Biophys 2008;47(3):301-12.

第5章　2世への影響

疫学データ

データ25 広島・長崎原爆被ばくの遺伝影響
―遺伝子突然変異率―

原爆被爆2世のマイクロサテライト突然変異

群	突然変異数	突然変異数／検査した総マイクロサテライト座位数（突然変異率%）	
		被ばく配偶子	非被ばく配偶子
被ばく群	20 このうち由来する親が不明の4人については下段（*）	7 / 2789	9 / 2462
コントロール群（比較対照群）	17	―	17 / 5003
*被ばく群の中で父母どちらの由来かが不明な4人を加えた突然変異数と率			
自然突然変異に分類した場合	すべてが非被ばく配偶子での自然突然変異とした場合	7 / 2789 (0.25 %)	4 + 9 +17/ 7465 (0.40 %)　　p=0.172
放射線突然変異に分類した場合	すべてが被ばく配偶子での突然変異とした場合	4 + 7 / 2789 (0.39 %)	9 +17/ 7465 (0.35 %)　　p=0.425

論文[1]の図3を改変して引用

何のデータか

　原子爆弾によって平均1.56Gy（グレイ）という高い放射線を、両親もしくは片親が被ばくした子供66人と、両親とも被ばくしていない子供63人の、DNAの中のマイクロサテライトと呼ばれる部分の突然変異を検出した。そして、被ばくした親から引き継いだマイクロサテライトでの変異率と、被ばくしていない親から引き継いだマイクロサテライトでの変異率に差があるかを調べた[1]。

データから何がわかるか

　この調査は、原爆放射線被ばくによる次世代影響（継世代的影響）の有無をDNAレベル

で調べる目的で行われた。調査の結果は、被ばくした親から引き継いだマイクロサテライトでの変異率と、被ばくしていない親から引き継いだマイクロサテライトでの変異率に統計的に有意な差はなかった。つまり、調査された40か所のマイクロサテライト座位について、親の被ばくによる次世代影響（継世代的影響）は、見られなかった。

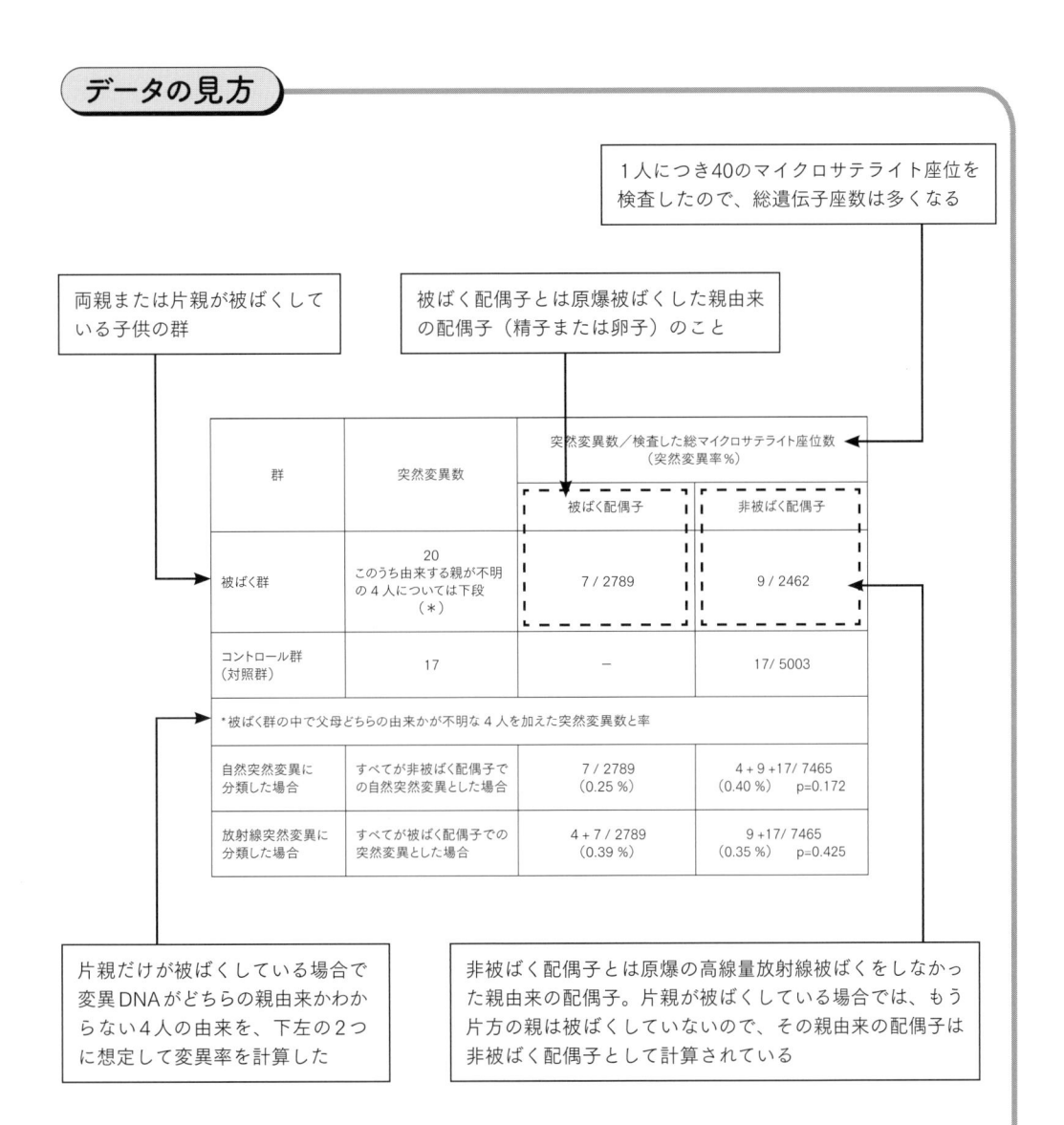

データの見方

1人につき40のマイクロサテライト座位を検査したので、総遺伝子座数は多くなる

両親または片親が被ばくしている子供の群

被ばく配偶子とは原爆被ばくした親由来の配偶子（精子または卵子）のこと

群	突然変異数	突然変異数／検査した総マイクロサテライト座位数（突然変異率％）	
		被ばく配偶子	非被ばく配偶子
被ばく群	20 このうち由来する親が不明の4人については下段（＊）	7 / 2789	9 / 2462
コントロール群（対照群）	17	−	17 / 5003
*被ばく群の中で父母どちらの由来かが不明な4人を加えた突然変異数と率			
自然突然変異に分類した場合	すべてが非被ばく配偶子での自然突然変異とした場合	7 / 2789 (0.25 %)	4 + 9 +17 / 7465 (0.40 %)　p=0.172
放射線突然変異に分類した場合	すべてが被ばく配偶子での突然変異とした場合	4 + 7 / 2789 (0.39 %)	9 +17 / 7465 (0.35 %)　p=0.425

片親だけが被ばくしている場合で変異DNAがどちらの親由来かわからない4人の由来を、下左の2つに想定して変異率を計算した

非被ばく配偶子とは原爆の高線量放射線被ばくをしなかった親由来の配偶子。片親が被ばくしている場合では、もう片方の親は被ばくしていないので、その親由来の配偶子は非被ばく配偶子として計算されている

データ解説

◆**マイクロサテライト座位とは**

　DNAは、A（アデニン）、T（チミン）、G（グアニン）、C（シトシン）の4つの塩基配列で構成された生命体の設計図であるが、進化の過程で使われなくなった無意味な配列と意味

のある配列が存在する。マイクロサテライトとはいくつかの塩基配列の単位が複数回繰り返し並んでいる所で、DNA上の至るところで島状に存在し、その位置はすべて特定できる。座位とは、DNA上の遺伝子が所在する位置を意味する。いろいろな遺伝子の配列を座席順にたとえた、座席位置という意味である。

　本調査研究は、原爆による高線量放射線被ばく／非被ばくの両親とその子供それぞれの採血血液から白血球（リンパ球）を採集してDNAを抽出し、40か所のマイクロサテライト座位の長さを比較した。

◆マイクロサテライト座位の長さの違いからどちらの親由来かを特定

　マイクロサテライト座位では、DNAを複製する途中で繰り返し部分の1～数単位が抜けるか、もしくは重複して複製されることがある（下図）。すると、その位置にあるマイクロサテライトの全長が変わり、突然変異として固定される。

　DNA上の同じ座位の、長さの違うマイクロサテライトをそれぞれ持った父と母から生まれた子供は、両方から長さの違うマイクロサテライトを受け継ぐ。したがって、特定のマイクロサテライト座位に目を付けて両親と子供を調べると、親由来のマイクロサテライトを子供のDNAの中に特定することができる。もし両親にない長さのマイクロサテライトを持っていると、突然変異を起こしていることになる。同時に、長さの一致する親を判別できるので、親と一致しない突然変異を起こしたマイクロサテライトがどちら

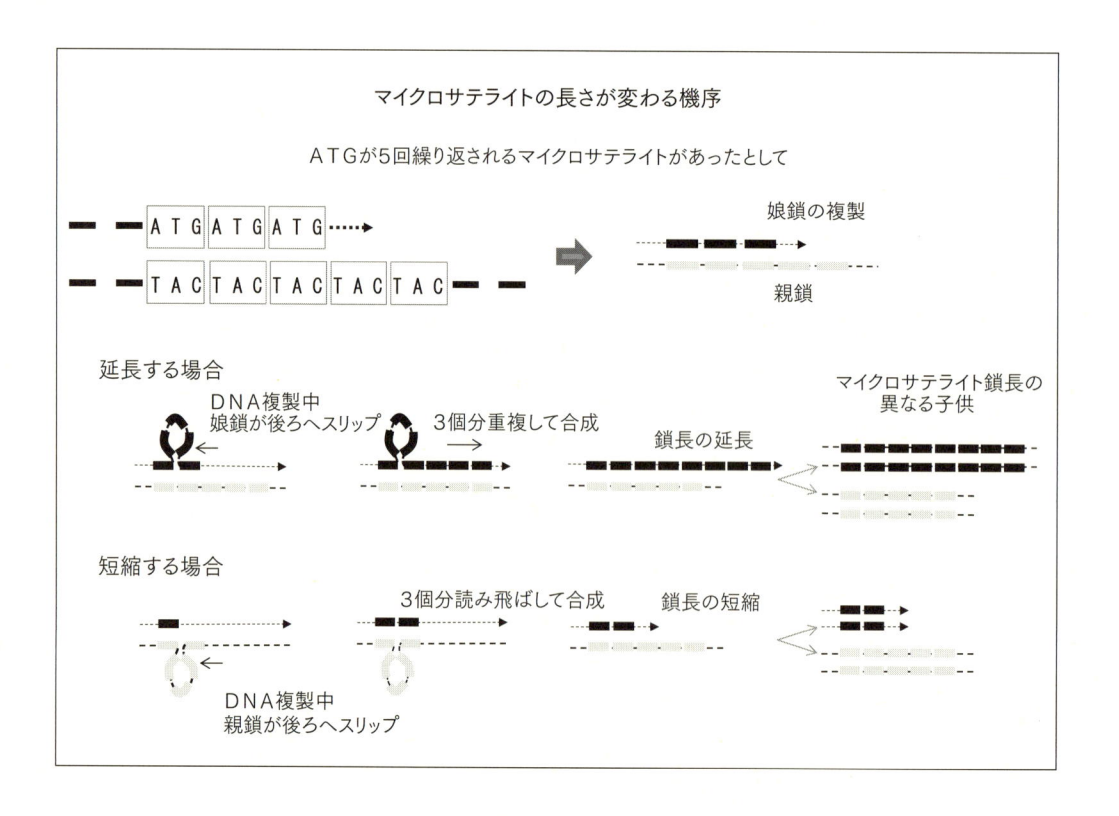

の親由来かも同定できる（しかし両親が同じ長さのマイクロサテライトを持つ場合には判別ができない。この調査では4人が判別できなかった。次ページの図を参照）。

◆両親の被ばく線量、被ばく時年齢、出産時年齢

本研究で取り上げられた両親の平均被ばく線量、線量範囲、その子供の性別の内訳は、父親被ばく（平均被ばく線量1.86 Gy、0.78〜3.09 Gy）の子供が34人（女児23、男児11）、母親被ばく（平均被ばく線量1.27 Gy、0.02〜2.51 Gy）の子供が36人（女児16、男児20）で、その中に両親とも被ばくの子供が4人含まれている。また、0.01 Gy以下の被ばく者を非被ばく者としてコントロール群（比較対照群）の中に含めている。

両親の原爆投下時年齢は被ばく群で平均15.3±5.1歳（平均±標準偏差）、コントロール群では平均14.2±5.7歳。出産までの期間はそれぞれ、被ばく群で平均14.5年（1.5〜28.9年）、コントロール群で平均15.4年（3.1〜32.0年）。出産時年齢は、被ばく群の父親が平均30.1±4.3歳（20.5〜39.9歳）、コントロール群で平均31.3±5.2歳（21.3〜51.6歳）、被ばく群の母親が平均28.8±5.3歳（20.2〜41.8歳）、コントロール群で平均27.4±4.2歳（19.4〜39.4歳）であった。被ばく群とコントロール群の間で年齢に関係した事象において有意な差異はない。

◆突然変異の検出

本研究では、マイクロサテライト座位の中でも高い突然変異率（0.5%以上）を示す箇所、または両親のマイクロサテライトの長さが異なる割合が高い（70%以上）と報告されている箇所から、40か所を選んでいる。

40座位それぞれのDNA長を調べるために、座位を特異的に増幅させるポリメラーゼ連鎖反応法（PCR法）を使って40マイクロサテライト座位のDNAを両親と子供ですべて別々に準備し、DNA断片解析法（GeneScan法）で座位長すなわちDNA塩基配列数を測定した。

その結果、被ばく群、コントロール群の両群で合計37の突然変異（親と長さの異なる子供のマイクロサテライト座位）を確認した。なお細胞培養などの操作によっても突然変異が誘発されることがあるので、突然変異が確認された検体では、採血時に一部を凍結保存した未培養のリンパ球のDNAを用いて、もとからあった変異か培養中に起こした変異かを再確認している。

◆突然変異率の算出と比較

本研究では、被ばく群の子供で20人、コントロール群の子供で17人の突然変異が認められた。被ばく群の子供で見つかった20人の突然変異のうち9人は、非被ばくの片親の配偶子由来であることがわかり、自然突然変異に分類された。

次に、明らかに被ばく親の配偶子由来である突然変異は7人とされた。

由来が判別できなかった残り4人は、すべてコントロール群である場合と、すべてが

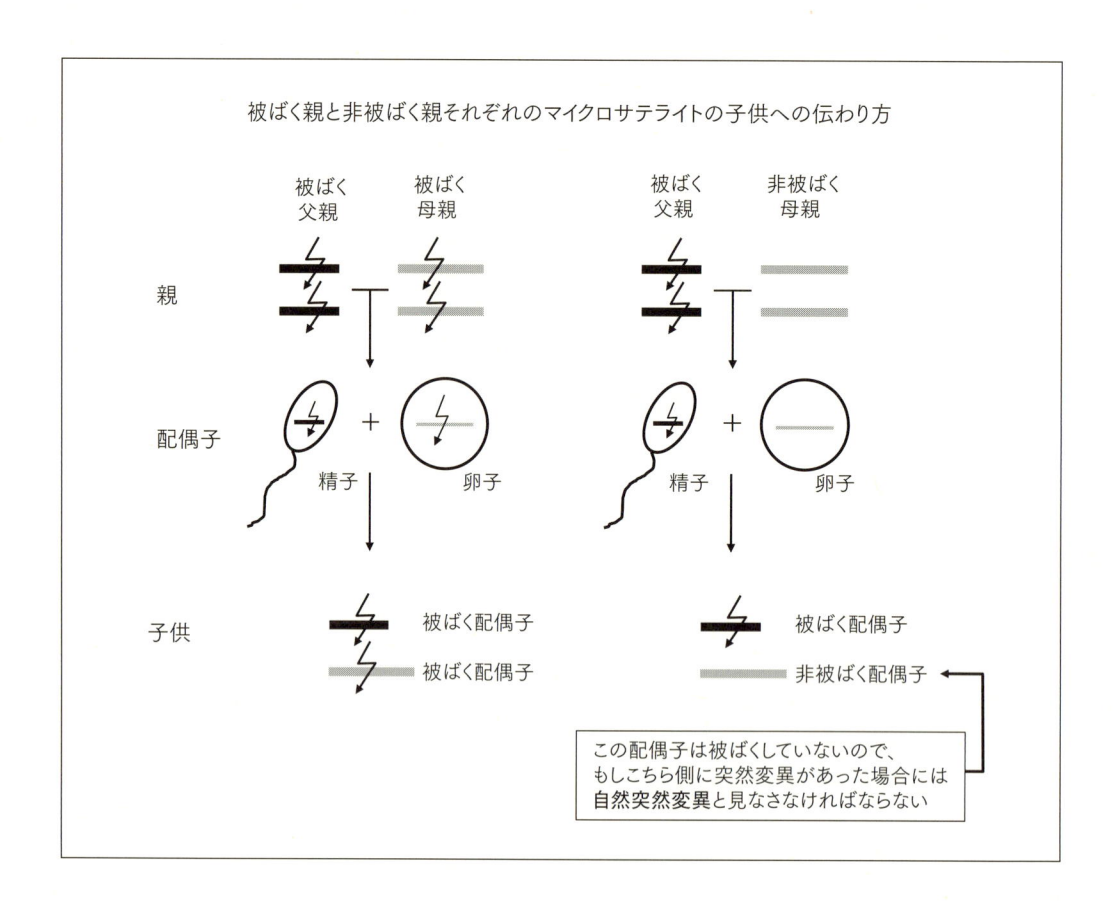

被ばく親と非被ばく親それぞれのマイクロサテライトの子供への伝わり方

この配偶子は被ばくしていないので、もしこちら側に突然変異があった場合には**自然突然変異**と見なさなければならない

被ばく群である場合の2つの場合を想定して突然変異率の計算を行った。4人すべてが非被ばく親由来と想定した場合の突然変異率は、コントロール群で（4＋9＋17人）／（7465検査座位数）より0.40%、その場合の被ばく群の突然変異率は（7人）／（2789検査座位数）より0.25%となった。次に、4人すべてが被ばく親由来と想定した場合の突然変異率は、コントロール群で（9＋17人）／（7465検査座位数）より0.35%、被ばく群で（4＋7人）／（2789検査座位数）より0.39%となった。

　前者と後者いずれのケースにおいても、2分類された集団の関係に統計学的な有意性のあるなしを見た結果、それぞれのp値はp=0.172、p=0.425であった。これはいずれも、有意性を判断する一つの目安である0.05より大きく、被ばく群とコントロール群の間には有意差が認められなかったことを意味する。このことは、由来が不明の4人をすべて被ばく親由来に含めて、突然変異を被ばく群で最も多く想定した場合でも、有意な差が認められなかったということである。

問題点・課題

◆マイクロサテライト座位の突然変異

本調査で見た、マイクロサテライト座位における反復単位の挿入（重複）もしくは欠失（脱落）という変異は、放射線によって生じるDNA変異の中ではマイナーなタイプであるが、ヒトの培養細胞だけでなく68mGy/日（1日あたり68ミリグレイ）で合計10.4Gyもしくは3Gy照射したメダカや、チェルノブイリ原発事故汚染地域のツバメや小麦で報告されており、放射線の影響を検出する指標として有効であると考えてよい。

また本調査ではDNAの非翻訳領域（遺伝子情報の伝達にかかわらないと考えられてきた領域）における変異も含まれているため、次世代に対して実際に意味のある影響の評価ができているか疑問が生じるところである。ただ近年、非翻訳領域の変異が遺伝性疾患などに大きく関与している報告が増えていることを考慮すると、ヒトでの放射線被ばくの次世代影響を推測する貴重なデータと言える。

◆他の疫学調査結果との整合性

原爆放射線の遺伝的影響については、血漿タンパク質の変異（DNAの変異によりアミノ酸配列が変わることによるタンパク質の変異）、死産、奇形、新生児死亡などの出生時障害（データ26（188ページ））、若年性がん罹患率、生活習慣病有病率（いずれもデータ27（192ページ））、染色体異常について、被爆2世の約6万5千人（推定平均被ばく線量0.4Gy）の規模で調査が行われているが、いずれにおいても被爆2世への遺伝的影響は疫学的には見出されていない。

被爆2世のDNAレベル突然変異に関しては、すでに1988年に出された血漿タンパク質の変異の報告[2]がある。これは、個体レベルではなくDNAレベルでの変異を検出するために、当時として最新の突然変異検出系を使って行われた調査であった。しかし、放射線ではほとんど起こらない塩基置換タイプ（DNAの1塩基が別の塩基に置換される）の突然変異を検出する系であったため、原爆被爆2世に発生した突然変異の検出系としては不じゅうぶんではないかという疑問もあった。それに対しマイクロサテライト座位の突然変異検出系は、広島・長崎の原爆被爆者の子供の遺伝的影響評価法としてじゅうぶんに期待できる。この検出系で、原爆による高線量放射線被ばく群とコントロール群の子供において突然変異率の有意な差が認められなかったという結果は、上述の今までに行われた疫学調査結果と矛盾しておらず、これらの結果を裏付ける形となっている。（中島裕夫）

❖ 参考論文・参考文献

[1] Kodaira M, Ryo H, Kamada N, Furukawa K, Takahashi N, Nakajima H, et al. No evidence of increased mutation rates at microsatellite loci in offspring of A-bomb survivors. Radiat Res 2010;173(2):205-13.

[2] Neel JV, Satoh C, Goriki K, Asakawa J, Fujita M, Takahashi N, et al. Search for mutations altering protein charge and 9 or function in children of atomic bomb survivors: final report. Am J Hum Genet 1988;42(5):663-76.

疫学データ

データ26

広島・長崎原爆被ばくの遺伝影響
―出生時の障害―

原爆被爆2世の奇形に関する調査

父親の被ばく状況 母親の被ばく状況	両市に不在	低線量被ばく	中線量被ばく	高線量被ばく
両市に不在	294 / 31904	28 / 3670	12 / 839	6 / 534
低線量被ばく	121 / 14684	62 / 5994	4 / 658	4 / 422
中線量被ばく	23 / 2932	7 / 703	6 / 615	1 / 192
高線量被ばく	19 / 1676	3 / 318	3 / 145	1 / 145

表内の数字は、奇形の人数／調査された出生児数

論文[1, 2, 3]の図を改変して引用

何のデータか

　原爆被爆後1年以上経過した1946～1954年の間に、広島市と長崎市で生まれた77000人あまりの新生児について、その親が原爆被ばくしたことによる出生時の奇形への影響を調査したデータ。

データから何がわかるか

　新生児の奇形（先天異常）は、遺伝や妊娠前・妊娠中の環境要因（薬物、放射線、感染症など）の相互作用などによって発生すると考えられているが、原因がわからないことも多い。広島・長崎では被ばくした胎児に小頭症の増加が認められている（データ22（165ページ））が、これは胎児自身の被ばくによる影響であり、両親の生殖細胞（精子や卵子など）の被ばくによる遺伝的な影響とは異なっている。そこで本調査では、被ばく時に妊娠していなかった親から、その後に生まれた新生児への被ばく影響を調べるために、両親の被ばく状況によって区分して奇形のリスクを解析したものである。

　冒頭の表からは調査された父母の原爆被ばく状況別出生児数（被ばく線量別）とそれぞれの状況（線量）における奇形の発生人数がわかる。また、原爆投下時に広島・長崎の両

市に不在であった非被ばく両親から生まれた子供31904人のうちで294人の奇形（0.92％）が認められたのに対して、原爆被ばくした親（両親もしくは片親が低、中、高線量被ばく者）から生まれた子供33527人のうち、300人の奇形（0.89％）が認められ、非被ばく群と被ばく群の間で子供の奇形の発生に有意な差が認められていないことがわかる。

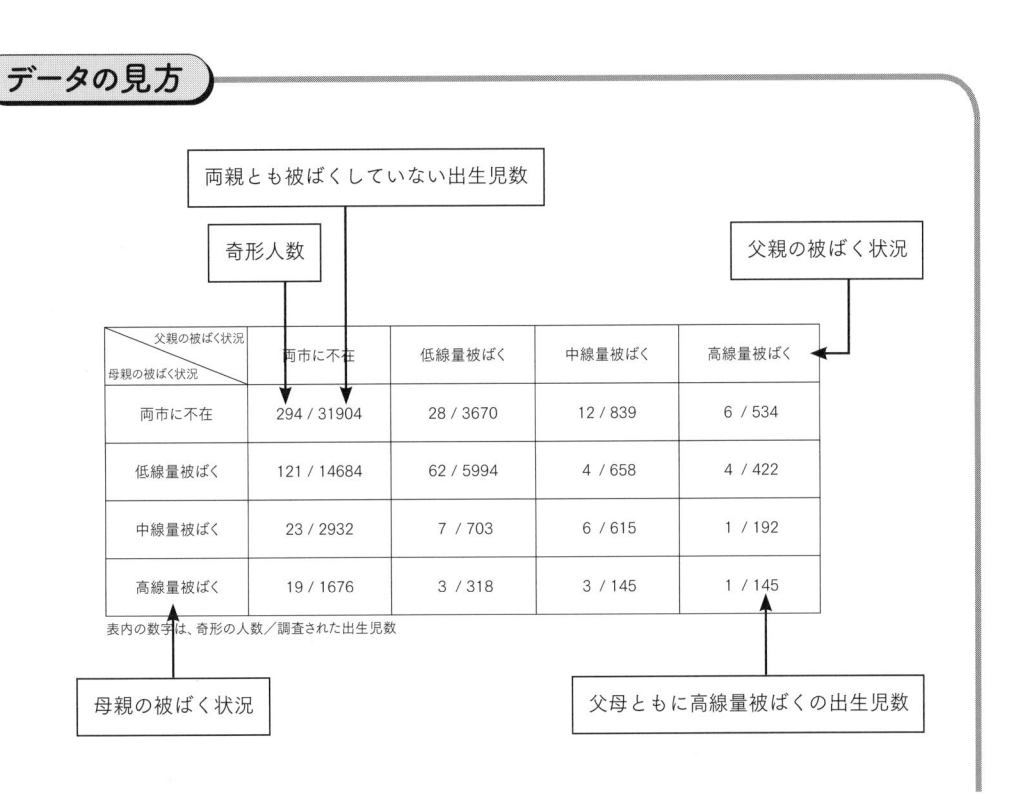

データの見方

母親の被ばく状況 \ 父親の被ばく状況	両市に不在	低線量被ばく	中線量被ばく	高線量被ばく
両市に不在	294 / 31904	28 / 3670	12 / 839	6 / 534
低線量被ばく	121 / 14684	62 / 5994	4 / 658	4 / 422
中線量被ばく	23 / 2932	7 / 703	6 / 615	1 / 192
高線量被ばく	19 / 1676	3 / 318	3 / 145	1 / 145

表内の数字は、奇形の人数／調査された出生児数

- 奇形人数
- 両親とも被ばくしていない出生児数
- 父親の被ばく状況
- 母親の被ばく状況
- 父母ともに高線量被ばくの出生児数

データ解説

◆**被爆2世の出生時調査**

　広島・長崎両市内の出産予定や両親の被ばく状況に関する情報は、当時施行されていた妊娠20週での食糧特別配給制度の申請時に聞き取りによって収集された。そのデータをもとに両市合わせて77000人あまりの生後2週間以内の新生児を医師が診断した。そのうち両親の近親結婚や梅毒感染の有無など調査時の情報が考慮されて正確な検定ができる条件を満たした、65431人の新生児の奇形症例をまとめたものが冒頭の表である。

　両親の被ばく線量は被爆時の爆心地からの距離、遮蔽条件と急性放射線症状により区分されている。このとき認められた奇形は無脳症、口蓋裂、内反足、口唇裂、多指症、合指症などであり、当時では他の地域のヒト集団でもしばしば観察された奇形である。

　この冒頭の表における広島・長崎の総合計65431人中594人の異常の頻度0.91％は、1922～1940年に東京の赤十字病院で行われた奇形調査による49654人あたり456人の異常の頻

度0.92%とよく一致しており、原爆被爆地域の住民と東京の住民の間でも奇形の発生頻度に差がなかったことがわかる。なお、両市の被ばく群のみでの異常発生頻度は33527人中300人で、0.89%である。

◆1986年の線量推定方式（DS86）を用いたその後の解析

個人の被ばく線量を推定するための新たな推定方式DS86（33ページのコラム）を用い、同じデータをもとにして死産、奇形、新生児死亡について解析を行った結果をまとめたものが下の表である。DS86による個人被ばく線量が推定できない事例については除外されているので、冒頭の表とは合計人数が異なっている。下の表の解析結果は冒頭の表の結果と同じで、奇形、死産、新生児死亡の発生頻度と親の被ばく線量との間に相関関係は認められなかった。

出生時の障害（奇形・死産・2週間以内の死亡）

母親の被ばく状況 (Gy)* \ 父親の被ばく状況 (Gy)*	<0.01	0.01〜0.49	0.50〜0.99	≧1.0
<0.01	2257/45234 (5.0 %)	81/1614 (5.0 %)	12/238 (5.0 %)	17/268 (6.3 %)
0.01〜0.49	260/5445 (4.8 %)	54/1171 (4.6 %)	4/68 (6.0 %)	2/65 (3.0 %)
0.50〜0.99	44/651 (6.8 %)	1/43 (2.3 %)	4/47 (9.0 %)	1/17 (6.0 %)
≧1.0	19/388 (4.9 %)	2/30 (6.7 %)	1/9 (11.0 %)	1/15 (7.0 %)

* DS86

[1, 4]のデータを改変して引用

問題点・課題

◆疫学調査の信頼性

原爆投下された広島・長崎で多くの奇形が生まれたとされる手記や報道記事が散見されるが、当時は劣悪な衛生環境や栄養事情もさることながら、近親結婚、梅毒などの性病感染者も多かったために生活環境や地域によって異常出産が多く認められた可能性が高い。そのため本調査の解析では、梅毒感染の有無や近親結婚などの情報が考慮されている。こうした、検出感度に影響を与えるような因子（交絡因子）の除外処理を、放射線影響を小さくするための作為的な行為だと誤解されることがあるが、正確な疫学調査のために必要なことである。原爆被爆者の肺がん発生率を調べるときに、肺がんリスクの高い喫煙者を調査の対象から除外しなければならないことと同じである。

◆ ネガティブデータの扱い

　本調査の結論として、被爆2世の出生時への有意な遺伝的影響は認められなかったことから、遺伝的影響がまったく起こらなかったとするのは、「ネガティブデータによるネガティブの証明は困難」とする科学的論理から考えると早計である。なぜなら、調査時の検出感度がじゅうぶんではなかった可能性を否定できないからである。

　とは言え、広島・長崎の大規模な調査人数でも自然発生率を有意に超える影響を検出できなかったほど低い影響レベルであり、調査人数を増やすことで仮に有意差を検出できたとしても、非常に小さいものである。またその結果をもって、福島第一原発事故による被ばく2世へのリスク評価の科学的根拠とすることは間違いである。なぜなら、広島・長崎の被ばくは高線量率被ばくであり、低線量、低線量率被ばくであった福島へのリスク推定にはそのまま利用できないからである。しかし、高線量率の原爆被ばく者で検出されなかったことは、さらに低線量、低線量率被ばくの福島の被ばくレベルでは明らかに検出されないであろうという目安にはなる。鎮痛解熱剤を一度に大量服用すると致死的であるが、日々少量服用した結果、一度の服用と同量となっても致死とはならないように、放射線も一度に大量に被ばくしたときより少量の線量をじわじわと同じ線量分被ばくしたときのほうが障害は軽減される。

◆ 原爆被爆2世への遺伝的影響が有意に検出されていない理由

　被爆2世の出生時における影響は、放射線によって生じた父親の精子、もしくは母親の卵子の遺伝子突然変異が原因である。そしてこの突然変異のほとんどが欠失型（一部の遺伝情報が切れてなくなること）によるものである。欠失型は、母親と父親から受け継いだ当該遺伝子が2個ともそろわないと現れない劣性突然変異なので、次世代で発症する確率は非常に低い。

　また、近親結婚をしない限り子孫で同じ変異を2つ持つ子供が生れる確率が低いことや、精巣や卵巣内で変異を持った精子や卵子ができる確率、射精精子（約2～3億）の中の変異を持った精子の頻度、こうした精子や卵子が受精卵となる確率、全DNA塩基配列のうち生涯において必要な約2.5%の部位に変異を生じる確率を考慮し、さらに自然突然変異を2倍にするために必要な最低放射線量（倍加線量）が1000mGy（ミリグレイ）とされている点や、原爆2世の親の平均被ばく線量が400mGyであることを考え合わせると、原爆2世に遺伝的影響が発現する確率はきわめて低いことが予想できる。（中島裕夫）

❖ 参考論文・参考文献
[1] 放射線被曝者医療国際協力推進協議会編．原爆放射線の人体影響（第2版）．東京：文光堂；2012
[2] Neel, JV, Schull WJ. Children of atomic bomb survivors. A genetic study. Washington DC: National Academy Press; 1991
[3] 中村典．原爆放射線の遺伝的影響に関する調査：過去・現在・未来．放射線生物研究 1999;34:153-69.
[4] Ohtake M, Schull WJ, Neel, JV. Congenital malformations, stillbirth, and early mortality among the children of atomic bomb survivors: a reanalysis. Radat Res 1990;122:1-11.

疫学データ
データ27

広島・長崎原爆被ばくの遺伝影響
—生活習慣病—

原爆被爆者の子供における多因子疾患(生活習慣病)有病率に関する調査

父親被ばく線量(Gy)*	オッズ比(95%信頼区間) 0.005未満	0.005〜0.500	0.500以上	p値
調査人数	7415	2515	864	
多因子疾患				
高血圧	1	0.96 (0.85〜1.09)	0.94 (0.78〜1.13)	0.71
高コレステロール血症	1	0.99 (0.89〜1.11)	0.86 (0.73〜1.02)	0.21
糖尿病	1	0.89 (0.72〜1.10)	0.86 (0.61〜1.21)	0.43
狭心症	1	0.76 (0.42〜1.38)	0.58 (0.18〜1.86)	0.47
心筋梗塞	1	1.23 (0.60〜2.52)	0.46 (0.07〜3.04)	0.57
脳卒中	1	1.37 (0.80〜2.33)	0.95 (0.35〜2.64)	0.51
6疾患合計	1	0.97 (0.90〜1.05)	0.88 (0.78〜0.99)	0.12

母親被ばく線量(Gy)*	0.005未満	0.005〜0.500	0.500以上	p値
調査人数	6028	3694	1058	
多因子疾患				
高血圧	1	0.96 (0.87〜1.07)	1.08 (0.92〜1.28)	0.40
高コレステロール血症	1	1.08 (0.98〜1.18)	1.02 (0.89〜1.18)	0.28
糖尿病	1	1.04 (0.88〜1.24)	1.05 (0.79〜1.39)	0.86
狭心症	1	1.13 (0.72〜1.78)	1.22 (0.58〜2.59)	0.79
心筋梗塞	1	0.94 (0.50〜1.79)	0.63 (0.16〜2.51)	0.80
脳卒中	1	0.93 (0.58〜1.51)	0.64 (0.23〜1.78)	0.69
6疾患合計	1	1.03 (0.96〜1.10)	1.04 (0.94〜1.16)	0.58

2世受診者総数11951人(父親被ばく線量不明1157人、母親被ばく線量不明1171人はそれぞれオッズ計算から除外)
* DS02

論文[1]の表3を改変して引用

何のデータか

本データは、データ26(188ページ)で取り上げた原爆被爆2世の調査集団が年齢を重ねたのちに調査したもので、成人期に発症する多因子疾患(高血圧、高コレステロール血症、糖尿病、狭心症、心筋梗塞、脳卒中の6つの生活習慣病)のそれぞれの有病率と、親の放射線被ばくとの関連性について調べたもの。

データから何がわかるか

データ26（188ページ）が出生時の影響についての研究であるのに対して、本データでは親の被ばくが子供の成人期に発症する6つの多因子疾患（生活習慣病）に影響しているかどうかがわかる。

この6つの多因子疾患は、後述するように放射線で誘発される遺伝性疾患の一部をなしている可能性があることが指摘されている。したがって、親の被ばくによる被爆2世への遺伝的影響リスクの調査として、出生時だけでなく成人期に有病率が高くなる6つの多因子疾患の有病率を調べることが重要となる。この調査は世界でもはじめての研究で、意義は大きい。

その結果、19～60歳の被爆2世（平均48.6歳、50歳代が半数）において6つの多因子疾患のいずれでも親の被ばくによる影響は認められなかった。

データの見方

オッズ比とは、被ばく線量が0.005Gy（グレイ）未満の親の子供と0.005Gy以上被ばくした親の子供の有病率を比較する指標（96ページのコラム）。1より多ければ増加、1より小さければ減少を意味する。また区間が1をまたいでいると、有意な増減がないことを意味する

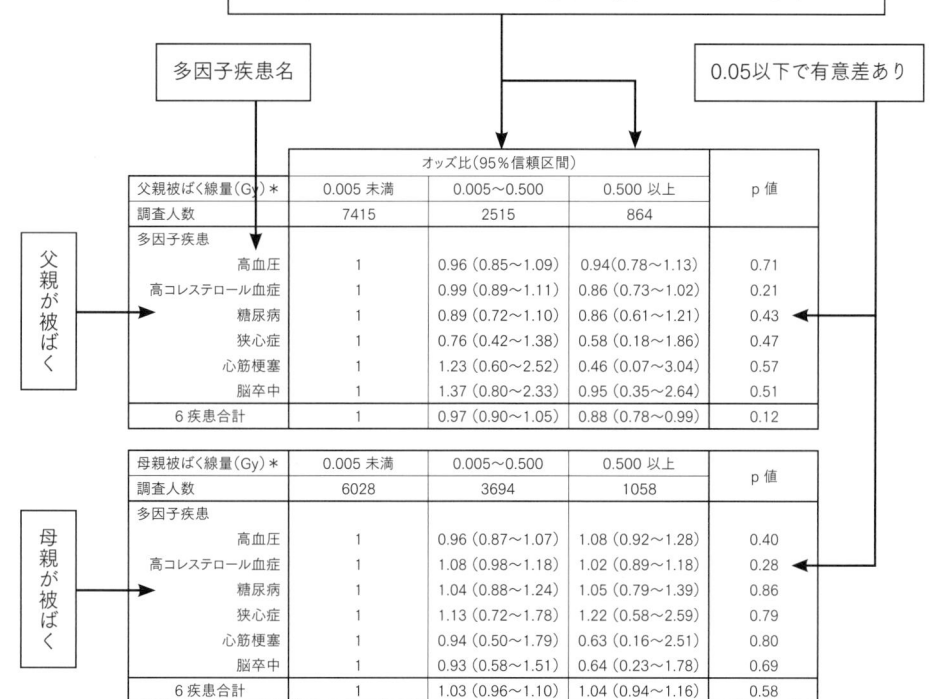

多因子疾患名

0.05以下で有意差あり

父親が被ばく

父親被ばく線量(Gy)＊	0.005 未満	0.005～0.500	0.500 以上	p値
調査人数	7415	2515	864	
多因子疾患				
高血圧	1	0.96 (0.85～1.09)	0.94 (0.78～1.13)	0.71
高コレステロール血症	1	0.99 (0.89～1.11)	0.86 (0.73～1.02)	0.21
糖尿病	1	0.89 (0.72～1.10)	0.86 (0.61～1.21)	0.43
狭心症	1	0.76 (0.42～1.38)	0.58 (0.18～1.86)	0.47
心筋梗塞	1	1.23 (0.60～2.52)	0.46 (0.07～3.04)	0.57
脳卒中	1	1.37 (0.80～2.33)	0.95 (0.35～2.64)	0.51
6疾患合計	1	0.97 (0.90～1.05)	0.88 (0.78～0.99)	0.12

母親が被ばく

母親被ばく線量(Gy)＊	0.005 未満	0.005～0.500	0.500 以上	p値
調査人数	6028	3694	1058	
多因子疾患				
高血圧	1	0.96 (0.87～1.07)	1.08 (0.92～1.28)	0.40
高コレステロール血症	1	1.08 (0.98～1.18)	1.02 (0.89～1.18)	0.28
糖尿病	1	1.04 (0.88～1.24)	1.05 (0.79～1.39)	0.86
狭心症	1	1.13 (0.72～1.78)	1.22 (0.58～2.59)	0.79
心筋梗塞	1	0.94 (0.50～1.79)	0.63 (0.16～2.51)	0.80
脳卒中	1	0.93 (0.58～1.51)	0.64 (0.23～1.78)	0.69
6疾患合計	1	1.03 (0.96～1.10)	1.04 (0.94～1.16)	0.58

2世受診者総数11951人（父親被ばく線量不明1157人、母親被ばく線量不明1171人はそれぞれオッズ計算から除外）
＊ DS02

第5章 2世への影響

> データ解説

◆調査方法

　本調査の対象となった高血圧、高コレステロール血症、糖尿病、狭心症、心筋梗塞、脳卒中の6つの疾患は、国際放射線防護委員会（ICRP）の1999年勧告、原子放射線の影響に関する国連科学委員会（UNSCEAR）の2001年報告、米国科学アカデミー電離放射線の生物的影響に関する委員会（BEIR Ⅶ）の2006年報告において、放射線で誘発される遺伝性疾患の一部をなしている可能性があることが指摘されている。その根拠は、K.サンカラナラヤナンらの「多因子疾患のリスク評価に関するタスクグループ」が開発した、動物実験データに基づく放射線誘発変異を予知する統計学的モデルに、これら6疾患が含まれていたことである[3, 4]。

　そこで、広島・長崎両市内で出生した両市合わせて77000人あまりの出生時調査（プログラム名は「被爆者の子どもの追跡調査」）を行った集団の中から2002～2006年の被爆2世健康診断調査に参加した11951人（男性5702人、女性6249人）において、父親の線量、母親の線量と6つのそれぞれの多因子疾患の有病率との関連について、年齢、都市、性別、BMI（身長と体重から計算される体格指数の一つ）、父母別の多因子疾患既往歴、閉経の有無、喫煙習慣、飲酒習慣、職業カテゴリーを調整して解析が行われた。なお、親の被爆時年齢や被爆から何年後の出生か、あるいは親に多因子疾患の既往歴があるかないかがデータの結果に影響しているという証拠は認められていない。

◆6つの多因子疾患に被ばく影響が認められるか

　オッズとは、ある疾病の有病率から有病率/（1－有病率）で計算したものである。冒頭の表のオッズ比は、比較対照する群を1としたときの、調査群の有病オッズとの比を表している。すなわち、0.005Gy以上の被ばく群（調査群）の6つの多因子疾患それぞれの有病率が、0.005Gy未満群（コントロール群）の有病率の何倍であるかを見ている。したがって、1であれば0.005Gy未満群と同じであるし、1より大きければ0.005Gy未満群より高い有病率となり、1未満であれば0.005Gy未満群より低い有病率となる。そして、もし放射線が有病率の上昇に関与したのであれば、表中で0.005Gy未満群、0.005～0.5群、0.5以上群と被ばく放射線量が増加するにしたがってオッズが大きくなる。これを用量依存性と言い、放射線影響の有無のよりどころとなる。なお、現在の日本人の1年間に被ばくする平均線量は0.006Sv（シーベルト）である。ちなみに、自然放射線量は平均0.0021Sv、医療被ばく線量は平均0.0039Svである（X線およびガンマ線被ばくの場合はGy＝Svと考えてよい）。

　そして、表中のpはp値と呼ばれる指標であり、p値が0.05未満であれば0.005Gy未満群と0.005Gy以上の被ばく群との間に偶然を超えた差（有意差）があると判断される（112ページのコラム）。この表中のp値はすべて0.05より大きな値が示されていることから、両群間で統計学的な有意差は認められないことがわかる。

ただ父親被ばく群の6疾患合計のp値が0.12と、他と比較してはずれて0.05に近い値である。これは、父親の低線量被ばく群のオッズが0.97、高線量被ばく群が0.88と、0.005Gy未満群のオッズの1よりも線量が増えるにしたがって順に小さくなっていることから、父親被ばくの子のほうが多因子疾患の有病率が低くなる可能性を示している。ただし有意性はないので、これに関してはさらなる調査が必要になる。

◆発がんへの影響は

原爆被爆2世で危惧されるもう1つの影響は、がんの罹患である。164ページのコラムで説明するように、被爆2世と胎内被爆児とは被ばく条件がまったく違う。したがってがんの罹患率についての調査も、被爆2世と胎内被爆児を区別して行わなければならない。

下の表に示すのは、出生時の障害調査を行った同じ集団による、1946〜1984年に生まれた子供の20歳までの悪性腫瘍の症例数である。調査時の被爆2世の年齢は0〜38歳で、80%が20歳に達している。この集団について、広島・長崎における腫瘍組織登録、剖検情報、病理組織登録、死亡診断書の情報に基づくがん罹患の追跡が行われ、両親の合計線量は0.01Gy未満の群が40689人、0.01Gy以上の群が26885人であった。両群の総悪性腫瘍頻度は0.01Gy未満群で0.12%、0.01Gy以上群で0.13%であり、小児白血病の頻度はそれぞれ0.04%、0.05%であり、両親の被ばく線量にともなう発がんリスクの増加は認められなかった[1, 2]。

原爆被爆者の子供について20歳までに生じた悪性腫瘍の症例数

	両親の合計線量*	
	0.01Gy 未満	0.01Gy 以上
調査子供数	40689	26885
悪性腫瘍内訳		
白血病	17	14
遺伝性の可能性がある腫瘍	10	8
その他の腫瘍	21	13
悪性腫瘍総数	48	35

遺伝性の可能性がある腫瘍：網膜芽細胞腫、ウィルムス腫瘍、神経芽細胞腫、骨肉腫など
その他の腫瘍：皮膚がん、胃がん、線維肉腫、悪性リンパ腫、脳腫瘍など
*DS86

論文[2, 5]のデータを改変して引用

> 問題点・課題

　本章で紹介した被爆2世の調査報告[1]では、6つの多因子疾患に親の被ばく影響は認められなかったが、調査時の被爆2世の平均年齢が48.6歳とまだ若く、加齢にともなう有病率の増加がじゅうぶん予想される。このことから、今後の調査が非常に重要だと考えられる。そのため放射線影響研究所では、引き続き同じ被爆2世の集団において2010年から4年ごとの健診による調査が開始されている。

　その他の問題点・課題はデータ26（188ページ）を参照されたい。（中島裕夫）

❖ 参考論文・参考文献
[1] Tatsukawa Y, Cologne JB, Hsu WL, Yamada M, Ohishi W, Hida A, et al. Radiation risk of individual multifactorial diseases in offspring of the atomic-bomb survivors: a clinical health study. J Radiol Prot 2013;33(2):281-93.
[2] Yoshimoto Y, Neel JV, Schull WJ, Kato H, Soda M, Eto R, Mabuchi K. Malignant tumors during the first 2 decades of life in the offspring of atomic bomb survivors. Am J Hum Genet 1990;46(6):1041-52.
[3] Sankaranarayanan K, Chakraborty R, Boerwinkle EA. Ionizing radiation and genetic risks. VI. Chronic multifactorial diseases: a review of epidemiological and genetical aspects of coronary heart disease, essential hypertension and diabetes mellitus. Mutat Res 1999;436(1):21-57.
[4] ICRP. Publication 83: Risk estimation for multifactorial diseases. Annals of the ICRP 29. Oxford: Elsevier Science; 1999.
[5] 放射線被曝者医療国際協力推進協議会編．原爆放射線の人体影響（第2版）．東京：文光堂；2012

疫学データ

データ28

小児・青年期に放射線治療を受けた患者の2世への影響

がん生存者の医療被ばく線量とその子供の遺伝性疾患発生リスク

対象	対象臓器	線量(Gy)	リスク比	95%信頼区間	p値
女性	卵巣				0.96
	(平均1.16Gy、範囲 0.00005〜40)	0	1.00	基準	
		0 以上0.5未満	1.12	0.52〜2.38	
		0.5以上	1.04	0.17〜6.25	
女性	子宮				0.07
	(平均2.30Gy、範囲 0.00005〜100)	0	1.00	基準	
		0 以上0.5未満	1.34	0.77〜2.32	
		0.5以上※	2.30	0.95〜5.56	
男性	精巣				0.72
	(平均0.41Gy、範囲 0.00005〜8)	0	1.00	基準	
		0 以上0.5未満	0.84	0.48〜1.49	
		0.5以上	1.12	0.44〜2.88	

※ 平均 13.52, 範囲 0.95〜100

論文[1]の表4を改変して引用

何のデータか

　小児期・青年期にがんを罹患して放射線治療を受けた人（元患者）の子供に、遺伝性疾患がどの程度発生しているかを調べた、デンマークの調査データ。元患者が15歳以下の年齢のときに放射線治療で受けた臓器ごとの被ばく線量と、その子供（2世）の遺伝性疾患（先天的奇形、染色体異常、死産、新生児死亡）の発生との関連を調べている。医療被ばくなしのグループに対して、0以上0.50Gy（グレイ）未満の低線量被ばく、および0.5 Gy以上の高線量被ばくのリスク比が推定されている。

データから何がわかるか

　この調査では、がん生存者の医療被ばくとその子供の遺伝性疾患の間にはっきりした関連は認められなかった。しかし、本研究は全体で1474人のがん生存者の子供に発生した181件の遺伝性疾患に基づく比較的小規模なケース・コホート研究（後述）の結果であるため、特に0.5 Gy以上の被ばくの影響に関しては、より大規模な疫学研究によるさらなる検討が必要である。

データの見方

> リスク比の正しい値が95%の確率で含まれると考えられる区間。本データの値のすべてが1をまたいでいる。これは統計学的な有意差がないことを表している

> 子供の遺伝性疾患発生のリスク比。交絡調整（104ページのコラム）のために出生順位、母親の年齢、化学療法の有無の各因子が考慮された

> 「線量と遺伝性疾患発症リスクの間に関連はない」という仮説に対するp値（112ページのコラム）。p値の値が小さいほど、関連が存在する証拠が強いことを表す

対象	対象臓器	線量(Gy)	リスク比	95%信頼区間	p値
女性	卵巣				0.96
	(平均1.16Gy、範囲 0.00005〜40)	0	1.00	基準	
		0 以上0.5未満	1.12	0.52〜2.38	
		0.5以上	1.04	0.17〜6.25	
女性	子宮				0.07
	(平均2.30Gy、範囲 0.00005〜100)	0	1.00	基準	
		0 以上0.5未満	1.34	0.77〜2.32	
		0.5以上※	2.30	0.95〜5.56	
男性	精巣				0.72
	(平均0.41Gy、範囲 0.00005〜8)	0	1.00	基準	
		0 以上0.5未満	0.84	0.48〜1.49	
		0.5以上	1.12	0.44〜2.88	

※ 平均 13.52, 範囲 0.95〜100

> 左右の卵巣のうち、より少ない被ばくを受けた側の線量。少ない被ばくを受けた卵巣のほうが主として機能していると考えられるため、解析に用いられた

> データ解説

◆調査対象の特定

　デンマークのがん登録データより1943年から1996年の間に20歳未満でがんに罹患し、少なくとも15歳までは生存していた4676人のがん生存者が特定された。さらに出生登録と人口台帳のデータからがん生存者の子供の出生記録を確認したところ、4676人のがん生存者のうち1474人から2767件の単胎出産と死産が特定された。この研究はケース・コホート研究と呼ばれる研究手法（後述）を用いており、研究対象はその中から選択された472人、1037件の出産および死産である。

◆対象疾患と発症件数

　小児期・青年期の放射線被ばくは生殖細胞の突然変異をうながし、その子供の遺伝性疾患を増加させる可能性がある。そこで、この研究では子供の遺伝性疾患についての調査が行われている。遺伝性疾患とは、染色体や遺伝子の変異が原因になって起きる疾患の総称である。

　調査対象とした疾患は先天的奇形、染色体異常、死産（妊娠28週以降の死児の出産）、新生児死亡（生後28日以内の子供の死亡）で、この情報は地域住民を対象とした全国規模の患者登録制度から取得した。ただし、親の放射線被ばくによる影響を検討するために先天的奇形が家族性であるものは除かれた。

　その結果、コホート全体（1474人）のうち145人から181件の遺伝性疾患を持つ子供の誕生が観察された。内訳は先天的奇形が159件、染色体異常が6件、死産が7件、新生児死亡が9件であった。

◆医療被ばく線量の推定

　がん生存者の被ばく線量は、治療や診断にどのような放射線照射が行われたかの医療記録をもとに推定された。被ばく線量の推定精度向上のため、放射線照射の方法や線量の低減などの放射線治療に関するすべての情報がアメリカテキサス州のMDアンダーソンがんセンターに送られ、個々のがん生存者に対する子宮、卵巣、精巣への放射線照射量が推定された。各臓器への吸収線量をより正確に見積もるため、それぞれの臓器内で放射線が直接当たっていない部分の吸収線量についても、水ファントム（放射線量を決めるために用いられる模型）を用いて患者の年齢別に推計された[2]。

◆ケース・コホート研究とは

　この研究では、医療被ばく線量の推定にコストがかかるため、ケース・コホート研究と呼ばれる研究手法を用いて1474人の対象者の一部のみを抽出して疾患以外の情報を調査している。ケース・コホート研究とは、興味のある疾患情報が測定されたコホートと

呼ばれる集団全体（下図のA）から、対象集団からランダムに抽出されたサブコホート（同B）および疾患を発症したケース（同C）についてのみ研究対象として選択する手法である。今回のように疾患以外の情報の特定にコストがかかる場合、あるいはまれな疾患である場合は、非ケースの情報は全例を調べなくてもじゅうぶん多く得ることができるため、効率的な方法であることが知られている。

　この研究では、4件未満の妊娠をしたがん生存者男女については、25％の確率つまり4人に1人がランダムにサブコホートに入れられ、4件以上の妊娠があった場合は必ずサブコホートに入れられた。この理由は、4件以上の妊娠があった場合には1人のがん生存者を調べることで多くの子供に関する情報を得ることができるためである。

　結果的に、1474人のコホートから372人のサブコホート、145人のケースが選択された。ケースのうち45人はサブコホートとしても選択されていたため、合計372＋145－45＝472人のがん生存者、1037件の妊娠が対象となった。解析時には、対象者がコホートから抽出された確率の逆数を用いた重み付け解析が行われた。これはすなわち、25％の確率でサブコホートへ選択された非ケースに関しては、背後に同様の対象者が1/0.25＝4人いると考えて解析時に4人分の重みを与える解析方法である。ケースは100％解析に含めるため、サブコホートに選択されたかどうかにかかわらず重みは1となる。

　この方法により、サブコホートの情報を用いてコホート全体の線量分布およびリスク比をバイアス（かたより）なく推定することができることが知られている[3]。

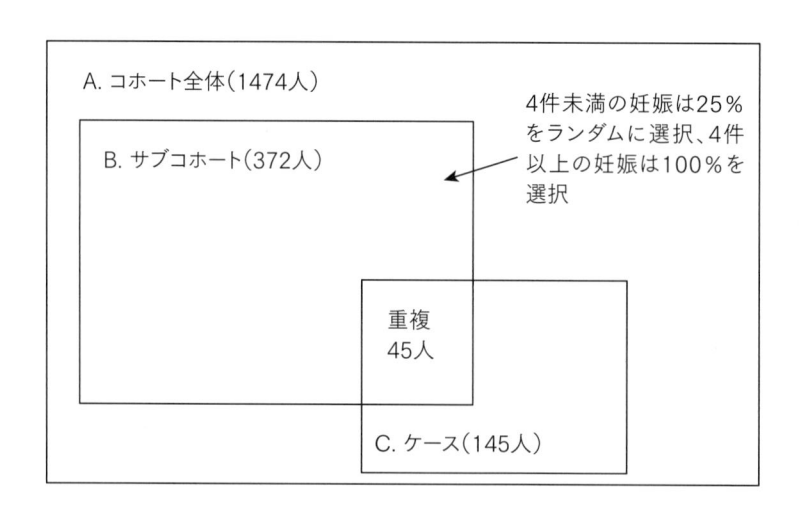

```
┌─────────────────────────────────────────┐
│ A. コホート全体（1474人）                  │
│                                         │
│  ┌──────────────────────┐               │
│  │ B. サブコホート（372人）│  4件未満の妊娠は25％│
│  │                      │◀─をランダムに選択、4件│
│  │                      │   以上の妊娠は100％を │
│  │                      │   選択               │
│  │              ┌───────┼──────┐          │
│  │              │ 重複   │      │          │
│  │              │ 45人   │      │          │
│  └──────────────┼───────┘      │          │
│                 │ C. ケース（145人）│       │
│                 └──────────────┘          │
└─────────────────────────────────────────┘
```

◆化学療法の影響

　小児がんの治療には外科的切除や放射線療法だけでなく、抗がん剤による化学療法が組み合わされる場合が多い。したがって医療被ばくと遺伝性疾患の関連の解析結果を適切に解釈するためには、化学療法の有無と遺伝性疾患の関連も確認しておく必要がある。ここでは、とりわけDNAに直接作用してDNA複製を阻害する作用をもつ、アルキル化

剤との関連が調べられた。

　この研究では、472人の研究対象のうち、87人が化学療法を受けていた。化学療法なし群を対照として化学療法あり群の交絡調整後のリスク比は0.82（95%信頼区間は0.53〜1.28）、化学療法も放射線療法もない群を対照とした化学療法あり群の調整リスク比は0.75（95%信頼区間は0.26〜2.13）であり、関連を認めなかった（95%信頼区間については112ページのコラム参照）。したがって、化学療法の有無は解析時に考慮に入れる必要がないことがわかった。

問題点・課題

◆研究の規模

　この研究はデンマークの全国的ながん登録のデータを用いた研究ではあるが、全体で181件の遺伝性疾患発生に基づく比較的小規模な疫学研究である。そのため、被ばく線量と遺伝性疾患発生の関連において、特に高線量（0.5 Gy以上）では95%信頼区間が広くなっており、リスク比を精度よく推定することができなかった。実際に高線量のカテゴリーにおけるケース（疾患を発症した群）の数は卵巣、子宮、精巣でそれぞれ2件、11件、4件のみであった。

　また、高線量グループにおける線量の幅が、特に子宮においては0.95Gyから100Gyと非常に広く、これらのリスクをひとくくりに扱ってしまうのは本来望ましいことではない。論文の著者らも述べているとおり、高線量の被ばくの影響に関しては、より大規模な疫学研究によるさらなる検討が必要である。

◆遺伝性でない疾患発生への影響

　この研究では複数の異なる疾患を「遺伝性疾患」としてまとめて扱っているが、そのうちのいくつは遺伝性の要素が小さい可能性がある。たとえば、本研究の調査対象に含まれている死産や新生児死亡には、遺伝性の影響が少ないものも混入していると考えられている。そうしたケースを除いて解析する必要があるが、これを特定することは難しい。

　論文中には「（本研究では）明らかに遺伝性でないケースは除いた」との記載があるものの、以上の問題点は論文著者も研究の限界として記述している。（田栗正隆）

❖ 参考論文・参考文献
[1] Winther JF, Olsen JH, Wu H, Shyr Y, Mulvihill JJ, Stovall M, et al. Genetic disease in the children of Danish survivors of childhood and adolescent cancer. J Clin Oncol 2012;30(1):27-33.
[2] Stovall M, Donaldson SS, Weathers RE, Robison LL, Mertens AC, Winther JF, et al. Genetic effects of radiotherapy for childhood cancer: gonadal dose reconstruction. Int J Radiat Oncol Biol Phys 2004;60(2):542-52.
[3] Barlow WE, Ichikawa L, Rosner D, Izumi S. Analysis of case-cohort designs. J Clin Epidemiol 1999;52(12):1165-72.

小児がん治療を受けた生存者の2世の出生時異常

　近年では、小児白血病や小児がんの治療を受けた患者が成人となり、結婚して子供をもうけることができるようになった。しかし、治療に使われた突然変異原性の強い抗がん剤や放射線が2世に与える影響は、原爆被ばく者の子供と同様に危惧される。

　だが下図に示すように、患者の兄弟姉妹（抗がん剤や放射線治療を受けていない）の子供と比較しても、染色体異常、メンデリズムにしたがう遺伝病（メンデル遺伝病）、奇形のリスクは認められてない。またこれは、この調査とほぼ同じ親の被ばく線量範囲である原爆被爆2世調査とほぼ同じ結果であった。

　ただ、放射線治療を行った女性の元がん患者では、子宮への被ばく線量が増えると未熟児出産（早産）のリスク増加が、また5Gy（グレイ）を超えると新生児低体重（2500g以下）のリスク増加が示唆されている（ちなみに5Gyは、原爆2世の親の平均被ばく線量0.4Gyよりはるかに高い線量である）。しかし放射線治療を行った男性の元がん患者の子供には、早産や新生児低体重の増加が認められない。よって、被ばくが元患者の卵子に遺伝的影響をもたらすというより、元患者の子宮環境に及ぼす放射線影響によるものではないかと考えられている。

　なお、小児がん生存者の子供の出生時異常に関しては、データ26（188ページ）で詳しく解説されている。

小児がん生存者の子供と比較対照の子供の出生時異常のまとめ

疾患	がん生存者の子供（6129人）		患者の兄弟姉妹の子供（3101人）	
	症例数	頻度	症例数	頻度
染色体異常	7	0.1%	6	0.2%
メンデル遺伝病	14	0.2%	8	0.3%
奇形	136	2.2%	97	3.1%
合計	157	2.6%	111	3.6%

放射線治療された患者は全体の半数で、その場合の生殖腺への線量は女性1.26Gy、男性0.46Gy

論文[1, 2]の表を改変して引用

（中島裕夫）

❖ 参考論文・参考文献

[1] Green DM, Sklar CA, Boice JD Jr, Mulvihill JJ, Whitton JA, Stovall M, et al. Ovarian failure and reproductive outcomes after childhood cancer treatment: results from the Childhood Cancer Survivor Study. J Clin Oncol 2009;27(14):2374-81.
[2] 放射線被曝者医療国際協力推進協議会編. 原爆放射線の人体影響（第2版）. 東京：文光堂：2012

第6章 内部被ばくによる影響

疫学データ

データ29 トロトラスト血管内注入による医療被ばくの影響

日本、西ドイツ、デンマークの3か国の疫学調査における実測値、期待値、相対リスク

		日本 1983年現在(244人)			西ドイツ 1983年現在(2334人)			デンマーク 1983年現在(790人)		
死因		実測値(人)	期待値(人)	相対リスク	実測値(人)	期待値(人)	相対リスク	実測値(人)	期待値(人)	相対リスク
肝臓	肝悪性腫瘍	50***	1.0	50	347***	2.4	144.6	93***	0.9	103.3
肝臓	肝硬変(肝繊維症)	16***	3.0	5.3	292***	51.3	5.7	—	—	—
骨髄	リンパ性白血病	0	0	—	3	2.4	1.3	23***	3.1	7.4
骨髄	リンパ性以外の白血病	2*	0.3	6.7	35***	3.7	9.5	23***	3.1	7.4
骨髄	その他の血液疾患	2*	0.3	6.7	20***	1.2	16.7	23***	3.1	7.4
骨髄	多発性骨髄腫	0	0	—	4*	1.2	3.3	—	—	—

* P<0.05、*** P<0.001

論文[1]より各国で有意に増加が認められた死因のみを抜粋して引用

何のデータか

　トロトラストは、二酸化トリウム（$^{232}ThO_2+^{228}ThO_2$）を主成分とするX線血管造影剤の一種で、急性副作用がなく撮像にも優れているため、1930年代から1960年代にかけて世界中の数万人に投与された。しかし、血管内に注入された二酸化トリウムのほとんどが体内に蓄積し、投与された患者は一生涯にわたり放射性トリウム（^{232}Th、^{228}Th）とその娘核種からの持続的な内部照射を受けることとなった。

　このデータは、放射性トリウムの長期内部被ばくによる晩発影響を調べたもので、トロトラスト血管内注入者群とコントロール群（トロトラストを注入していない群。注入群と性別や年齢層の比率が同じ集団から無作為抽出された）の病理解剖結果をもとに日本、西ドイツ（調査当時は東西統一がなされていなかった）、デンマークで1983年まで行った疫学的追跡調査の結果を示している[1]。

データから何がわかるか

調査した3国で共通して、トロトラストの血管内注入者に生存率の低下が認められ、その原因となる晩発影響は肝悪性腫瘍、その他の悪性腫瘍、肝硬変、血液疾患であった。なかでも特に肝悪性腫瘍の死亡率増大が著しい。また、それぞれの晩発疾患の相対リスク（トロトラストを血管内注入したことでそれぞれの疾患の死亡率が自然発生率より何倍増加したかという危険度）もわかる。

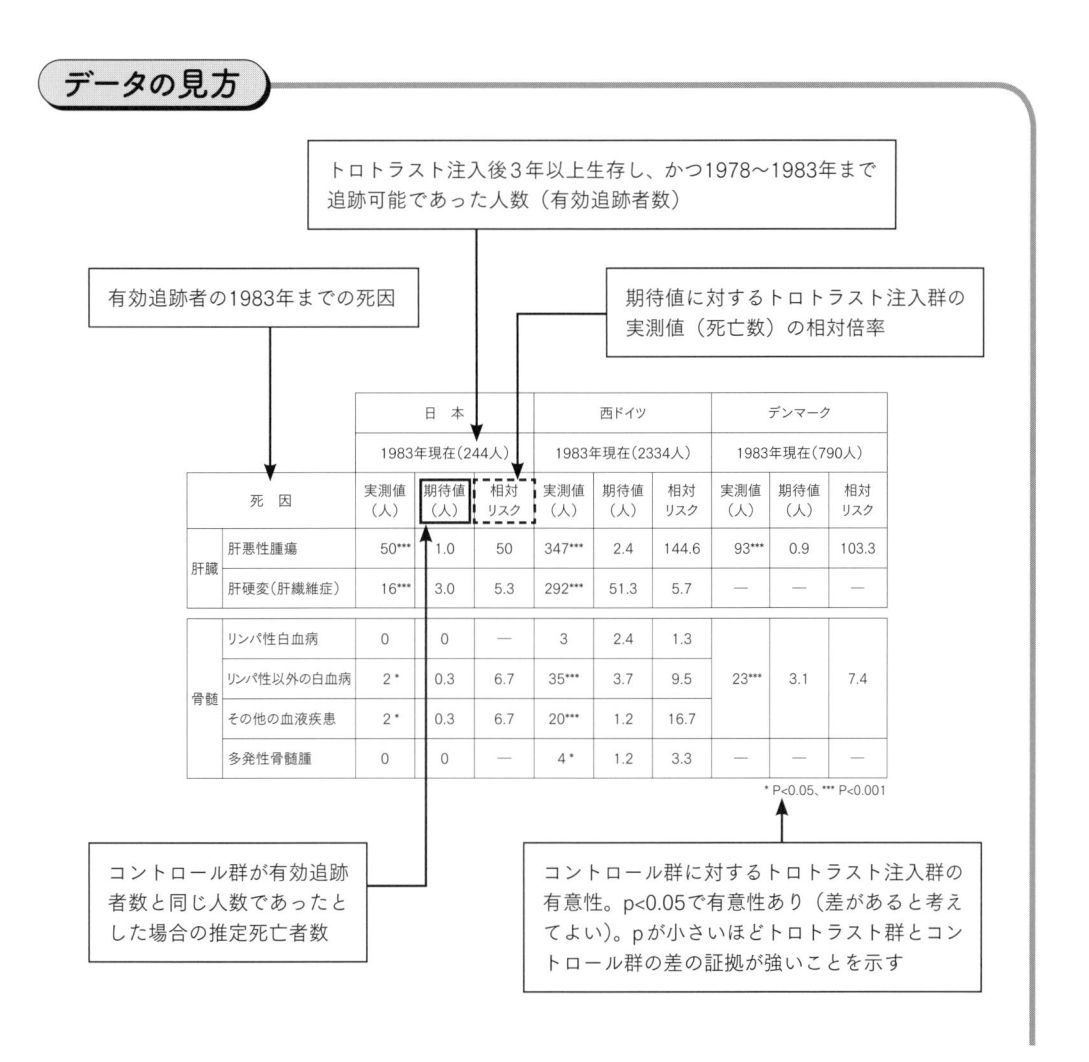

データの見方

- トロトラスト注入後3年以上生存し、かつ1978～1983年まで追跡可能であった人数（有効追跡者数）
- 有効追跡者の1983年までの死因
- 期待値に対するトロトラスト注入群の実測値（死亡数）の相対倍率

		日本 1983年現在(244人)			西ドイツ 1983年現在(2334人)			デンマーク 1983年現在(790人)		
死因		実測値(人)	期待値(人)	相対リスク	実測値(人)	期待値(人)	相対リスク	実測値(人)	期待値(人)	相対リスク
肝臓	肝悪性腫瘍	50***	1.0	50	347***	2.4	144.6	93***	0.9	103.3
	肝硬変（肝繊維症）	16***	3.0	5.3	292***	51.3	5.7	—	—	—
骨髄	リンパ性白血病	0	0	—	3	2.4	1.3			
	リンパ性以外の白血病	2*	0.3	6.7	35***	3.7	9.5	23***	3.1	7.4
	その他の血液疾患	2*	0.3	6.7	20***	1.2	16.7			
	多発性骨髄腫	0	0	—	4*	1.2	3.3	—	—	—

* $P<0.05$、*** $P<0.001$

- コントロール群が有効追跡者数と同じ人数であったとした場合の推定死亡者数
- コントロール群に対するトロトラスト注入群の有意性。$p<0.05$で有意性あり（差があると考えてよい）。pが小さいほどトロトラスト群とコントロール群の差の証拠が強いことを示す

データ解説

◆トロトラスト投与の歴史

トロトラストの主成分である二酸化トリウム（$^{232}ThO_2 + ^{228}ThO$）は、ベータ線やX線、ガンマ線よりも生物学的効果が格段に強いアルファ線を放出する。そして体外にほとんど

排泄されないため、トロトラストを注入された患者は一生のあいだ持続的に内部照射を受け、放射線障害が生じるのではないかと危惧された。そこで1930年に使用が始まってすぐの1932年に、アメリカ医師会によって警告がなされた。この背景には、1920年代にラジウムダイアルペインター（夜光時計文字盤の塗装女工）が骨肉腫を発生して社会問題化していたことがある。これは、塗装時に筆先をなめる行為によってラジウム（^{226}Ra）を経口摂取したことが原因であった。

さらに1933～1945年に行われた動物実験で、人体への影響としてトロトラスト注入後12～18年後に肝悪性腫瘍の発生が起こり始めると予想された。しかしトロトラストの使用は続けられ、1942年に急性白血病、1946年に肝硬変、1947年に肝血管肉腫が報告され、予想が現実のものとなった。1950年代にはトロトラストが原因と考えられる肝悪性腫瘍、肝硬変、白血病などが続出し、国際放射線防護委員会（ICRP）、国際原子力機関（IAEA）、世界保健機構（WHO）が世界各国に調査を呼びかけて1965年に日本を含む12か国による国際共同研究が発足し、世界規模で最も研究された医療内部被ばく事例となった。

本稿冒頭の表は、1983年までに日本、西ドイツ、デンマークの3か国で行われた疫学調査の結果である。

◆トロトラストとは

1895年のレントゲンによるX線の発見でX線診断学が進歩し、1928年には二酸化トリウムをコロイド状（微細粒子が別の物質の中に不均一に分散した状態。牛乳、墨汁、煙などのようなもの）にすることで、気管支、肝臓、脾臓、血管などの造影剤としての利用が可能となった。しかし当初に製品化されたものは、まれに血管を詰まらせる欠点があった。その後1929年にドイツのヘイデン社がコロイドの微小化と均一化ならびに安定化に成功し、1930年からトロトラストという製品名で市販を開始した。これは、直径3～100nm（平均55nm。nmはナノメートル）という微小かつ均一のコロイド状の二酸化トリウムを25％含むもので、当初起きていた急性の副作用を生じなくさせたのみならず、注入時の血管痛のために不可能とされていた脳血管造影も可能にした。そのために世界各国で用いられるようになり、投与された患者は数万人にのぼった。投与期間は、欧米諸国では市販され始めた1930年から1960年代まで続き、日本では輸入開始後の1930年から国内に輸入品がなくなる1954年ころまで続いた。

トロトラストの長期にわたる体内被ばくの原因となった臓器への沈着は、トリウムの化学的な臓器親和性が原因ではなく、その形状がコロイドであることである。血管内に注入された微粒子は、いかなるものでも異物として網内皮系細胞（異物を貪食することにより生体の防御に関与している細胞の総称。マクロファージや肝臓のクッパー細胞など）に貪食される。溶解しないものは細胞内に長期間留まり、その細胞の寿命が尽きてもその細胞の残骸とともに別の網内皮系細胞に再び貪食される。そのためにほとんど体外へ排泄されない。生物学的半減期は200～400年である。

◆トロトラストの投与量と沈着臓器

　冒頭の表に挙げられている有効追跡者のトロトラストの投与理由は、日本人では軍戦傷者が98.5％で、ほとんどが頭部と四肢の造影である。1932〜1945年に20〜45歳の男性に平均17mL投与されている。トロトラスト注入群の有効追跡者数244人の内訳は、1983年現在の生存者数74人（30.3％）、死亡数170人（69.7％）である。コントロール群（トロトラストを注入されなかった軍戦傷者）の有効追跡者数は1290人で、その内訳は1983年現在の生存者数844人（65.4％）、死亡数446人（34.6％）である。

　西ドイツの場合は軍戦傷者と一般市民の混合で、大部分が頭部と四肢の造影であり、およそ1930〜1950年に2〜74歳の男女に平均25mL（注入量が多いのは体が日本人より大きいため）投与されている。トロトラスト注入群の有効追跡者数2334人の内訳は、1983年現在の生存者数370人（15.9％）、死亡数1964人（84.1％）。コントロール群の有効追跡者数は1912人で、その内訳は1983年現在の生存者数503人（26.3％）、死亡数1409人（73.7％）である。

　デンマークでは、およそ1930〜1955年に5歳から約70歳の一般市民の男女に投与され、大部分が頭部造影で平均25mLが投与されている。トロトラスト注入群の有効追跡者数は790人で、内訳は生存者数が150人（19.0％）、死亡数が640人（81.0％）である。コントロール群には一般市民の人口統計が使われている。

　トロトラストを血管内注入したときの二酸化トリウムの臓器別分布を標準人（体重80kg、肝臓重量1800g）で見ると、肝臓59％、脾臓28.8％、リンパ節・リンパ組織では注入直後は0.1％以下、その後、肝臓、脾臓よりのリンパ行性移動により上腹部のリンパ節沈着が増大、骨髄9％、骨実質2.4％、肺0.7％、腎臓0.1％である[2]。なおこれは、血管外への漏出がないとして計算したものである。

◆トロトラストの特徴と生体への影響

　トロトラストの主成分であるトリウムは、いくつものアルファ線とベータ線、ガンマ線を出しながら別の核種に変化していく。すなわち、トリウム（^{232}Th: 半減期140億年）の1原子はアルファ線を出してラジウム（^{228}Ra: 半減期5.75年）になり、ラジウムはベータ線を出してアクチニウム（^{228}Ac: 半減期6.13時間）になり、アクチニウムはベータ線を出してトリウム（^{228}Th: 半減期1.913年、アルファ線放出）に、さらにラジウム（^{224}Ra: 半減期3.64日、アルファ線放出）、ラドン（^{220}Rn: 半減期55.3秒、アルファ線放出）、ポロニウム（^{216}Po: 半減期0.15秒、アルファ線放出）、鉛（^{212}Pb: 半減期10.64時間、ベータ線放出）、さらに^{212}Bi、^{212}Po、^{208}Tlと変化したあと、放射性核種ではない鉛（^{208}Pb）になって安定する。

　この過程で、肝臓のクッパー細胞に取り込まれたトリウムはアルファ線を出して悪性肝腫瘍を発生させ、トリウムが崩壊して生成したラジウムは、水溶性であるために一部血液によって骨に移動して沈着し、アルファ線を出して骨肉腫を発生させる。そのラジウムが崩壊して気体のラドンが生成し、肺から呼気となって体外へ出るときに、肺組織にアルファ線を照射して肺がんを発生させる。

◆トロトラストによる被ばく線量

こうしたトリウムの壊変系列により、トロトラストの注入で体内が影響を受けるエネルギーはアルファ線が91％、ベータ線とガンマ線が合わせて9％である。また細胞に貪食された二酸化トリウム顆粒が大きくなると、顆粒内からアルファ線が出られなくなる率が増大し、細胞への被ばく量は少なくなる。これは、粒子が小さいほど細胞へのアルファ線の被ばく影響が大きいことを意味する。また、臓器内では部位により二酸化トリウムの分布は1〜19倍の差がある。

臓器別の平均被ばく線量率は、肝臓で0.125〜0.554Gy/年（1年あたり0.125〜0.554グレイ）、骨髄で0.038〜0.296Gy/年、脾臓で0.415〜1.892Gy/年と評価されている[2]。

日本での1983年現在の病理解剖結果によると、トロトラスト注入から肝悪性腫瘍で死亡するまでの平均期間は、肝臓の平均被ばく線量率が0.104Gy/年の場合は42.5年、0.214Gy/年では37.2年、0.359Gy/年では34.4年、0.568Gy/年では30.7年と、線量率が増大するにしたがい短縮している[1]。

◆日本のトロトラスト注入例における累積死亡率とその増加の程度

下図は日本のトロトラスト血管内注入群の肝悪性腫瘍および血液疾患の累積死亡率（期間内の死亡者数÷観察開始時の人数）である（論文[1]より引用）。注入後18〜27年目にあたる1963年ころには、肝悪性腫瘍、血液疾患の死亡率が有意に高くなり、注入後30〜39年目の1975年以降には、肝悪性腫瘍の累積死亡率増大が顕著になっていることがグラフの急な傾きからわかる。また、トロトラスト血管内注入群での肝悪性腫瘍発生率の増大は、病理解剖結果による腫瘍組織型の内訳から、コントロール群によく見られる肝細胞がんとは異なり、肝内胆管がん、肝血管肉腫、肝多重がんの増大によることが明らかになっている。コントロール群との相対リスクに基づく評価では、肝内胆管がん、肝血管肉腫、肝多重がんはそれぞれ、48倍、586倍、230倍以上である。

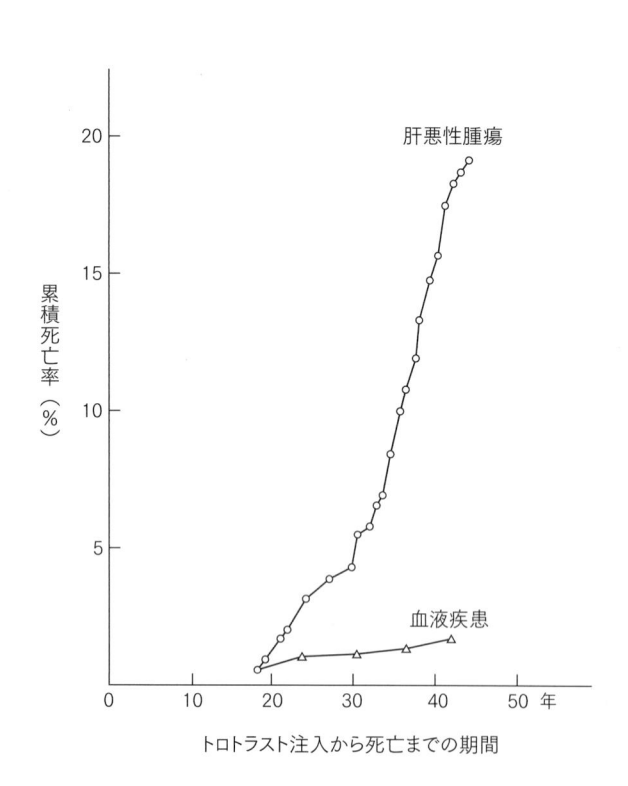

問題点・課題

　トロトラスト血管内注入例の疫学調査には当初9か国が参加したが、1983年時点で継続していた国は、前述した日本、西ドイツ、デンマークの3か国だけであった。ただしこれらの調査対象者は、西ドイツとデンマークでは一般市民であるのに対して、日本の場合は旧軍戦傷者に限定されているため、それぞれを同等に対比することができないという問題点がある。

　西ドイツやデンマークのように調査対象者が一般市民であると、有効追跡者数が多くなる利点がある反面、注入時期が1930〜1955年、注入時年齢2〜74歳、注入量5〜120mLと幅が広い上に、注入理由となる疾患も多種であるなどの欠点がある。いっぽう日本の場合は、注入歴のある旧軍戦傷者に限定したために、他国に比べると著しく有効追跡者数が少ないという問題点を含む。しかし、注入理由が外傷（戦傷）検査であるために有効追跡者すべてが生来健康な男子のみであること、注入時期が1932〜1945年、注入時年齢20〜45歳、注入量5〜75mLといずれも幅が狭いことなど、疫学調査として理想とされる均一な集団に近い利点を持っている。

　3か国のデータはこのように一長一短あるが、いずれも注入後3年以内に死亡した症例や生死不明者を除外して有効追跡者数としたものであり、コホート調査に耐えるコントロール群を設定している。したがって、この疫学調査の結果は確からしいものと言える。またトロトラスト注入による死亡率が最も高かったのは、いずれの国でも肝悪性腫瘍であることは、疾患発症に大きな相違がないことを示している。（中島裕夫）

❖ 参考論文・参考文献
[1] 森武三郎. 現代病理学大系 10B. 東京：中山書店；1990
[2] Kaul A. Liver, spleen, red bone marrow, marrow-free bone, lungs and kidney. In: Kaick G, Muth H, Kaul A, editors. The German Thorotrast Study (EUR9504 en). Commission of the European Communities: Luxembourg; 1984

核種による内部被ばくの違い

◆核種によって放出される放射線の種類が違うと影響も違う

　トロトラストによる放射性トリウムの内部被ばくと腫瘍発生には、はっきりとした因果関係がある。そのため、内部被ばくの危険性の説明にこのトロトラストの事例がよく引用される。しかし、福島第一原発事故で放出された放射性セシウムや放射性ヨウ素による内部被ばく影響をトロトラストの影響から類推しようとすることには問題がある。なぜなら、放射性セシウムや放射性ヨウ素は、1回の壊変でガンマ線とベータ線を1つずつ放出して放射線を出さない安定な元素になるのに対して、トリウムは壊変するたびにできる娘核種や孫核種から立て続けにアルファ線を何回も出すという、長い壊変系列を持った核種であるからである。また1つのアルファ線が及ぼす生物影響力は、ベータ線やガンマ線の20倍に相当することも大きな違いである。

　さらに、放射性トリウムは、細胞内に取り込まれて同じところに長期間停留して次々と核種が変わりながら半永久的にアルファ線を出し続けるが、放射性セシウムは体外へ排出されるまでの時間が比較的短く、経口摂取による生物学的半減期は30歳の成人でおよそ70日、9歳の子供でおよそ38日である。放射性ヨウ素は物理学的半減期が8日と短い。

　このように、放射性セシウムと放射性ヨウ素による内部被ばく影響は、放射能の持続性、放射性核種の局在性、生体へのエネルギー付与など、細胞やDNAへの影響のいずれにおいても放射性トリウムと比べて格段に小さい。よって、福島第一原発事故を原因とする放射性セシウムと放射性ヨウ素がトロトラストと同じ内部被ばく影響を起こすことはない。

◆福島第一原発事故でのストロンチウム90による内部被ばく影響は

　ストロンチウム90は骨に長期貯留する性質があり、生物学的半減期は約50年である。また2回のベータ崩壊を行う。最初のベータ線を出したあとイットリウム90となりさらに強力なベータ線を出すので、トリウムほどではないが放射性セシウムや放射性ヨウ素より強い内部被ばく影響が危惧される。

　ストロンチウム90は、核分裂によって生成する量がセシウム137と同じで、半減期もほぼ同じ（ストロンチウムは28.9年、セシウム137は30.1年）であるため、長期運転中の原子炉内ではセシウム137と同じくらいの量が溜まっている。だが幸いなことに、福島第一原発事故による放射性ストロンチウムの放出量はセシウム137の100分の1程度とされており、土壌調査ではほとんどの調査地点でセシウム137の1000分の1程度（1/700〜1/4000）の汚染であった。また、80km以遠では検出限界以下であったことから、ストロンチウム90の内部被ばく影響による健康影響の可能性は低い。

◆内部被ばくを評価をするためには

　このように内部被ばくによる生物影響を評価するためには、核種の体内への摂取経路（経気道、経口、経皮など）や生物体内での挙動と生物学的半減期、そして、核種自身の物理学的半減期や核種から放出される放射線の種類など千差万別な条件を考慮しなければならず、条件によって評価が大きく変わる。（中島裕夫）

疫学データ

データ30
核実験とチェルノブイリ原発事故による内部被ばくと健康影響

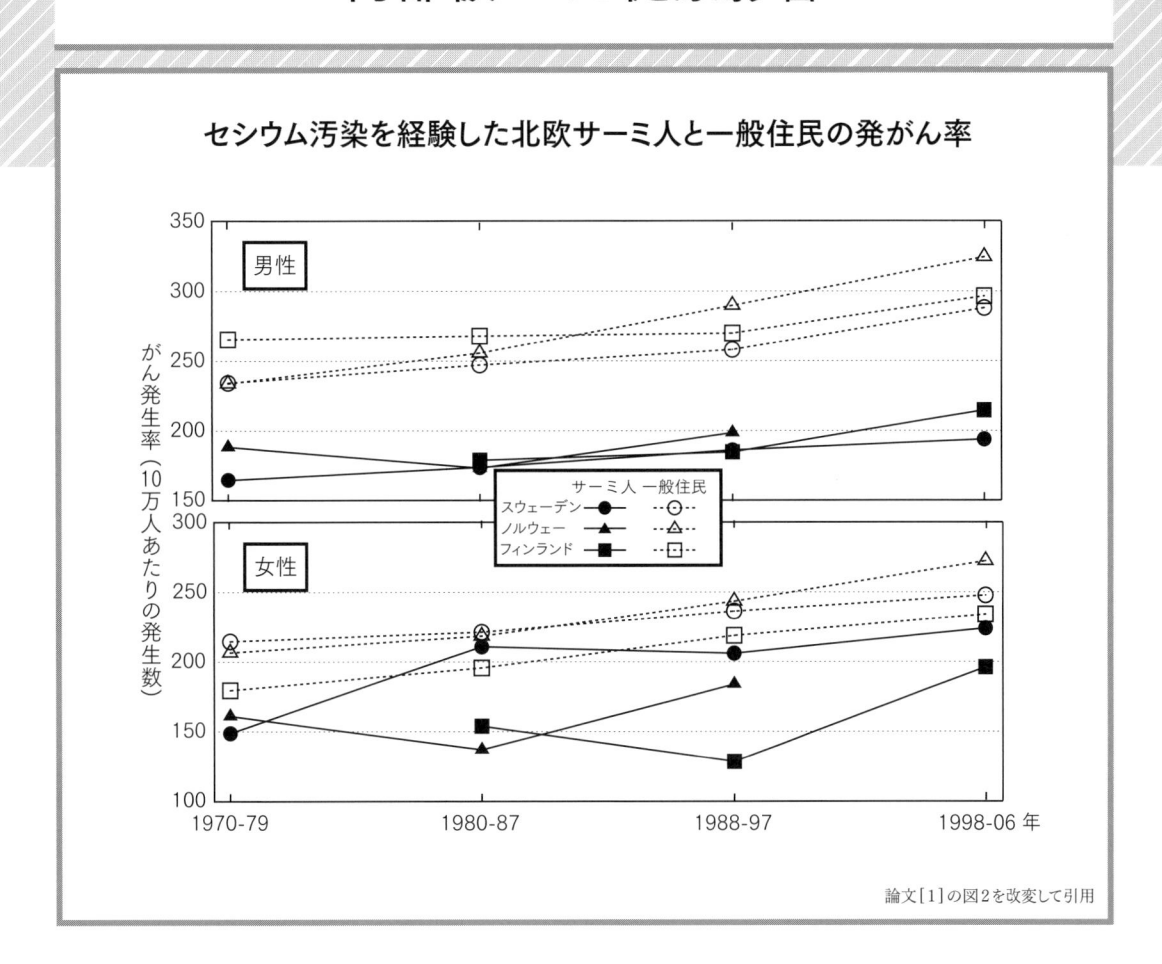

セシウム汚染を経験した北欧サーミ人と一般住民の発がん率

がん発生率（10万人あたりの発生数）

男性

女性

　　　サーミ人　一般住民
スウェーデン　●　　○
ノルウェー　　▲　　△
フィンランド　■　　□

1970-79　　1980-87　　1988-97　　1998-06 年

論文[1]の図2を改変して引用

何のデータか

北欧の少数民族サーミ人と、それぞれの国の一般住民の発がん率を比較したもの。サーミ人は、旧ソ連のノバヤゼムリヤ島での核実験ならびにチェルノブイリ原発事故により放射性セシウムに汚染されたトナカイを日常的に食していたため、他の地域に住む人々よりも放射性セシウムによる内部被ばくが大きかった。

データから何がわかるか

サーミ人の発がん率は、それぞれの国の一般住民の発がん率より低く、低線量の放射性セシウムの内部被ばくによる発がん率の増加は観察されていない。伝統的なトナカイ

食中心の生活や、遊牧などで運動を行っていることなどにより、サーミ人の発がん率は低く抑えられていると考えられる。低線量の内部被ばくによる発がん影響があったと仮定しても、生活習慣の違いに隠れて見出せない程度であることがわかる。

データの見方

10万人年あたりの年齢調整されたがん発生率。調査対象となったサーミ人は、スウェーデンで41721人、フィンランドで2661人、ノルウェーで19801人である。それぞれの国の一般住民の発がん率が比較されている。がん登録制度を用いて調査した疫学論文を、さらにまとめた論文[1]より引用

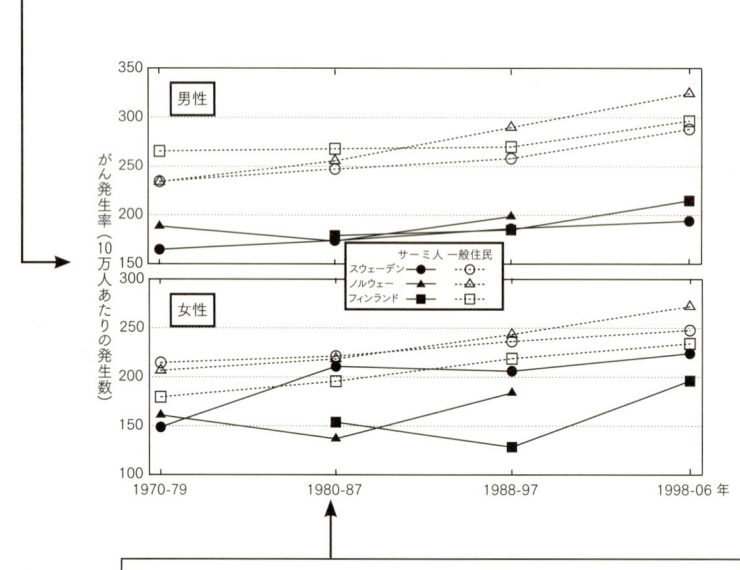

西暦（年）。約8年ごとに、年間の発がん率が集計されている。追跡期間は、スェーデンが1961～2003年、フィンランドが1979～2006年、ノルウェーが1970～1997年で、それぞれ異なる調査であるため、比較の年代に異同がある

データ解説

◆サーミ人の生活様式

サーミ人は、スカンジナビア半島北部のスウェーデン、ノルウェー、フィンランドおよびロシアにわたる地域（サンピとよばれる）に、現在10万人程度が生活している。サーミ人は伝統的に、大規模なトナカイの放牧、漁業、狩猟などで暮らしてきたが、18世紀後半から定住する人口が増えてきた。近年は定住化と西欧化がさらに進み、また異民族との混血も進んでいる。現在では6000～8000人がトナカイ遊牧に関連して生計を立てて

いるのみである[1]。

◆放射性セシウムに汚染したトナカイ

1950〜1960年代に、北極海のノバヤゼムリヤ島で旧ソ連が行った核実験、および1986年に起きたチェルノブイリ原発事故により、サーミ人の生活圏が放射性セシウムに汚染された。大地に生えるコケ類・地衣類が放射性セシウムを取り込み、さらにそれを餌にするトナカイに蓄積された[2, 3]。トナカイ肉のセシウム137は、1960年代には3000Bq/kg（1キログラムあたり3000ベクレル）であり、さらにチェルノブイリ原発事故1年後に40000Bq/kgの値になったが、年々減ってきている。それでも2000年代以降でも2000Bq/kgを超える値が検出され続けている[5]。

◆食品の摂取制限

核実験の影響のあった1950〜1960年代には食品への制限が設けられていなかったため、汚染されたトナカイ肉はそのまま消費されていた。しかしチェルノブイリ原発事故を受けて、トナカイ肉の市販には、スウェーデンで300Bq/kg、ノルウェーでも600Bq/kgの基準値が設定されたため、多くのトナカイが殺処分のあと廃棄された。しかしこの値は厳しすぎるため、1987年にスウェーデンでは1500Bq/kg、ノルウェーでは6000Bq/kg（1994年に3000Bq/kg）にゆるめられた[2, 5]。

◆サーミ人の内部被ばく

次ページの図は報告書[4]から引用したもので、それぞれのグループで調べたセシウム137の体内量の平均値である（縦軸は対数であることに注意）。サーミ人は、1960年代中盤に600Bq/kg、1980年代後半に1000Bq/kgの高い測定値を記録し、またストックホルムの住人にも10Bq/kg程度の2回のピークが記録されている（同様に、日本人にも1960年代中盤に10Bq/kg程度が観測されている）。ストックホルムの北200kmの街イェブレに住む人では、食料を自給する人とそうでない人との間に差が見られる。土壌汚染の上限は、イェブレでは100 kBq/m^2（1平方メートルあたり100キロベクレル）、サーミ人の居住する中〜北部では10〜60kBq/m^2、ストックホルムでは2kBq/m^{2}程度であった。図中のT$_{1/2}$は、観測された体内放射能の実効半減期（216ページのコラム）を表す。

体内に1000Bq/kgのセシウム137が観測されたとき、過去1年間に慢性的に摂取していたという仮定のもとでは、被ばく量は2.2mSv（ミリシーベルト）に相当する。チェルノブイリ原発事故での内部被ばくによるスウェーデンのサーミ人のセシウム137およびセシウム134の50年の預託実効線量は、13mSv程度と見積もられている[5]。またノルウェーのサーミ人において、内部被ばく低減の対策が取られなかった場合は、2009年までに62mSvと予測されたところ、実際には17mSv程度に抑えられたという結果が文献[3]に紹介されている。

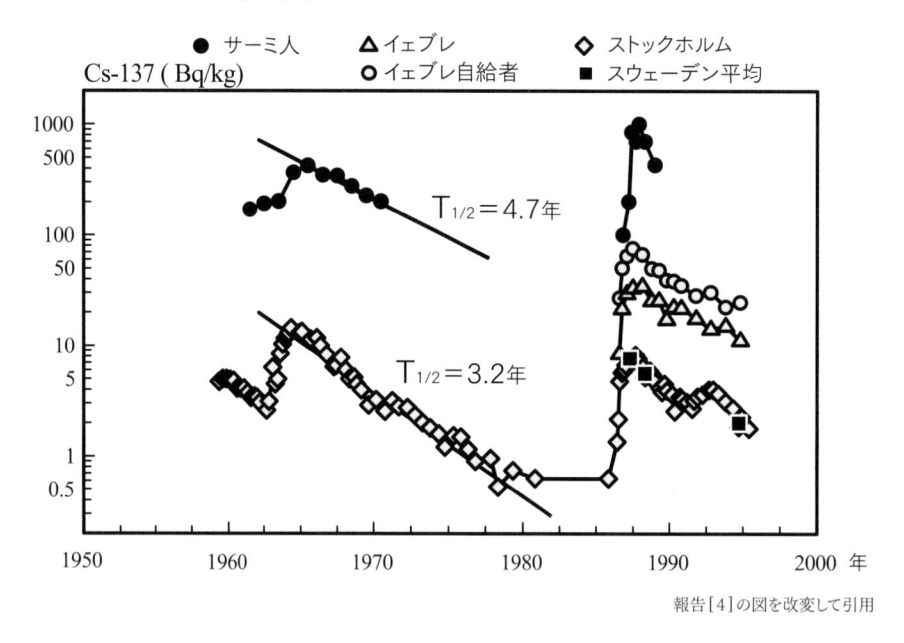

体内セシウム137の平均値の経年変化

報告[4]の図を改変して引用

◆**サーミ人の発がん率とがん死亡率**

　論文[1]では、9つの疫学調査を引用して考察しており、すべての調査でサーミ人の性・年齢調整発がん率（SIR）は、比較対照の一般住民の発がん率に比べて低い傾向にある。発がん率と同時に性・年齢調整がん死亡率（SMR）も調べられており、これも同様に低い傾向にある。

　放射線による影響の指標となる、甲状腺がん、骨肉腫、乳がん、白血病については、それぞれ増加は観察されておらず、チェルノブイリで増えたと主張されることのある膀胱がんについても、増加は観察されていない。論文[1]では、発がん率の低さの一番の理由はライフスタイルであると推測されている。すなわち、適度な運動量を保っていること、トナカイ肉や魚によって、セレン、不飽和脂肪酸、ビタミンAなどを多く摂取し、乳製品の摂取が少ないことなどが考えられている。

◆**食生活の西欧化の影響**

　サーミ人の発がん率は一般住民に比べて低いものの、近年上昇する傾向が指摘されている[1]。特に女性では、産児調整が可能になり、授乳を行う機会が減少したことで、女性ホルモン（エストロゲン）にさらされる期間が長くなったことが、乳がんと子宮がんのリスク因子として働いていると考えられる。さらに、西欧化した食事や運動量の減少などの生活スタイルの変化が、発がんリスクの抑制因子を小さくすることになったと考えられる。

問題点・課題

　サーミ人の発がん率が一般住民より低いという結果から、低線量の内部被ばくの影響がまったくないと結論できるものではない。逆に、低線量被ばくは健康によいという議論につなげるのも無理がある。疫学調査においては、生活習慣をはじめとする交絡因子（104ページのコラム）の存在に留意する必要があるからである。ただし、セシウムによる低線量被ばくの発がん影響は、生活習慣の違いに隠れて見出せないとは言えるだろう。

　またこの調査では、個々人の線量評価がされていないことにも弱点がある。今後の課題としては、交絡因子の検討と、個々人の線量がどこまで実相に迫れるかであろう。（一瀬昌嗣）

❖ 参考論文・参考文献

[1] Hassler S, Soininen L, Sjölander P, Eero P. Cancer among the Sami — a review on the Norwegian, Swedish and Finnish Sami populations. Int J Circumpolar Health. 2008;67(5):421-32.
[2] Blackwell M [Internet]．Effects of the Chernobyl Disaster on Sámi Life; 2003. Available from: http://www.laits.utexas.edu/sami/dieda/socio/chernobyl.htm
[3] Thørring H（第 3 回 ICRP ダイアログセミナー）[Internet]．Whole body monitoring and health surveillance of the Sami population; 2012 Apr. Available from: http://ethos-fukushima.blogspot.jp/2012/04/haavard-thorring.html
[4] スウェーデン放射線防護庁（SSI）．Tio år efter kärnkraft-olyckan i Tjernobyl（チェルノブイリ原発事故から 10 年）; 1996. Available from: http://www.stralsakerhetsmyndigheten.se/Global/Publikationer/Rapport/Sakerhet-vid-karnkraftverken/1996/i96-01-Tjernobyl_10ar.pdf
[5] スウェーデン放射線防護庁（SSI）．Strålskyddsnytt, Tjernobyl 20 år（新放射線防護，チェルノブイリ 20 年）; 2006. Available from: http://www.stralsakerhetsmyndigheten.se/Global/Publikationer/Tidskrift/Stralskyddsnytt-nr1-2006-tema-Tjernobyl.pdf

内部被ばくによる人体影響の考え方

◆体内で減っていく放射性核種

　生体の組織は、速い遅いはあるものの時間とともに新しい細胞へと入れ替わり新陳代謝を繰り返している。したがって、体内に取り込まれたおおかたの核種は諸臓器をめぐり、特定の臓器や組織の細胞内によどんでも、時間がたつにつれて便、尿、汗、呼気などとともに排泄される。続いて摂取しなければ、徐々に体内濃度は低くなっていく。体から出ていくまでの平均的な時間は核種によって異なる。

　この、排泄によって当初の半分量まで減る時間と、さらにその半分（当初より4分の1）になる時間は同じで、この時間のことを「生物学的半減期」と言う。いっぽう放射性核種自身の放射能も時間の経過ともに減る性質があり、これを「物理学的半減期」と言う。

　内部被ばくを考える場合には、この2つの半減期を考慮しななければならない。それが「実効半減期」であり、以下の式によって求められる。

$$\frac{1}{実効半減期} = \frac{1}{物理学的半減期} + \frac{1}{生物学的半減期}$$

　この実効半減期は、摂取した放射性核種が体内で半分になる時間を示しており、生涯にわたってどれだけ被ばくするかを求めるときに重要となる。

　セシウム137を例にすると、{1/69.6日＝1/(365日×30年)＋1/70日} という式になる。

◆生涯にわたる被ばく線量の予測値が「預託実効線量」

　摂取した放射性核種による内部被ばく線量を求めるためには、摂取された核種を一人ひとり直接測定できればよいが、現実的には不可能である。さらに、個別の核種の体内分布や臓器蓄積量、排泄までの時間の計測も不可能である上、被ばく量に対する生物影響（感受性）も個人差があるために、個別の内部被ばく線量係数を決定することは不可能である。

　そこで、人体モデル（コンピューターファントム）を用いて、それぞれの核種を摂取したBq（ベクレル）数より受けた被ばく線量を換算するための「実効線量係数」を算出し、それを用いて生涯内部被ばく量「預託実効線量」を計算している。

◆実効線量係数を求める手順

　預託実効線量を計算するには、まず次の①～④の手順で実効線量係数を決める。

　①吸入（呼吸気道への沈着はない）あるいは経口で摂取されたあとの分布、蓄積、排泄の体内動態を種々のデータから平均的に考慮。

　②体内をめぐる間に各臓器組織に吸収される線量を、平均的な成人人体、あるいは成人より速く排泄され停留時間の短い子供人体それぞれについて計算。

　③放射線の線種（ガンマ線、陽子線、中性子線、アルファ線など）それぞれの影響力（確定的影響の出ない線量での確率的影響）を考慮した放射線加重係数と、臓器組織別の発がん感受性の違いを考慮した組織加重係数を決定。

④上記①〜③を適用して単位放射能（1Bqあたり）の線量換算係数を決定。
以上の手順で導かれた係数が、実効線量係数（Sv/Bq）である。

◆**預託実効線量を求める手順**

　核種ごとの実効線量係数の詳細は、国際放射線防護委員会（ICRP）刊行物72（ICRP publ. 72; 1996）に示されている。たとえば、成人に対するセシウム137の経口摂取では$1.3×10^{-8}$ Sv/Bq、ストロンチウム90は$2.8×10^{-8}$、ヨウ素131は$2.2×10^{-8}$である。

　次に、これらの係数を、ホールボディカウンターなどの体外計測法もしくは、尿や便などの排泄物から計算するバイオアッセイ法によって推算された摂取Bq数に積算すれば、生涯にどれだけの内部被ばくをするかがわかる。この計算で求められる内部被ばく線量を「預託実効線量」と言い、成人では摂取後50年、子供では摂取後70歳までの期間の総被ばく線量を表すものである。下のグラフで灰色部分の面積が、実効半減期が短い核種による内部被ばくをしたときの総内部被ばく線量（Sv（シーベルト））。斜線部分の面積が、実効半減期が長い核種による内部被ばくをしたときの総内部被ばく線量である。被ばく管理の上では、1回の摂取から計算された預託実効線量をその年1年間の被ばく線量と見なして翌年以降には考慮しない。

　なお、実効線量（Sv）とは、自覚・他覚障害が発生しないレベルの線量における範囲での放射線防護を目的としたもので、ICRP勧告では、個人の被ばく影響（発がんや死亡確率）や被ばくリスクの評価に使用してはならないと述べられている。

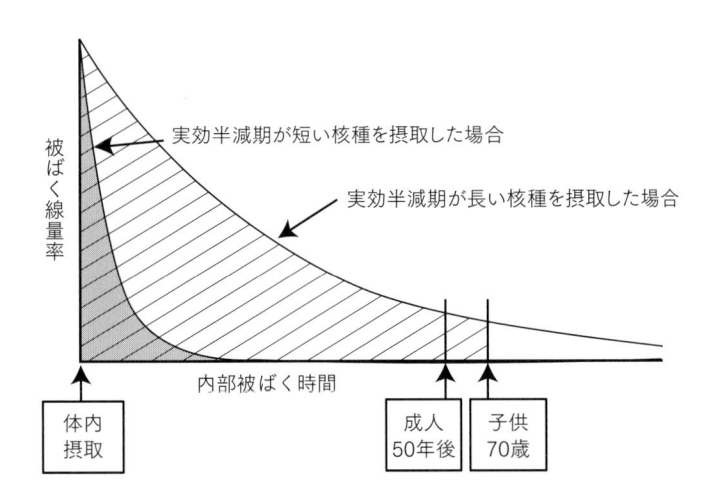

（中島裕夫）

日本人の放射性セシウムの体内量と被ばく量

◆摂取量と体内量

　大気圏内核実験が盛んであった1960年代に、日本人も核爆発によって生じた放射性物質を体内に取り込んでいた。過去の体内放射能の変化については、他によい解説記事があるので参照されたい[1, 2]。ここでは、核実験によって生じた日本人のセシウム137の摂取量と体内量、そしてその被ばく量との関係という観点で述べる。

　127ページのコラムで述べたように、大気中への放射性物質の放出量は米ソによるものが大部分（全大気圏内核実験の76％）を占め、これが主に日本人の日常食に混入した。米英ソの3か国による大気圏内核実験は1963年に部分的核実験禁止条約（PTBT）により終焉を迎えたが、翌年に摂取量は最大値を記録し、食糧の汚染はそれまでの降下物および新たに始まった中仏の核実験の降下物により継続した。

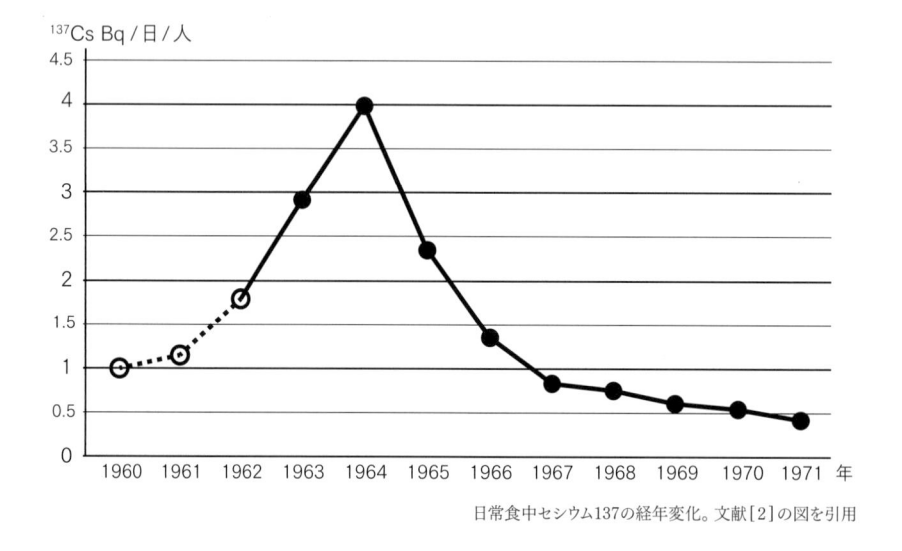

日常食中セシウム137の経年変化。文献[2]の図を引用

　上図は、全国19都道府県における、日常食中のセシウム137の平均値である[2]。最大値は、1964年の1日に1人あたり平均4Bq（ベクレル）であった。ただし地域差が大きく、北日本の日本海側で高い傾向にあり、新潟県の農村部で5.3Bqが地域平均の最大値となっている。いっぽう、この年に観察された日本人成人男子のセシウム137の体内量の平均は、531Bqであった[1]。

　セシウム137を毎日4Bq継続して摂取した場合に、生物学的半減期を100日（大人の場合）とすると、体内量は次ページの図のような経過となり、計算した値は観測値とよく一致する〔注1〕。セシウム137の摂取をやめれば、その後は1日に0.7％の割合で徐々に減衰し、もし同じ割合（1日あたり4Bq）で摂取を続けた場合には、体内量は平衡量に達して変化しなくなる。

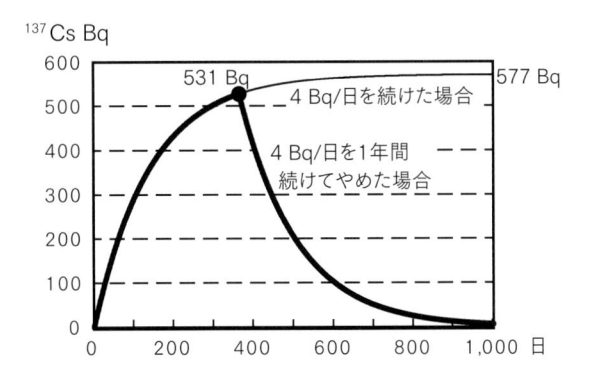

```
¹³⁷Cs Bq
600                                              577 Bq
        531 Bq
500                    4 Bq/日を続けた場合
400                    4 Bq/日を1年間
                       続けてやめた場合
300
200
100
  0
    0    200   400   600   800   1,000 日
```

[注1] セシウムの摂取量と体内量の関係は、P：摂取量[Bq/日]、N：体内量[Bq]、T：生物学的半減期[日]（大人の場合70〜100日）、λ：減衰率[/日]とすると、体内量の時間変化率は、dN/dt=P−λNと表される。この形の微分方程式は、穴の空いたバケツに水を溜める場合、空気抵抗のある落下運動や、導体中の電子伝導などに出て来る典型的な形をしている。これを、t=0のときN=0の初期条件で解くと、N=P{1−exp(−λt)}/λとなる。本文の例では、P=4[Bq/日]を摂取し、減衰率λ=ln2/T≒0.693/100[/日]≒0.007[/日]の割合（すなわち1日に0.7%）で排出されていくことになる。「ちょうど1年間（t=365[日]）継続して摂取した」という仮定ではN≒531[Bq]となり、観測値によく一致する。

大人のセシウムの生物学的半減期をT=100[日]とするのは近似であるが、実用上はこれで大きな問題はない。より詳細には、すぐに排出される成分として短い生物学的半減期T_1=2[日]と、排出されにくい成分として長い生物学的半減期T_2=110[日]の線形結合でモデル化されている。解説として文献[3]を推奨しておく。

◆被ばく量

次に、この場合の被ばく量について考察する。被ばく量は、摂取量に単純にセシウム137の実効線量係数を掛ければ算出される（預託実効線量）。すなわち、4Bq/日×365日×0.013μSv/Bq＝19μSv（マイクロシーベルト）が、1年間の摂取による被ばく量となる。ストロンチウム90について考えると、127ページのコラムで考察したように、核爆発時の割合と同じだけ食品に混入していたというやや雑な仮定では、セシウム137の被ばく量の1.4倍で27μSvとなる。したがって、両核種の合計で1年間に46μSvという計算となる（ただし、ストロンチウムのセシウムに対する存在比は一定ではないためこの値は参考まで）。これにプルトニウムほか、短寿命核種の寄与が入るが、根拠となる実際の食品中の混入量の平均値データが得られていないため被ばく量の推定は省略する。ただし、プルトニウム239と240が肝臓や椎骨から検出された測定例が存在する[4]。

福島第一原発事故による内部被ばくを考察するには、この核実験の時代の被ばく量がよい比較対象となる。さまざまな機関によって、流通食品を使って調理された食事の放射能検査が実施されてきた。事故後1年目では、1964年の摂取量を上回る高めの値が出た場合が多数あった。たとえば文献[5]によると、福島県内での食事調査において、最大でセシウム134が7.2Bq/日、セシウム137が7.0Bq/日とそれぞれ検出されており、この量を1年間継続して摂取した場合83.1μSvになる。しかし、中央値（データを順に並べたときに中央にくる値）はそれぞれ0.2Bq/日、0.3Bq/日で、1年間継続摂取では3.0μSvとなる。上述の1964年の被ばく量19μSvと比較すると、最大

値はこれより大きいが、中央値は小さいことがわかる。時間の経過にしたがって、汚染食品が検出される件数も数値も減少してきており、2014年10月の食事の測定値から推定された被ばく量は1.1〜2.2μSv という、より小さい値となっている。資料[6]に整理されているので参照されたい。

　まとめると、福島での食品摂取によるセシウムの被ばく量は、1964年の平均値を超えた場合はあったものの、長期的に見ると多くの場合それより小さく抑えられていると言える。なお、セシウム以外の核種については127ページのコラムを参照されたい。（一瀬昌嗣）

❖ 参考論文・参考文献

[1]　ATOMICA [Internet]．フォールアウトからの人体内セシウム（40 年の歴史）（09-01-04-11）; 2006 Dec. Available from: http://www.rist.or.jp/atomica/data/dat_detail.php?Title_Key=09-01-04-11
　　　大気圏内核実験当時の体内放射能とチェルノブイリ事故後の体内放射能（09-01-04-09）; 2003 Mar. Available from: http://www.rist.or.jp/atomica/data/dat_detail.php?Title_No=09-01-04-09
　　　大気中の物質循環研究とフォールアウト（01-08-04-28）; 2006 Aug. Available from: http://www.rist.or.jp/atomica/data/dat_detail.php?Title_No=01-08-04-28
[2]　放射線医学総合研究所「知のアーカイブ」[Internet]．日常食中のセシウム -137; 2012 Nov. Available from: http://www.nirs.go.jp/db/chi/doc/sen004.pdf
[3]　田崎晴明．放射線と原子力発電所事故についてのできるだけ短くてわかりやすくて正確な解説 [Internet]．食品中のセシウムによる内部被ばくについて考えるために; 2011 Dec.; Updated 2014 Nov. Available from: http://www.gakushuin.ac.jp/~881791/housha/details/CsInBody.html
[4]　滝澤行雄．食品を通じた放射線の健康影響—これまでの知見と今後の対応— [Internet]．2011 Apr. Available from: http://www.naro.affrc.go.jp/org/nfri/topics/pdf/sympo2.pdf
[5]　Koizumi A, Harada KH, Niisoe T, Adachi A, Fujii Y, Hitomi T, Kobayashi H, Wada Y, Watanabe T, Ishikawa H. Preliminary assessment of ecological exposure of adult residents in Fukushima Prefecture to radioactive cesium through ingestion and inhalation. Environ Health Prev Med. 2012 Jul;17(4):292-8.
[6]　村上道夫（第 11 回 ICRP ダイアログセミナー）[Internet]．飲み物と食べ物の公表データからわかること．Available from: http://ethos-fukushima.blogspot.jp/p/icrp-dialogue.html

疫学データ

データ31

核実験による外部・内部被ばくと健康影響

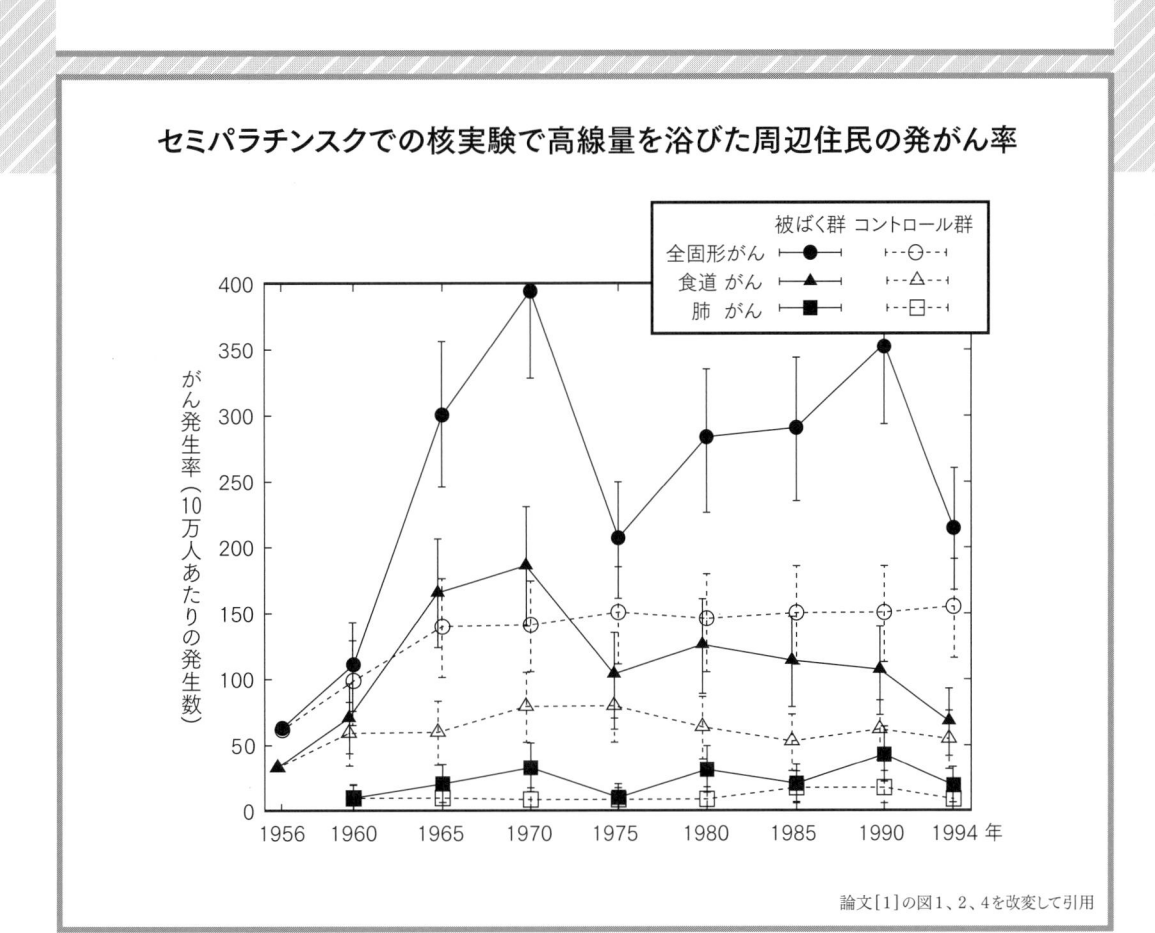

セミパラチンスクでの核実験で高線量を浴びた周辺住民の発がん率

論文[1]の図1、2、4を改変して引用

第6章　内部被ばくによる影響

何のデータか

現在のカザフスタンにあるセミパラチンスク核実験場で旧ソ連が行ってきた核爆発実験によって、周辺住民のがん発生率がどのように変化するかを調べたもの。被ばく線量が大きかった地区の住民（被ばく群）と、小さかった地区の住民（コントロール群（比較対照群））を、年代を追って比較している。

データから何がわかるか

高い線量を被ばくしたときは、発がん率は明らかに上昇する。発がん率の上昇は、最初の被ばくからすぐにではなく、10年程度以上たってから現れる。

データの見方

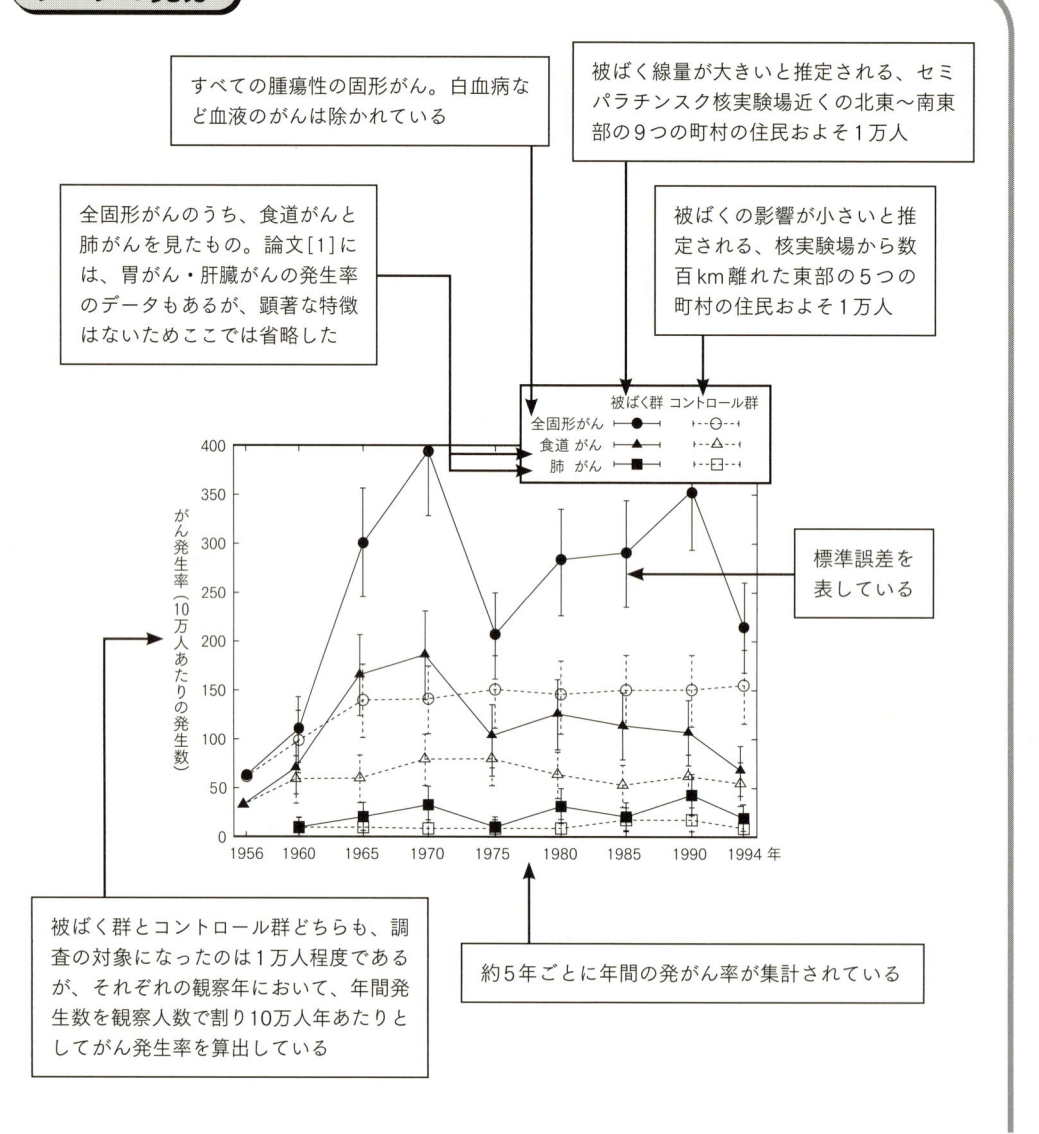

- すべての腫瘍性の固形がん。白血病など血液のがんは除かれている
- 全固形がんのうち、食道がんと肺がんを見たもの。論文[1]には、胃がん・肝臓がんの発生率のデータもあるが、顕著な特徴はないためここでは省略した
- 被ばく線量が大きいと推定される、セミパラチンスク核実験場近くの北東〜南東部の9つの町村の住民およそ1万人
- 被ばくの影響が小さいと推定される、核実験場から数百km離れた東部の5つの町村の住民およそ1万人

	被ばく群	コントロール群
全固形がん	●	○
食道がん	▲	△
肺がん	■	□

- 標準誤差を表している
- 被ばく群とコントロール群どちらも、調査の対象になったのは1万人程度であるが、それぞれの観察年において、年間発生数を観察人数で割り10万人年あたりとしてがん発生率を算出している
- 約5年ごとに年間の発がん率が集計されている

縦軸: がん発生率（10万人あたりの発生数） 0〜400
横軸: 1956, 1960, 1965, 1970, 1975, 1980, 1985, 1990, 1994 年

データ解説

◆疫学データの収集方法

　ソ連国家保安委員会（KGB）の研究所「第四診療所」が1957年に設立され、長期にわたって周辺住民の健康状態が秘密裡に追跡調査された。カザフスタンがソ連から独立したあとの1991年に第四診療所は放射線医学環境研究所（SRIRME）に改組され、当時からの所員であるグシェフたちが中心となって、収集蓄積されたデータを分析した。その最初の結果が、1998年に疫学論文[1]として発表された。

　この調査では追跡対象者は固定されてはおらず、被ばく地域と対照地域それぞれで1

万人、男女比ほぼ1：1で、0〜19歳が約50％、20〜59歳が約40％、60歳以上が10％未満となるように約5年ごとに毎回選択され、集計されている。

◆セミパラチンスクでの核実験の特徴

セミパラチンスク核実験場では、1949年から1989年にかけて、空中あるいは地上での大気圏内核爆発と地下での核爆発が合わせて450回以上行われた。環境に影響が大きい大気圏内核爆発は、1963年の部分的核実験禁止条約（PTBT）で世界的に禁止されるまでセミパラチンスクでは118回実施され、さらにこのうち26回が周辺への影響がより大きい地表核爆発だったとされ、地上に高線量をもたらした（227ページのコラム）。中でも1949、51、53、56年に行われた4回の核爆発の影響が重大であり、周辺地域への積算実効線量（一定期間に受けた放射線の総量）の約85％を占めると推計されている[4]。

◆核実験が行われた時期と発がんの関係

図は、全固形がん・食道がん・肺がんの年間の発生率を5年ごとに示している。最初に周辺住民が大きく被ばくした1949年から7年後の1956年までには、被ばく群とコントロール群の間に発がん率の差は見えず、51、53、56年の被ばくを経て1949年から10年後の1960年には有意差はないものの若干増加の傾向が見え、1965年から1970年にかけて顕著になっている。70年には10万人あたり394.5人（実数では9125人中36人）になり、コントロール群の141.3人（実数では11325人中16人）に比べて2.79倍となっている。被ばく群の発がん率は、その後いったん1975年に10万人あたり207.3人にまで減少し、1980年から1990年まで再び増加傾向に転じた。

この図から、高線量を被ばくすると発がん率が増加することは明らかである。しかし、発がん率は単調に増加するわけではなく、年度によって増えたり減ったりするようすが見られる。複数回の被ばくが影響していることから、この分析は難しく、論文[1]では詳細な議論はされていないが、最後の大きな被ばくのあった1956年から5年後に増加が認められることが指摘されている。

◆住民の被ばく線量について

セミパラチンスクの周辺住民がどの程度の線量を浴びたかは、調査した研究グループやその時期、そして調査方法によって大きく異なる。

旧ソ連の第四診療所の時代から中心的な仕事をしてきたグシェフたちは、住民の被ばく線量を地区ごとに出し、その結果を1997年の論文で発表した[4]。その分析に基づいて、冒頭の図の対象者の積算実効線量は、被ばく群が870〜4470mSv（ミリシーベルト）で平均2000mSv、コントロール群が平均70mSvと見積もられた[1]。

2005年に、ドイツの放射線衛生研究所のバウアーらは、グシェフらとともに旧第四診療所のデータから選定したコホートのがん死亡数を集計、分析して発表した[2]。この論

文での推定被ばく線量は、被ばく群で70〜4140mSv（平均634mSv）、コントロール群で平均20mSvと大幅に小さな値に改められた。これは、以前には利用できなかった旧ソ連のデータが利用できるようになったこと、またロシア、米国、カザフスタンの共同研究によって線量調査の方法が改良されたこと、さらに被ばく群の住民については、ライフスタイルや遮蔽状況も考慮に入れて個人ごとに線量が出されたことなどが理由とされている。

◆固形がん死亡の過剰相対リスク

論文[2]では、改訂された線量を用いてセミパラチンスク核実験場の周辺住民の固形がん死亡について1Svあたりの過剰相対リスク（ERR/Sv）が導き出され、広島・長崎原爆被爆者の寿命調査（LSS）(87ページのコラム) の値と比較されている。それを下の図に示した。

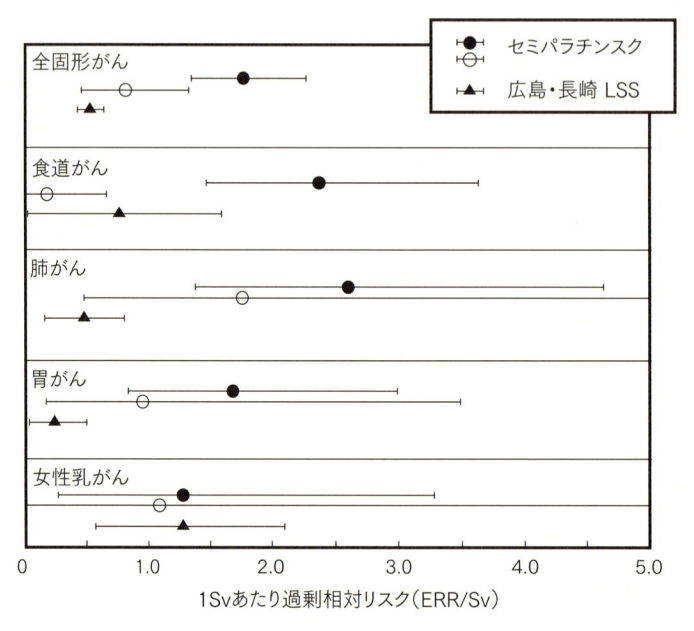

論文[2]のデータより作成

図の●印は、被ばく群（線量は個別に70〜4140mSv）とは別の集団から選ばれたコントロール群（線量は一律に20mSv）を基準として、被ばく群およびコントロール群の両方のデータを用いて過剰相対リスクを推定した結果（外部比較）であり、○印は被ばく群のみのデータ（線量は個別に70〜4140mSv）を用いて過剰相対リスクを推定したときの結果（内部比較）である。コントロール群には環境の違いや社会経済状態等の交絡因子、未知の選定バイアス（かたより）が存在する可能性が考えられるため、被ばく群のみから導かれた○印のほうがより信頼できそうであると論じられている。図では、この2通りの推定に

対して、▲印のLSSで推定された結果（内部比較）を比較しており、コントロール群を設定せずに被ばく群のみから過剰相対リスクを推定する手法（内部比較）という意味で、図の〇印と▲印が対応している。総体的に見て、セミパラチンスクでの過剰相対リスクは、広島・長崎LSSと同程度から大きめに出る傾向が見られる。

問題点・課題

◆被ばく線量の評価の不定性

上に述べたように、周辺住民の被ばく線量の見積もりには不定性が大きい。たとえば最も大きな被ばくを受けたドロン村での平均の積算実効線量は、1998年では4470mSvとされ、2005年には1590mSvに改められたが、この値もさらに過大評価である可能性がある。別の検討では、物理学的方法で500mSv程度、生物学的方法では200mSv程度と、推定方法によって異なったより小さな値が報告されている[3]。

たび重ねられた核実験ごとに放射能雲が伸びた方向が異なり、最も大きな被ばくを受けた時期が人によって異なることや無視できない量の内部被ばくがあることなどが、各個人の線量評価を難しくしている。たとえば、放散したプルトニウムを取り込んだたことで人体に影響の大きいアルファ線の内部被ばくを受けたと予想されるが、論文[2]に用いられた線量の値には含まれていない。これが正確に推定されれば、評価される線量は大きくなる。さらに、大気圏内核爆発で生じた原子雲の通過による、評価されていない被ばくがあった可能性もある。

こうしたさまざまな条件の違いが、被ばくの影響の発現時期、頻度、発現部位に違いをもたらしているはずである。主にガンマ線による外部被ばくを同時に1回だけ受けた広島・長崎の被爆者が、物理的モデル（33ページのコラム）により被ばく線量が比較的高い精度で評価されていることと比べると、線量評価の困難さが際立っていると言える。

◆放射線以外の交絡因子の問題

被ばく群とコントロール群は、被ばく線量以外の条件がほぼ同じでなくてはならないが、旧第四診療所が設定したコントロール群の取り方が適切であったかどうか検証が必要であると論文[2]で指摘されている。被ばく群と同じ生活環境であるか、同じ社会的経済的な条件であるか、がん死と判断した基準が同じであったかなど、今後さらに詳細な検討がなされる必要がある。また、人種による差、喫煙率や塩分摂取量の違いも発がんに大きく影響することが知られており、この考察も必要である。（一瀬昌嗣）

❖ 参考論文・参考文献
[1] Gusev BI, Rosenson RI, Abylkassimova ZN. The Semipalatinsk nuclear test site: a first analysis of solid cancer incidence

(selected sites) due to test-related radiation. Radiat Environ Biophys. 1998 Oct;37(3):209-14.
[2] Bauer S, Gusev BI, Pivina LM, Apsalikov KN, Grosche B. Radiation exposure due to local fallout from Soviet atmospheric nuclear weapons testing in Kazakhstan: solid cancer mortality in the Semipalatinsk historical cohort, 1960-1999. Radiat Res. 2005 Oct;164(4 Pt 1):409-19.
[3] Stepanenko VF, Hoshi M, Bailiff IK, Ivannikov AI, Toyoda S, Yamamoto M, Simon SL, Matsuo M, Kawano N, Zhumadilov Z, Sasaki MS, Rosenson RI, Apsalikov KN. Around Semipalatinsk nuclear test site: progress of dose estimations relevant to the consequences of nuclear tests (a summary of 3rd Dosimetry Workshop on the Semipalatinsk nuclear test site area, RIRBM, Hiroshima University, Hiroshima, 9-11 of March, 2005). J Radiat Res. 2006 Feb;47 Suppl A:A1-13.
[4] Gusev BI, Abylkassimova ZN, Apsalikov KN. The Semipalatinsk nuclear test site: a first assessment of the radiological situation and the test-related radiation doses in the surrounding territories. Radiat Environ Biophys. 1997 Sep;36(3):201-4.

核爆発の高度と被ばく影響の関係

◆地表核爆発

　核爆発はその爆発高度により、高高度、空中、地表、地下に分類される。このうち、核実験場の周辺に最も被害をもたらすのは地表核爆発である。これは火球が地表に接触する爆発で、土壌を巻き上げて粒径の大きな放射性粒子をつくり、すぐに近くに降下するためである（図1）。

　核爆発によってさまざまな寿命の放射性核種が生成されるが、放射能は爆発後時間の−1.2乗で急速に減衰することが知られている。逆に言えば、爆発直後は短寿命の核種（半減期の短い核種）が非常に多く、爆発直後の放射性塵が降下すると非常に大きな線量をもたらす。セミパラチンスクでは、本文に触れたとおり1949、51、53、56年の4回の地表核爆発の影響が大きかったことが知られている。図2は実際に測定された実験場周辺での線量地図である[1]。

図1

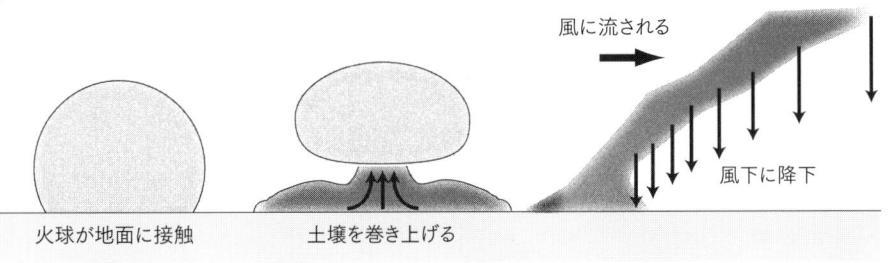

火球が地面に接触　　土壌を巻き上げる　　風に流される　風下に降下

図2

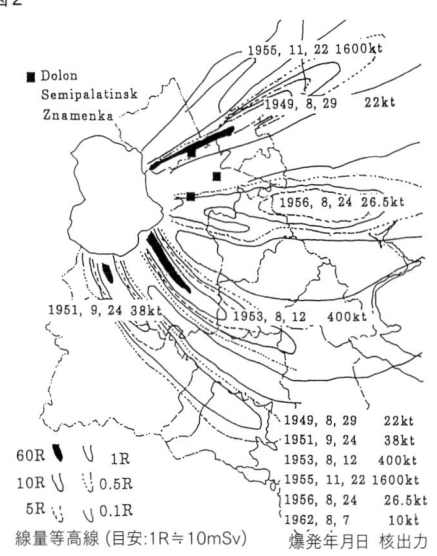

爆発によって生じた放射性降下物による線量等高線を表す。カザフ放射線医学環境研究所（SRIRME）が作成

線量等高線（目安:1R≒10mSv）

爆発年月日	核出力
1949, 8, 29	22kt
1951, 9, 24	38kt
1953, 8, 12	400kt
1955, 11, 22	1600kt
1956, 8, 24	26.5kt
1962, 8, 7	10kt

文献[1]の図1を引用

　いっぽう空中核爆発の場合、爆発で発生した放射性物質は粒径が小さいため上空に運ばれて拡散し、時間がたってから地上にまんべんなく降り積もる。降ってくるまでの間に短寿命核種の崩壊がほぼ終わっているため、降下した際の放射線量は小さくなる。広島・長崎は空中核爆発であったので、セミパラチンスクで何回か行われた地表核爆発に比べると、放射性降下物による被ばく線量は非常に小さい。

　よく知られた1954年3月1日の米国によるビキニ核実験場でのブラボー水爆は、地上2mでの地表核爆発であったことが原因で、巻き上げられたサンゴが放射化して白い灰となり、マーシャル諸島や第五福竜丸の上に降り積もったため、数Sv（シーベルト）単位の大きな被ばくをもたらし、被害も大きかった。

◆**日本で観測された影響**

　その後も太平洋での実験は続き、沖縄や本土にも大きな放射性物質の降下があったことが近年報道されている[2]。これによると、琉球気象台の要覧に、降水中に1958年7月6日に171582cpm/L（1リットルあたり、1分あたりのカウント数：counts per minute）という大きな値が掲載されている。これは、報道中の換算では3.7万Bq/L（1リットルあたり3.7万ベクレル）とされている〔注1〕。7月2日にビキニで、7月5日にエニウェトクで、いずれも地上3m程の高さの地表核爆発実験の記録があるため、沖縄での降下物はどちらかに由来するものと考えられる。

　また、米国のほかに1964年以降に続いた中国の核実験による影響の記録も存在する。特に1966年12月28日に行われた核爆発（地上100～150mと推定）で、12月30日～翌年1月中旬に日本各地で観測された雨水中の放射能の値が1967年の原子力白書に記録されている。1966年12月30日に輪島において雨水に観測された全ベータ放射能は、21万Bq/m^2（1平方メートルあたり21万ベクレル）、3.4万Bq/L（1リットルあたり3.4万ベクレル）〔注2〕が最大であり、他にも米子、鹿児島などでも大き目の値が記録されている。

〔注1〕番組では「放射線障害防止法の換算係数より」とされているが、同法およびその施行令・施行規則・諸告示には、cpmからBqに換算する係数は示されていない。原子力災害対策指針では、皮膚から数cmで入射窓面積が20cm^{2}の検出器を利用した場合、ベータ線40000cpmが表面汚染密度で約120Bq/cm^{2}相当とされている。一般に、表面汚染密度[Bq/m^2]=正味係数率[cpm]/{機器効率×線源効率×測定器の有効窓面積[m^2]×60[s]}で換算される。しかし、番組で行われたcpm/LからBq/Lへの換算は、計測条件が不明であるため正しいかどうか検証できない。

〔注2〕原典では5600mCi/m^{2}および910μμCi/mLとなっている。1[Ci]=3.7×10^{10}[Bq]を用いて換算した。μμはp（ピコ、10^{-12}）と同じ。
5600[mCi/m^2]=5600×10^{-3}[Ci/m^2]×3.7×10^{10}[Bq/Ci]≒210000[Bq/m^2]
910[μμCi/mL]=910×10^{-6-6+3}[Ci/L]×3.7×10^{10}[Bq/Ci]≒34000[Bq/L]

◆**健康影響**

　日本に降下した米国および中国由来の放射性物質は、いずれも爆発後数日以内のため短寿命核種を多く含んでおり、長寿命核種（セシウム137、ストロンチウム90、プルトニウム）の割合は小さい。これらの短寿命核種を多く含んだ雨は、核実験場から数千km離れた日本においては影響は小さかったものの、ビキニやセミパラチンスクの核実験場の直近においては放射性降下物による被ばくが数百mSv～数Svにもなり、健康被害が発生したことがわかっている。中国においても同様のことが推察されているが、実態はよくわかっていない[3]。これらに共通した特徴は、地表核爆発によって生じた粒径の大きな短寿命核種を含む降下物がそのまま付近にもたらされたことで人々が被ばくし、健康影響が生じたということである。（一瀬昌嗣）

❖ 参考論文・参考文献
[1] 星 正治. 旧ソ連や中国の核実験による放射線の被曝と健康影響調査. HIROSHIMA RESEARCH NEWS. 2001; 第3巻第3号. Available from: http://www.hiroshima-cu.ac.jp/modules/peace_j/content0168.html
[2] NNNドキュメント'14. 続・放射線を浴びたX年後　日本に降り注いだ雨は今. 2014年8月11日放送.
[3] 羽倉洋行, 一瀬昌嗣. 中国の核実験と周辺住民の被曝―カザフスタンから垣間見られた放射能汚染―. 素粒子論研究（電子版）2010; Vol. 4. Available from: http://www2.yukawa.kyoto-u.ac.jp/~soken.editorial/sokendenshi/vol4/chinaNukeTests.pdf

疫学データ

データ32

高レベル放射性廃液による被ばく影響

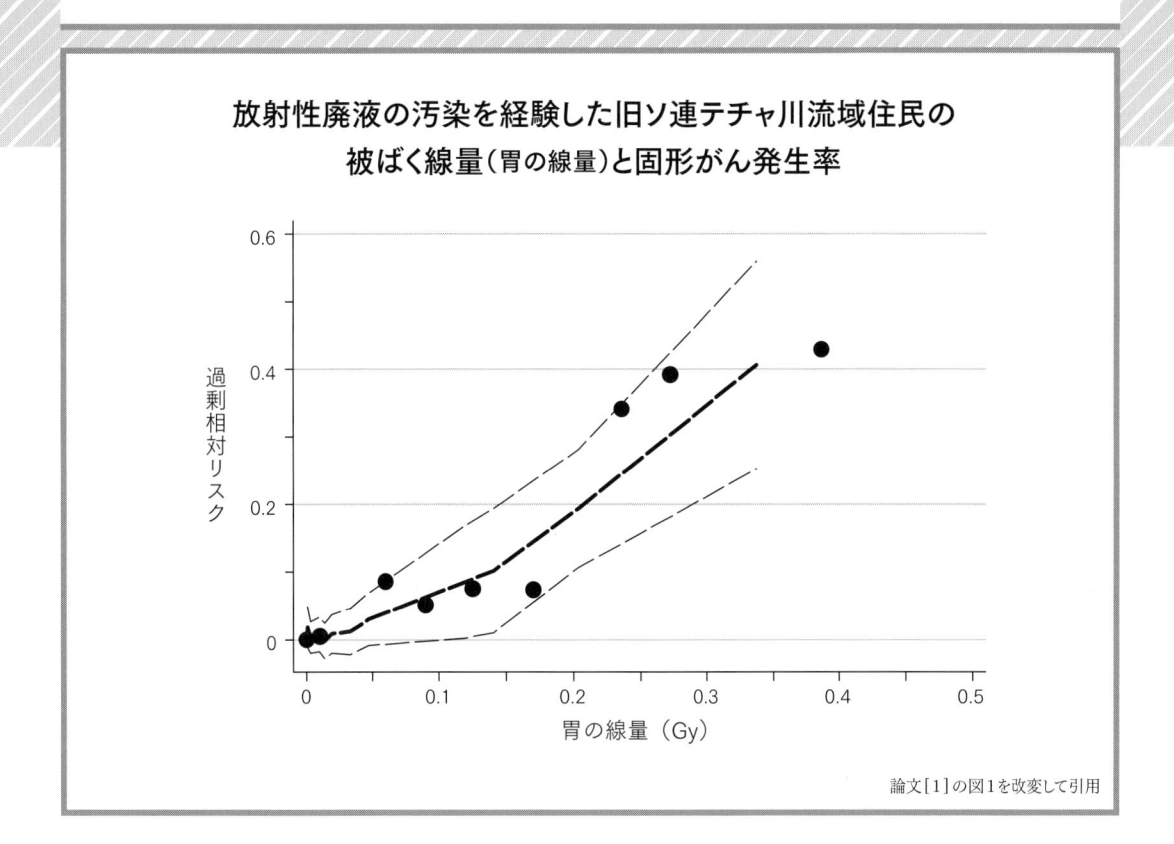

放射性廃液の汚染を経験した旧ソ連テチャ川流域住民の
被ばく線量（胃の線量）と固形がん発生率

（グラフ：横軸 胃の線量（Gy）、縦軸 過剰相対リスク）

論文[1]の図1を改変して引用

何のデータか

　旧ソ連の核兵器生産施設マヤークからテチャ川に排出された放射性物質によって、流域の住民は土壌からの外部被ばくと飲料・食糧からの内部被ばくを受けた。この流域住民について、被ばく線量によって固形がんの発生率がどう上昇したかを調べたデータ。

データから何がわかるか

　被ばく線量にほぼ比例して発がん率の増加が観察され、1Gy（グレイ）あたりの過剰相対リスク（ERR/Gy）は1.0であった。全被ばく線量のうち半分以上を内部被ばくが占めていたが、線量に対する発がんの応答関係は外部被ばくのみの場合と大きく異ならないことがわかった。よって、内部被ばくのほうが外部被ばくよりも特別に大きな発がん影響があるという説は、このデータから否定される。

第6章　内部被ばくによる影響

データの見方

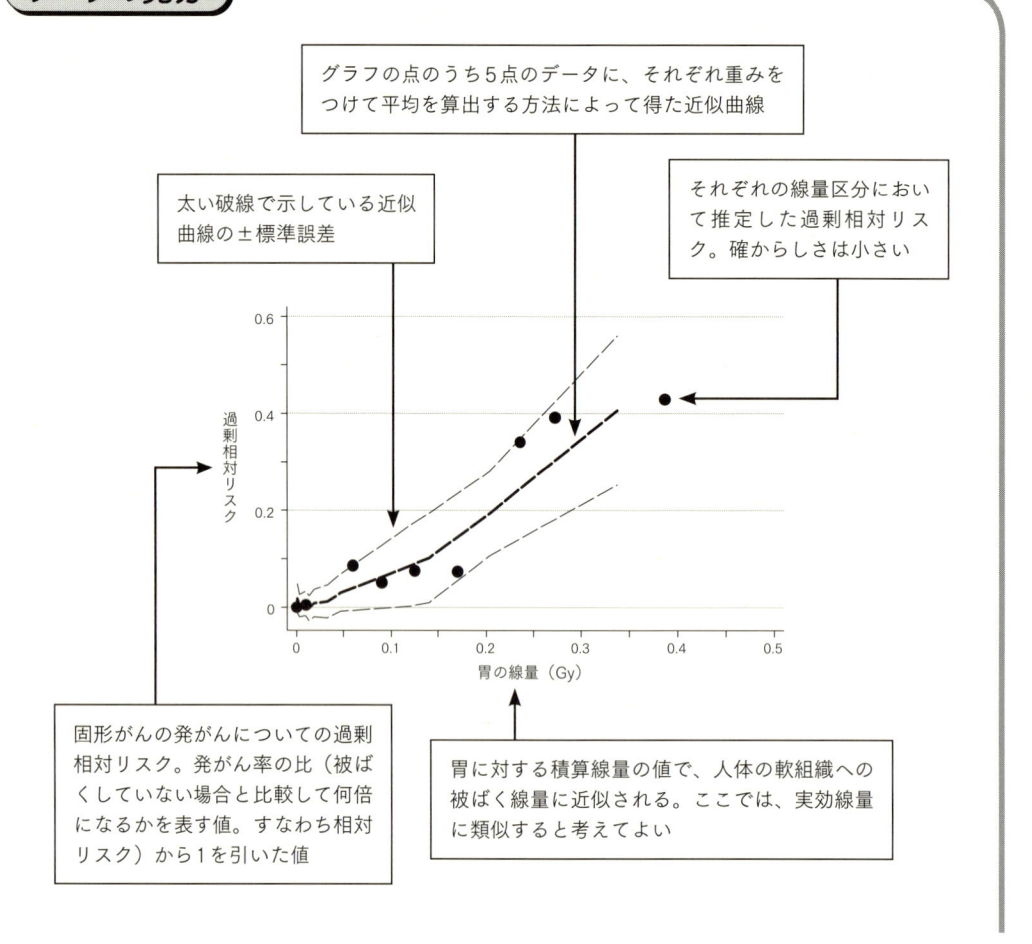

- グラフの点のうち5点のデータに、それぞれ重みをつけて平均を算出する方法によって得た近似曲線
- 太い破線で示している近似曲線の±標準誤差
- それぞれの線量区分において推定した過剰相対リスク。確からしさは小さい
- 固形がんの発がんについての過剰相対リスク。発がん率の比（被ばくしていない場合と比較して何倍になるかを表す値。すなわち相対リスク）から1を引いた値
- 胃に対する積算線量の値で、人体の軟組織への被ばく線量に近似される。ここでは、実効線量に類似すると考えてよい

（縦軸：過剰相対リスク、横軸：胃の線量（Gy））

データ解説

◆テチャ川流域住民の被ばく原因

　旧ソ連は、核兵器製造の目的で、複数の原子炉と再処理施設をもつコンビナート「マヤーク（灯台の意味）」を南ウラルのチェリャビンスクの北西部近郊に建設した。この施設が操業されていた1950年代前半には、放射性廃液がそのまま付近を通るテチャ川に流され、中でも1950～1951年の時期に捨てられた廃液が主にテチャ川流域を汚染した。このため、流域の41村にいる約30000人が川の水、牛乳、食物を通して高い内部被ばくを受け、さらに川岸に堆積した放射性物質からガンマ線による外部被ばくを受けた。排出物の核種構成は、ストロンチウム89と90が20.4%、セシウム137が12.2%、希土類元素（主としてセリウム141と144）が26.8%、ルテニウム103と106が25.9%、ジルコニウム95とニオブ95が13.6%とされている[2]。このうち、セシウム137とストロンチウム90以外は、半減期が1年未満の短寿命核種である。

なお、マヤークに由来する被ばく事故は、これ以外にも1957年の廃液タンクの爆発事故（キシュテム事故）、1967年のカラチャイ湖の乾枯による放射性廃棄物の飛散が知られているが、汚染の主な範囲は異なる[2]。

◆ コホートの設定

　旧ソ連によってテチャ川流域住民の健康影響調査が1950年代に始められ、1960年代後半から1970年代前半にコホート（96ページのコラム）が設定され、これまで29800人の生存状態・死因の追跡と線量評価が行われてきた。このうち、最初の被ばく時から観察期間である1956〜2002年に、観察地域において、生死、がん罹患の有無、または移住の有無が確認できた17433人が冒頭のグラフの対象コホートになっている。446588人年の観察で1836件の固形がんの発症があり、非被ばくの場合のバックグラウンドは、単純な線型モデルにより1777.3件と推定されている。

◆ 被ばく線量について

　TRDS-2000（テチャ川線量評価システム2000年版）により、年齢、性別、居住歴を考慮の上、村ごとに河川水、牛乳、食糧から摂取した平均の放射性物質の量、および推定された空間線量率から、それぞれ内部被ばくと外部被ばくが個人ごとに評価されている。ここでは胃の線量が推定されているが、人体の軟組織への被ばく線量の平均とよい近似になるとされている。固形がんの増加は、川岸、居住地域でのガンマ線による外部被ばくと、摂取したセシウム137および短寿命核種の内部被ばくによってもたらされたと分析されている。これらの被ばくによるこのコホートでの胃の線量の平均値は40mGy（ミリグレイ）、中央値は8mGy、最大値は450mGyと推定されている。胃の線量のうち、55%が内部被ばくによるものとされている。

　また、ストロンチウム89と90の摂取によっても、大きな内部被ばくがもたらされた。この核種は、上記の胃の線量への寄与は非常に小さいものの、骨表面と骨髄に吸収される性質があるため、造血機能の損傷による白血病発生の増加も観察されている。

　テチャ川での被ばく形態は、主体が内部被ばくであるという点で、広島・長崎での瞬間的な外部被ばくとは大きく異なっている。放射性物質の継続的な経口摂取が被ばくの主たる原因であるため、時間をかけた緩慢な被ばく、すなわち低線量率での被ばくであると言うこともできる。

◆ 固形がんリスク評価の比較

　テチャ川流域住民の固形がん発生の1Gyあたりの過剰相対リスク（ERR/Gy）は、2007年の論文[1]でのTRDS-2000を用いた評価では、ERR/Gy=1.0（95%信頼区間は0.3〜1.9）であった。そこに引用されている2005年の論文では、1999年までの追跡でがん死亡はERR/Gy=0.92（95%信頼区間は0.2〜1.7）とされている。最近（2013年）の報告では、2007年まで

の追跡結果において、がん死亡はTRDS-2009を用いてERR/Gy=0.61（95%信頼区間は0.04〜1.27）とやや低く評価し直された[3]。これは、広島・長崎原爆被爆者の寿命調査（LSS）第14報における全固形がんの死亡の過剰相対リスクERR/Gy=0.47（95%信頼区間は0.38〜0.56）と比較して、有意差はないもののよりやや高め、もしくは同程度の値と言える。

いっぽう、動物実験の結果等から示唆されている低線量率効果（データ2（20ページ））は、この調査では認められなかった。

問題点・課題

被ばく線量については、個人線量の推定が試みられているものの、存在した核種と量、場所と時間の分布が詳細にはわからないこと、人により行動パターンが違うこと、体内に摂取した期間が異なることなどにより、正確な推定には限界がある。また移住による追跡の喪失や、死因が不明な人が一定数存在することが、結果に影響を与えている可能性も指摘されている。さらに、化学毒物の影響や、生活習慣の影響などの交絡因子も本来考慮されるべきである。これらの不定要因をできるだけ取り除くことと追跡を継続することで、精度を上げることが今後の課題である。（一瀬昌嗣）

❖ 参考論文・参考文献

[1] Krestinina LY, Davis F, Ostroumova E, et al. Solid cancer incidence and low-dose-rate radiation exposures in the Techa River cohort: 1956-2002. Int J Epidemiol. 2007;36(5):1038-46.
[2] ATOMICA [Internet]. 旧ソ連における南ウラル核兵器工場の放射線事故（キシュテム事故など）(09-03-02-07); 1998 Mar. Available from: http://www.rist.or.jp/atomica/data/dat_detail.php?Title_No=09-03-02-07
[3] Schonfeld SJ, Krestinina LY, Epifanova S, Degteva MO, Akleyev AV, Preston DL. Solid cancer mortality in the techa river cohort (1950-2007). Radiat Res 2013;179(2):183-9.

内部被ばくは外部被ばくより危ないか

◆**被ばく状況によって異なる**

「内部被ばくは外部被ばくより危ないか？」という問いは、具体的な被ばく状況の想定をしないと答えられない。

たとえば、ある量のアルファ線を出す核種（ウラン、ラジウム、トリウムなど）をかたわらに置いたときと同じ量を体内に取り込んだときである。アルファ線は空気中を3〜8cmしか飛ぶことができず、1枚の紙すら透過できないので、衣服や皮膚も透過できない。そのため外部被ばくとしてはさほど健康に影響を与えない放射線である。しかし体内に取り込んだ場合、体内は水中とほぼ同じ環境であるため飛距離は空気中の1000分の1ほどになるものの、それでも細胞の核を貫くことはでき、細胞にダメージを与える。よって、外部被ばくより内部被ばくのほうが危ないと言える。

下の図は、人体の組織での内部被ばくと外部被ばくを模式的に描いている。四角は人体の組織で、点線は放射線の飛跡である。飛跡に沿って電離が起こり、黒星印は最後の電離を起こした場所である。図のように、内部被ばくでも外部被ばくでも放射線のエネルギーが組織に吸収されるときに起こることは電離であり、これが放射線被ばくによる人体影響の始まりである。被ばくの危なさは、電離の量と電離の空間的および時間的密度に依存すると考えられる。

下の左図と中央図では、飛跡の向きは異なるが組織内の長さは同じなので、飛跡に沿って起こる電離の量は同じで、その空間的密度もほぼ等しいため、時間的密度も等しいとすると電離による組織への影響は等しいと考えられる（右図については後述）。

電離によるエネルギー吸収を定量化した（数値にした）ものが吸収線量であり、人体組織1kgあたり1J（ジュール）のエネルギーを吸収したと考えられる場合が1Gy（グレイ）と定義されている。以上から、中央図のような均等分散型の内部被ばくの場合は、吸収線量Gyが等しい外部被ばくと危なさは同じであると考えられる（ただし、吸収線量には、エネルギー吸収の時間的密度は考慮されていない）。

しかし、吸収線量が同じでも、アルファ線はベータ線やガンマ線よりも電離の密度が高いので、同じ数の電離でも組織の損傷の度合いが大きい。このような電離密度の違いによる生物影響を調整するための係数（放射線加重係数。ガンマ線とベータ線は1、アルファ線は20など）を吸収

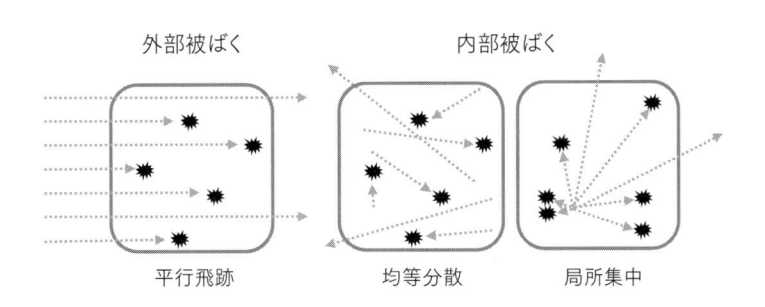

外部被ばく　　　　内部被ばく

平行飛跡　　　均等分散　　　局所集中

線量にかけて算出されたのが、Sv（シーベルト）の単位で表す等価線量である。つまり、アルファ線でもベータ線でもガンマ線でも等価線量Svが同じならば、発がんに関する危なさも同じことになる。

なお核種から放出される放射線による外部被ばくの場合は、前述したようにアルファ線は皮膚を透過できないし、ベータ線は表皮から1cm程度しか入らないので、それより深くにある内臓への被ばくをほとんど無視できる。

◆局所集中型の内部被ばくの場合

吸収線量Gyは、もともと前ページ左図のような均一の平行飛跡を想定して考えられたもので、内部被ばくでも中央図のように放射性核種が均等に分散していることを想定しており、右図のように放射性核種が小さな粒子として臓器の一部に局在化した状況は想定されていない。この場合は、粒子から発せられる放射線の飛跡や電離した場所の密度が小粒子周辺で高くなり、中央図とは異なる生物影響を起こす可能性が考えられる。これを根拠に、外部被ばくより内部被ばくのほうが発がんリスクは「増大する」という考え方と、「同じか減少する」という考え方に分かれることとなり、長年議論の対象となっている。

発がんリスクが増大するとする理由は、至近距離からの強い被ばくに加えて電離や飛跡の密度が高いことで、線源粒子周辺細胞の発がんのチャンスが増加するというものである。

いっぽう発がんリスクが同じか減少するとする理由は、次のようなものである。右図に描いた電離は同時多発的に起きているのではなく、体内に取り込まれてから排出されるまでの間に時間差で起きている。そのため空間的な密度は高くとも時間的な密度が高いわけではなく、電離と電離の間に修復が働くと考えられ、そのため発がんリスクは小さくなるというものである。

仮に高密度となり細胞障害が大きくなれば、その細胞は細胞死を起こして消滅するから、がんのもとになる細胞にはならない。このように、放射性核種に近い細胞が変異細胞として残らずに細胞死を起こすと、左図の外部被ばくよりむしろ、がんの芽となる細胞の数（標的細胞数）は少なくなるので、発がんリスクは外部被ばくと同じかそれより減少するというものである。

国際放射線防護委員会（ICRP）は、発がんリスクが同じか減少するとの考え方を取っている。
（中島裕夫）

おわりに

　本書の立場は、データは科学者だけのものではなく、社会で共有し、皆で知恵を出し合って問題を解決すべきであるというものです。科学者たちが最善を尽くしたとしても、研究には必ず限界があります。本書の個々のデータ解説では、課題・問題点を指摘し、科学者の間で意見が分かれていれば、それを明らかにするように心掛けました。とは言え、本書の記述と異なる意見があることも考えられますし、間違った判断をしていることもないとは言えません。その場合には忌憚のない意見をいただければと思います。

　データを解説するにあたって感じたことは、統計解析を行う前段階のオリジナルデータがほとんど共有されていないことでした。たとえば疫学研究では、統計解析の方法によって結果が異なることがありますが、どれが正しいのかを検証するにはデータの共有が必要です（一例として119ページのコラムで解説したトンデル論文）。また、福島では様々な調査が行われており、そのデータを個人単位で連結することでチェルノブイリ事故後に行われたような疫学研究ができるのですが、プライバシー保護に関する規制や倫理指針などの観点から、データを共有する体制はまだ整っていません。原子力の研究には、1）情報が完全に公開されること、2）民主的な運営によってなされ、研究者のじゅうぶんな協力を求めること、3）自主性ある運営のもとに行われること、という三原則があります。本当の意味で科学的な知見を共有するためには、公開の原則を踏まえた体制のもとで、研究対象者への倫理的配慮を前提にしたデータの共有が必要です。

　放射線影響の根拠となっている主要な32データの解釈について、科学者ですらしばしば合意に至らないのですから、読者一人ひとりが描く知の地平線のスケッチはばらばらかもしれません。しかし、科学者だけでなく市民全員がスケッチを手にしたとき、放射線にまつわる諸問題の解決に向けて、社会的な合意に近づけるような気がするのです。

　この本は、異分野の科学者が、お互いに立場や心情を乗り越えて真正面から科学的な知見を共有しようと努力して執筆しました。読者の皆様がさらにこの交流の場を広げ、まだわからないことについて「これから何を調べる必要があるのか」と考え、さらには「異分野との交流や市民との対話がどれだけ価値があることなのか」という経験を積んでいってほしいと思います。そうすることで、科学の内容がより豊かになり、正しい知見がみんなのものになるのです。

　京都大学名誉教授の丹羽太貫氏、京都大学名誉教授の内海博司氏、公益財団法人ルイ・パストゥール医学研究センター所長の藤田哲也氏、核・エネルギー問題情報センター理事の児玉一八氏には、専門的な立場から幾度となく助言を賜りました。厚くお礼を申し上げます。

田中司朗・坂東昌子

【資料1】本書で取り上げたデータの線量と線量率の比較

　この2つの図は、本書で取り上げた32のデータについて、実験や調査の対象となった放射線量と線量率（単位時間あたりの照射線量や被ばく線量）を俯瞰的に比較できるよう一覧にしたものである。たとえば、広島・長崎の原爆被爆者のデータは、原爆爆発による大量の放射線を一瞬で被ばくした場合の影響を示し、いっぽう中国やインドの高自然放射線地域住民のデータは少量の放射線を生涯長きにわたって被ばくし続けた場合の影響を調査したものである。この両者の間には、

■「線量」の比較
実験動物や細胞に照射された放射線の線量、および疫学調査の対象となった集団の被ばく線量

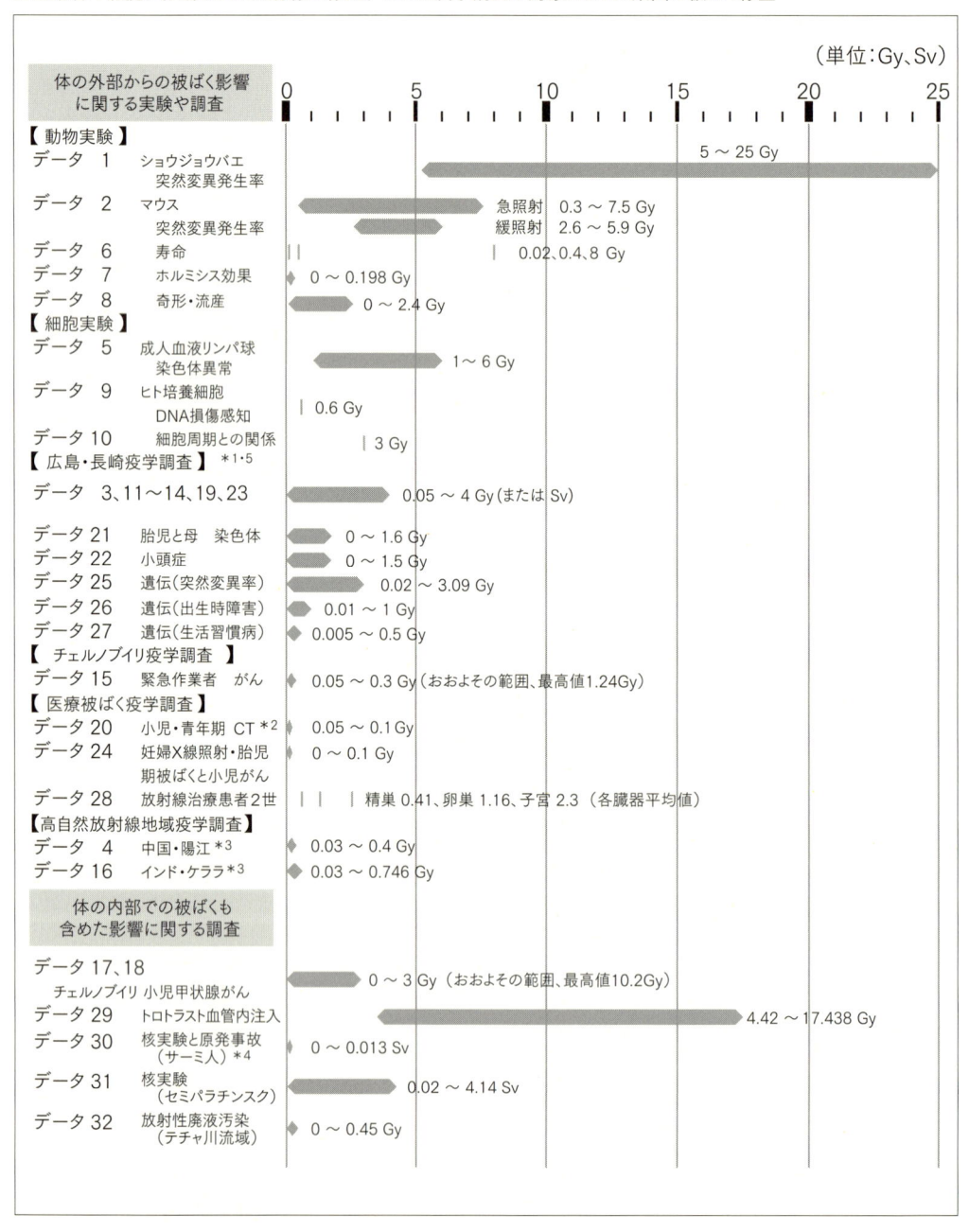

（単位：Gy、Sv）

体の外部からの被ばく影響に関する実験や調査		範囲
【動物実験】		
データ 1	ショウジョウバエ 突然変異発生率	5 〜 25 Gy
データ 2	マウス 突然変異発生率	急照射 0.3 〜 7.5 Gy / 緩照射 2.6 〜 5.9 Gy
データ 6	寿命	0.02、0.4、8 Gy
データ 7	ホルミシス効果	0 〜 0.198 Gy
データ 8	奇形・流産	0 〜 2.4 Gy
【細胞実験】		
データ 5	成人血液リンパ球 染色体異常	1 〜 6 Gy
データ 9	ヒト培養細胞 DNA損傷感知	0.6 Gy
データ 10	細胞周期との関係	3 Gy
【広島・長崎疫学調査】*1・5		
データ 3、11〜14、19、23		0.05 〜 4 Gy（または Sv）
データ 21	胎児と母 染色体	0 〜 1.6 Gy
データ 22	小頭症	0 〜 1.5 Gy
データ 25	遺伝（突然変異率）	0.02 〜 3.09 Gy
データ 26	遺伝（出生時障害）	0.01 〜 1 Gy
データ 27	遺伝（生活習慣病）	0.005 〜 0.5 Gy
【チェルノブイリ疫学調査】		
データ 15	緊急作業者　がん	0.05 〜 0.3 Gy（おおよその範囲、最高値1.24Gy）
【医療被ばく疫学調査】		
データ 20	小児・青年期 CT *2	0.05 〜 0.1 Gy
データ 24	妊婦X線照射・胎児期被ばくと小児がん	0 〜 0.1 Gy
データ 28	放射線治療患者2世	精巣 0.41、卵巣 1.16、子宮 2.3（各臓器平均値）
【高自然放射線地域疫学調査】		
データ 4	中国・陽江 *3	0.03 〜 0.4 Gy
データ 16	インド・ケララ *3	0.03 〜 0.746 Gy
体の内部での被ばくも含めた影響に関する調査		
データ 17、18	チェルノブイリ 小児甲状腺がん	0 〜 3 Gy（おおよその範囲、最高値10.2Gy）
データ 29	トロトラスト血管内注入	4.42 〜 17.438 Gy
データ 30	核実験と原発事故（サーミ人）*4	0 〜 0.013 Sv
データ 31	核実験（セミパラチンスク）	0.02 〜 4.14 Sv
データ 32	放射性廃液汚染（テチャ川流域）	0 〜 0.45 Gy

被ばく線量だけでなく線量率でも大きな違いがある。線量が高ければ影響が大きいことは容易に想像できるが、もし同じ線量の被ばくであったとしても、ラッセルらによるマウス実験の例（データ2（20ページ））からも読み取れるように、線量率が高いほうが生体への影響は大きくなる。これを線量率効果という。この効果には、生体に備わっている放射線に対する防御機能や、放射線による生体分子の損傷に対する修復機構などが関係している。

　本書の各データを読む際には、線量の違いだけでなく線量率の違いにも注意を向けていただきたい。（角山雄一）

■「線量率」の比較
実験動物や細胞に照射された放射線の線量率、および疫学調査の対象となった集団の被ばく線量率

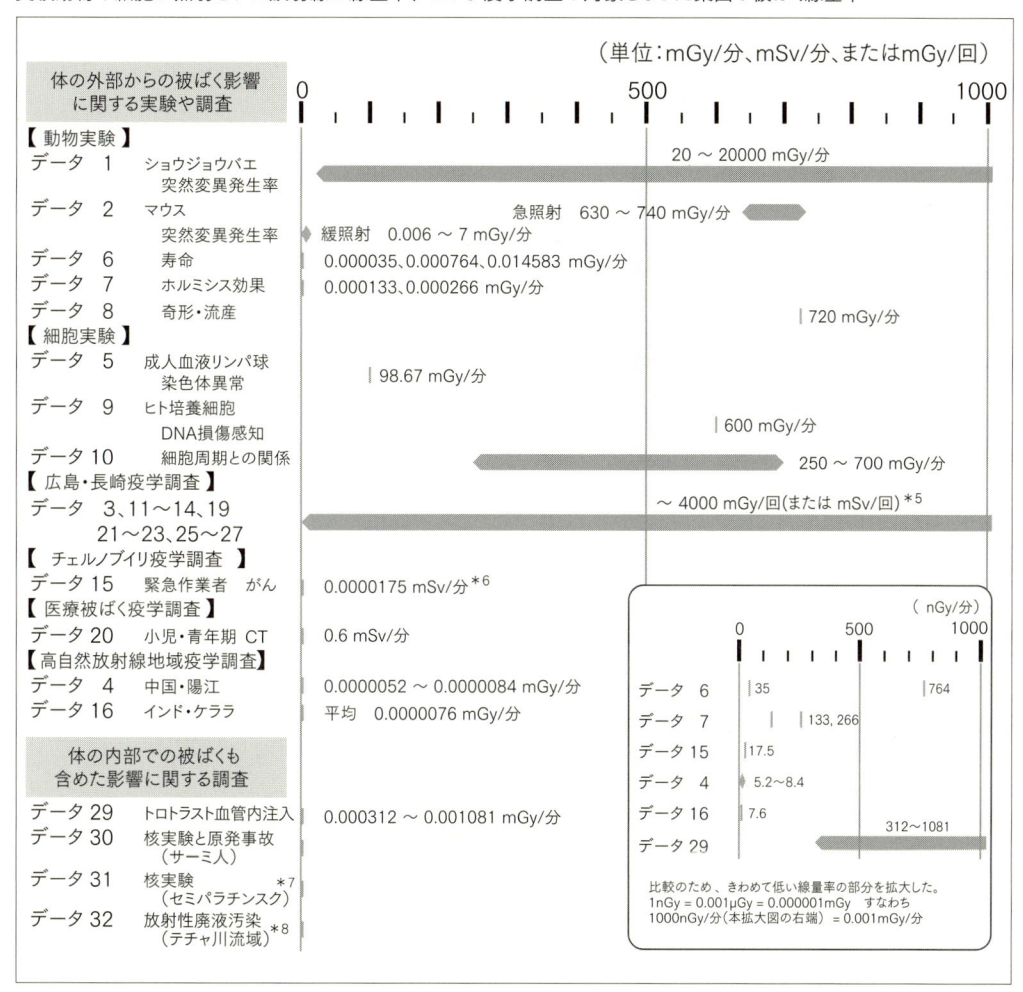

（単位：mGy/分、mSv/分、またはmGy/回）

体の外部からの被ばく影響に関する実験や調査		線量率
【動物実験】		
データ 1	ショウジョウバエ 突然変異発生率	20 〜 20000 mGy/分
データ 2	マウス 突然変異発生率	急照射 630 〜 740 mGy/分 緩照射 0.006 〜 7 mGy/分
データ 6	寿命	0.000035、0.000764、0.014583 mGy/分
データ 7	ホルミシス効果	0.000133、0.000266 mGy/分
データ 8	奇形・流産	720 mGy/分
【細胞実験】		
データ 5	成人血液リンパ球 染色体異常	98.67 mGy/分
データ 9	ヒト培養細胞 DNA損傷感知	600 mGy/分
データ 10	細胞周期との関係	250 〜 700 mGy/分
【広島・長崎疫学調査】		
データ 3、11〜14、19、21〜23、25〜27		〜 4000 mGy/回（または mSv/回）*5
【チェルノブイリ疫学調査】		
データ 15	緊急作業者 がん	0.0000175 mSv/分 *6
【医療被ばく疫学調査】		
データ 20	小児・青年期 CT	0.6 mSv/分
【高自然放射線地域疫学調査】		
データ 4	中国・陽江	0.0000052 〜 0.0000084 mGy/分
データ 16	インド・ケララ	平均 0.0000076 mGy/分
体の内部での被ばくも含めた影響に関する調査		
データ 29	トロトラスト血管内注入	0.000312 〜 0.001081 mGy/分
データ 30	核実験と原発事故（サーミ人）	
データ 31	核実験（セミパラチンスク）*7	
データ 32	放射性廃液汚染（テチャ川流域）*8	

（nGy/分）
	0	500	1000
データ 6	35		764
データ 7		133、266	
データ 15	17.5		
データ 4	5.2〜8.4		
データ 16	7.6		
データ 29			312〜1081

比較のため、きわめて低い線量率の部分を拡大した。
1nGy = 0.001μGy = 0.000001mGy すなわち
1000nGy/分（本拡大図の右端）= 0.001mGy/分

*1　各調査に用いられた線量推定方式は、データ3とデータ21はDS86、データ13はDS02とABS93D、それ以外はDS02
*2　CT撮影を最大2回まで行ったとした場合の総被ばく線量（調査対象者の95%が2回まで）
*3　推定による生涯累積被ばく線量
*4　ホールボディーカウンターによる測定値や複数の文献情報等に基づく推定値
*5　広島・長崎原爆被ばく者の疫学調査においては、被爆者集団の推定被ばく線量は50〜4000mGy（0.05〜4Gy）に設定されているが、原爆投下直後の爆心地付近の放射線量は4000mGyを優に超えていた。爆心地から1km付近での放射線量は、広島で5000mGy近く、長崎で9000mGyに達したと推定されている（DS02による推定）
*6　疫学調査期間（14.4年）における平均被ばく線量。事故直後での線量率ではないことに注意
*7　核爆発直後の放射性降下物による空間線量率は、直後に非常に大きく、時間の経過とともに（$t^{-1.2}$にしたがって）急激に減少する。一例をあげると、核爆発数分後に1mGy/分、1時間後に0.1mGy/分、1日後で0.001mGy/分…のようになる
*8　テチャ川への放射性物質の流出は1949年から1956年まで継続的に起こったが、その98%は1950〜1951年の1年間に放出された

【資料2】 用語解説

【あ】

アルファ線 （α線　あるふぁせん）
　放射線（⇒放射線）の一種。陽子2個中性子2個（ヘリウムの原子核に相当する）からなるアルファ粒子が高速で飛んでいる状態をアルファ線と呼ぶ。エネルギーが4～5 MeV（メガボルト）のアルファ線の場合、空気中の飛距離は数cm程度。紙1枚程度のもので遮蔽できる。体内ではDNA（⇒DNA）などの生体構成分子に大きな損傷を与える。

遺伝子 （いでんし）
　遺伝情報の単位。一部のウィルス種（RNAウィルス）を除き、すべての生物の遺伝情報はDNA（⇒DNA）で構成される。DNA鎖上の遺伝情報を有する一定の区画のこと。遺伝子が遺伝情報を指す言葉であるのに対し、DNAはその媒体である化学物質を指す。

遺伝子座 （いでんしざ）
　DNA（⇒DNA）鎖上において、ある遺伝情報が記されている部分（⇒遺伝子）が占める位置のこと。ローカス。

ウラン （うらん）
　アクチノイド元素の一つ。元素記号はU。地球誕生時に生成した天然鉱物に含まれるウランにはいくつか種類がある（U-238、U-235、U-234）が、すべて放射性核種（⇒放射性核種）である。U-238や人工のU-233は核燃料として利用されている。また、U-235とPu-239（⇒プルトニウム）は原爆に使用された。1896年にウラン鉱物から放射線が出ていることを発見した物理学者ベクレルは、1903年にノーベル物理学賞を受賞。

X線 （えっくすせん）
　放射線（⇒放射線）の一種。エネルギーの高い（波長が短い）電磁波（すなわち光子）。ベータ線（⇒ベータ線）や高速の電子が重い原子核の近傍を通過する際に制動を受けた場合や、高速の電子などの衝突によって原子の軌道電子が内側の軌道に移るときに発生する。その波長は紫外線より短く、100～0.01オングストローム程度。透過力が強いため、病院での検査などで多用されている。物理学者レントゲンにより1895年に発見され、未知の光を意味するX線と命名された。この功績で1901年に第1回ノーベル物理学賞を受賞。

エラーバー （えらーばー）
　推定値の上下に、誤差を表す範囲を図示したもの。誤差棒ともいう。エラーバーの計算範囲には、95%信頼区間（⇒95%信頼区間）、±標準誤差（⇒標準誤差）、±標準偏差（⇒標準偏差）の3つが用いられる。

オッズ （おっず）
　疾患が発生するリスク（⇒発生割合、リスク）の値を用いて、リスク／（1－リスク）として計算される指標。オッズ比とは、リスクの比と混同されることがあるがそうではなく、オッズの比を計算したものである。

オッズ比 （おっずひ）
　2つの集団間の発生割合（⇒発生割合、リスク）を比較する指標の一種（リスク比（⇒リスク比）とは異なる）。オッズの比を計算したもの。ケース・コントロール研究（⇒ケース・コントロール研究）で用いられる。詳細は96ページのコラム参照。

【か】

回帰モデル （かいきもでる）
　結果変数と説明変数の間の関係を調べるために用いられる統計手法の一種。疫学研究で、交絡（⇒交絡）を調整するために用いられる。詳細は104ページのコラム参照。

外部被ばく （がいぶひばく）
　人体の外部にある放射性核種（⇒放射性核

種）や放射線発生装置などから発せられる放射線（⇒放射線）による被ばく（⇒被ばく）のこと。体外被ばくとも言う。

壊変（かいへん）
　不安定な原子核（⇒放射性核種）が放射線（⇒放射線）を放出して、より安定な原子核に遷移する現象。崩壊とも言う。

壊変系列（かいへんけいれつ）
　放射性核種（⇒放射性核種）がより安定な原子核へと壊変（⇒壊変）しても、その原子核がまだ不安定な場合にはさらに安定な原子核へと壊変する。このような現象が多段階にわたるとき、その一連の原子核全体のことを指す。天然ではウラン系列、アクチニウム系列、トリウム系列がある。また天然には現存しないが（地球誕生時には存在）、ネプツニウム系列がある。崩壊系列とも言う。

核種（かくしゅ）
　原子核の種類のこと。原子核は陽子と中性子からなるが、これらの個数が異なると別の核種である。人工核種と天然核種を合わせると地球上に約2000種存在する。

核分裂（かくぶんれつ）
　ウラン（⇒ウラン）やプルトニウム（⇒プルトニウム）などの重い原子核は、自発的に、あるいは中性子などの放射線（⇒放射線）の衝突により、2つ以上の原子核に分裂する。核分裂の際には中性子が放出されるが、この放出中性子により連鎖的な核分裂が起こると非常に大きなエネルギーが得られる。この仕組みを使用しているのが原子爆弾や原子炉。なお核分裂（⇒核分裂）で2個に分裂する際、ちょうど二等分となることは少ない。たいていの場合、核分裂により生じる2個の核分裂生成物（⇒核分裂生成物）は一方は重く、他方は軽い。どのような大きさの核分裂生成物ができるのかは元の核種（⇒核種）によってその確率が決まっている。原発事故や核爆弾炸裂のあとなどにこの確率の分布を調べれば、核分裂を起こした元となる核種を知ることができる。

核分裂生成物（かくぶんれつせいせいぶつ）
　核分裂（⇒核分裂）により原子核が分裂してできる核種（⇒核種）のこと。核分裂断片とも言う。

過剰絶対リスク（かじょうぜったいりすく）
　2つの集団間の疾患発生割合（⇒発生割合、リスク）の差のこと。リスク差。

過剰相対リスク（かじょうそうたいりすく）
　2つの集団間を比較したとき、一方の群で何割リスク（⇒発生割合、リスク）が高くなっているかを表す指標。リスク比（⇒リスク比）から1を引いたもの。詳細は96ページのコラム参照。

ガンマ線（γ線　がんません）
　放射線（⇒放射線）の一種。エネルギーの高い（波長が短い）電磁波（すなわち光子）。放射性核種（⇒放射性核種）が壊変（⇒壊変）した直後に原子核がまだ不安定（励起状態）な場合、安定化するために放出される光子。あるいは素粒子が粒子崩壊する際などにも放出される。

吸収線量（きゅうしゅうせんりょう）
　放射線（⇒放射線）と物質との相互作用によって、物質が吸収する（受け取る）エネルギー。単位はGy（⇒グレイ）。詳細は76ページのコラム参照。

95%信頼区間（95ぱーせんとしんらいくかん）
　推定値の誤差を表す指標。推定値±1.96×標準誤差（⇒標準誤差）により計算される。標準誤差は分母に集団人数の平方根を含んでいるため、集団の人数が大きくなると95%信頼区間の範囲は狭くなる。詳細は112ページのコラム参照。

90%信頼区間（90ぱーせんとしんらいくかん）
　推定値の誤差を表す指標。推定値±1.65×標準誤差（⇒標準誤差）により計算される。この指標より95%信頼区間を用いることの方が多い。詳細は112ページのコラム参照。

急性影響（きゅうせいえいきょう）
　放射線を被ばく（⇒被ばく）後、数週間から3か月以内に症状が現れる放射線障害の総称。短期間に大量の放射線を浴びた場合に生じる。皮膚障害、脱毛、不妊、造血臓器機能不全など。

急性障害とも言う。

組み換え （くみかえ）
本書では遺伝子組み換えのこと。人為的な遺伝子操作によって、DNA（⇒DNA）鎖の特定部位を切り出し、別のDNA鎖に結合させること。DNAの組み換えにより従来なかった形質を持つ生物個体をつくり出すことができる。

グレイ （Gy　ぐれい）
吸収線量（⇒吸収線量）の単位。放射線（⇒放射線）と相互作用した物質1kgが1ジュール（1ジュール＝約0.24カロリー）のエネルギーを受け取った場合、これを1Gyとする。rad（ラド）は旧単位で、1rad＝0.01Gy。イギリスの物理学者ルイス・ハロルド・グレイにちなんで付けられた。詳細は76ページのコラム参照。

ケース・コホート研究 （けーす・こほーとけんきゅう）
コホート研究（⇒コホート研究）の中でケース・コントロール研究（⇒ケース・コントロール研究）を行う疫学研究の方法。

ケース・コントロール研究 （けーす・こんとろーるけんきゅう）
疾患を発症した集団（ケース）としなかった集団（コントロール）を比較するような疫学研究の方法。

交絡 （こうらく）
ばく露（放射線被ばくなど）と疾患の関連を調べるとき、それ以外の第三の因子によって、観察された関係がゆがめられる現象。詳細は104ページのコラム参照。

コホート研究 （こほーとけんきゅう）
特定の人間集団を追跡する疫学研究の方法。詳細は96ページのコラム参照。

【さ】

シーベルト （Sv　しーべると）
放射線被ばく（⇒被ばく）による人体への影響度合いを表す単位。rem（レム）は旧単位で、1rem＝0.01Sv。スウェーデンの物理学者ロルフ・マキシミリアン・シーベルトにちなんで付けられた。詳細は76ページのコラム参照。

実効線量 （じっこうせんりょう）
放射線（⇒放射線）を被ばく（⇒被ばく）した際の人体への影響について評価するときに用いられる線量。いろいろな部分被ばくを含め、異なる被ばく形態にかかわらず1個体への影響のリスクを表すために、等価線量（⇒等価線量）に被ばく臓器の組織加重係数を乗じて算出される。単位はSv（⇒シーベルト）。詳細は76ページのコラム参照。

実効半減期 （じっこうはんげんき）
体内に放射性核種（⇒放射性核種）を摂取した場合に、その核種（⇒核種）が半分に減るまでの時間。摂取された放射性核種は、壊変（⇒壊変）により、また排泄や代謝により体外に排出されて減少する。詳細は216ページのコラム参照。

ジョイントポイント回帰分析 （じょいんとぽいんとかいきぶんせき）
直線ではなく折れ線を仮定した回帰モデル（⇒回帰モデル）の一種。

照射線量 （しょうしゃせんりょう）
電磁波のタイプの放射線（⇒エックス線、ガンマ線）によって、単位質量あたりの空気が電離（⇒電離）される量。単位はクーロン毎キログラム（C/kg）。R（レントゲン）は旧単位で、1R＝2.58×10^{-4}C/kg。詳細は76ページのコラム参照。

人年 （じんねん）
ある集団を一定期間追跡したとき、一人ひとりの観察年数を合計したもの。疾患発生率は、疾患発生人数を人年で割ることにより計算される。詳細は96ページのコラム参照。

スクリーニング効果 （すくりーにんぐこうか）
それまで検査をしてなかった集団にスクリーニング検査を導入すると、無症状の疾患が高い頻度で見つかること。詳細は136ページのコラム参照。

ストロンチウム （すとろんちうむ）
アルカリ土類金属元素の一つ。元素記号はSr。

ストロンチウムには数種類の核種（⇒核種）があるが、それらのうちSr-90は核分裂（⇒核分裂）により生じる半減期（⇒半減期）が約29年の放射性核種（⇒放射性核種）で、人体に入ると骨に蓄積する。

性・年齢調整がん死亡率　（せい・ねんれいちょうせいがんしぼうりつ）

がんによる死亡の発生率（⇒発生率）の一種で、性別・年齢の影響を統計学的に調整したもの。いくつかの計算の仕方がある。

性・年齢調整発がん率　（せい・ねんれいちょうせいはつがんりつ）

がんの発生率（⇒発生率）の一種で、性別・年齢の影響を統計学的に調整したもの。いくつかの計算の仕方がある。

生物学的半減期　（せいぶつがくてきはんげんき）

広義には、体内に摂取された核種（⇒核種）が排泄や代謝により体外に排出されることで、摂取時の半分に減るまでに要する時間。詳細は216ページのコラム参照。

セシウム　（せしうむ）

アルカリ金属元素の一つ。元素記号はCs。セシウムには数種類の核種（⇒核種）があるが、それらのうちCs-137はウラン（⇒ウラン）やプルトニウム（⇒プルトニウム）などの核分裂（⇒核分裂）により生じる放射性核種（⇒放射性核種）であり、半減期（⇒半減期）は約30年。化学的性質がカリウムに似ているため、人体に入ると全身の筋肉などに多く分布し、代謝や排泄により大人で70〜100日で半減する。

染色体　（せんしょくたい）

細胞の核の中のDNA（⇒DNA）鎖は、細胞が分裂する際に幾重にも規則正しく折りたたまれる。このDNAの高次の構造体は塩基性色素によく染まる小体となるため、染色体と呼ばれる。生物の種類や性により、その数と形は一定である。ヒトでは22種類の常染色体が各2本ずつと2本の性染色体（男性はXY、女性はXX）の合計46本である。なお、マウスは40本、ショウジョウバエは8本である。

染色体異常　（せんしょくたいいじょう）

染色体（⇒染色体）の数や構造に異常が生じること。数の異常の場合には、染色体の本数が通常とは異なる本数となる。構造の変異には、同一染色体内で起こる欠失、重複、逆位、他の染色体との間で起こる転座、挿入などがある。

染色分体　（せんしょくぶんたい）

細胞が分裂する際、分裂の前半（前期から中期）では染色体（⇒染色体）は分裂に備えて倍増している。倍増した染色体は長軸方向に沿って並んで対を成す。その1本ずつのこと。

線量当量　（せんりょうとうりょう）

生体へ照射された放射線量。放射線防護の分野において、生物学的な影響を考慮して被ばく線量を評価する際に用いられる。わが国の法令では、放射線を職業として扱う者は線量計などを用いて線量当量を測定し、皮膚や目などにおける作業時の被ばく線量を評価する。単位はSv（⇒シーベルト）。詳細は76ページのコラム参照。

相対リスク　（そうたいりすく）

リスク比（⇒リスク比）、発生率比（⇒発生率比）、オッズ比（⇒オッズ比）など、比を用いて集団間の疾患発生状況を比較する指標の総称。詳細は96ページのコラム参照。

【た】

チェルノブイリ原発事故　（ちぇるのぶいりげんぱつじこ）

1986年4月26日、旧ソビエト連邦（現ウクライナ）のチェルノブイリ原子力発電所で発生した史上最大の原発事故。原子炉暴走により炉心溶融や爆発が発生、大量の放射性核種（⇒放射性核種）が国境を越えて世界中に拡散した。

中性子線　（ちゅうせいしせん）

放射線（⇒放射線）の一種。原子核から飛び出した中性子の粒子線。物質と相互作用する際、原子核との衝突によりエネルギーを損失していく。金属を透過するため、中性子線の遮蔽には水や水分を多く含むコンクリート、パラフィンなどが用いられる。

DNA　（でぃーえぬえい）

デオキシリボ核酸の略。デオキシリボースと

塩基（アデニン、チミン、グアニン、シトシンの4種）から成る。細胞内ではDNAは非常に長い重合体（DNA鎖）を形成しており、DNA鎖内での4種の塩基のうち3つの塩基の並び方（配列）がアミノ酸の種類を決定する遺伝情報となる。2本のDNA鎖からなる二重らせん構造をとる。

DNA修復（でぃーえぬえいしゅうふく）
　DNA損傷（⇒DNA損傷）を修復すること。その過程や仕組みのことをDNA修復機構、またはDNA損傷修復機構と言う。

DNA損傷（でぃーえぬえいそんしょう）
　放射線（⇒放射線）や化学物質などの作用により細胞内のDNA（⇒DNA）が傷つくこと。

電離（でんり）
　原子や分子が放射線（⇒放射線）などのエネルギーを受けて、電子を内部から放出あるいは外部から受け取り、正または負の電荷を持ったイオンになる（イオン化する）こと。

電離放射線（でんりほうしゃせん）
　アルファ線、ベータ線、ガンマ線、中性子線など、原子や分子を電離（⇒電離）する作用をもつ放射線（⇒放射線）の総称。これに対して、電離作用をほとんど持たない電磁波（電波、赤外線、可視光線、近紫外線）を非電離放射線と言う。

等価線量（とうかせんりょう）
　放射線（⇒放射線）が人体の組織や臓器に与える影響を表す線量。電離放射線の種類などに関係なく影響の大きさを比較できるように、特定の組織または臓器における吸収線量（⇒吸収線量）に放射線加重係数を乗じて算出される。単位はSv（⇒シーベルト）。詳細は76ページのコラム参照。

突然変異（とつぜんへんい）
　DNA修復（⇒DNA修復）時のミスや染色体異常（⇒染色体異常）などにより、遺伝情報に変化（変異）が生じること。体細胞で生じると発がんの原因の一つになると考えられている。また、精子や卵子といった生殖細胞内で生じた場合には、子孫に遺伝する。

トリウム（とりうむ）
　アクチノイド元素の一つ。元素記号はTh。天然には放射性核種（⇒放射性核種）のTh-232のみが存在する。Th-232は、半減期（⇒半減期）が140.5億年で、トリウム系列（⇒壊変系列）の最初の核種（⇒核種）であり、地殻中に豊富に存在する。

【な】

内部被ばく（ないぶひばく）
　肺への吸引や飲食物を経由しての経口摂取、傷口を介しての血中への混入などにより、放射性核種（⇒放射性核種）を体内へ取り込んだ結果、体の内部から被ばく（⇒被ばく）すること。体内被ばくとも言う。

【は】

発生率（はっせいりつ）
　ある集団を追跡したとき、疾患を発生する速度。疾患発生人数を集団の全体の観察年数（⇒人年）で割る、人年法により計算される。発生割合（⇒発生割合）とは異なり、0から無限大までの値を取る指標である。発生率では単位に注意すべきである。たとえば、10万人あたり年間発生率が200であることと、1000人あたり年間発生率が2であることは、同じ意味である。詳細は96ページのコラム参照。

発生率比（はっせいりつひ）
　2つの集団間の発生率（⇒発生率）の比。集団間で発生率が等しいと1となる。詳細は96ページのコラム参照。

発生割合（はっせいわりあい）
　ある集団を一定期間追跡したとき、疾患を発生する人の割合（％）。疾患発生人数を集団の全体人数で割ることにより計算される。適切な追跡期間は疾患により異なり、がんの疫学研究では10年発生割合がよく用いられる。発生率（⇒発生率）とは異なり、0から1までの値を取る指標で、分子と分母でキャンセルされるため無単位である。

半減期 （はんげんき）
　ある時点の量が半分に減るまでに要する時間のこと。放射性核種（⇒放射性核種）の半減期については、特にことわりがない場合、物理学的半減期（⇒物理学的半減期）のことを指す。

晩発影響 （ばんぱつえいきょう）
　放射線を被ばく（⇒被ばく）後、数か月から数年経過して症状が現れる放射線障害の総称。白内障、肺線維症やがん、白血病など。晩発障害とも言う。

p値 （ぴーち）
　データには誤差がともなうが、観察された差や関連性が、誤差を超えて意味がある差かどうかを判断するための統計手法。統計学的な基準（有意水準。5％が普通）を下回ると、統計学的に有意と判断される。詳細は112ページのコラム参照。

被ばく （ひばく）
　放射線（⇒放射線）にさらされること。「被曝」と漢字表記をする場合もあるが、特に放射線防護などの専門分野においては「被ばく」と仮名まじりの表記をすることが慣例となっている。

被爆 （ひばく）
　核爆弾の炸裂により被害を受けること。放射線（⇒放射線）の被ばく（⇒被ばく）とは区別し、「爆」の字を用いる。

標準誤差 （ひょうじゅんごさ）
　推定値の誤差を表す指標。標準偏差（⇒標準偏差）を集団人数の平方根で割ることにより計算される。したがって、集団の人数が大きくなると標準誤差は小さくなる。

標準偏差 （ひょうじゅんへんさ）
　データの広がりを表す指標。標本分散の平方根を取ったもの。標準誤差（⇒標準誤差）とは異なり、集団の人数に依存しない。

物理学的半減期 （ぶつりがくてきはんげんき）
　放射性核種（⇒放射性核種）が壊変（⇒壊変）する際に、その原子核のある時点の個数が半分に減少するまでに要する時間。物理学的半減期は放射性核種によって固有。詳細は216ページのコラム参照。

プルトニウム （ぷるとにうむ）
　アクチノイド元素の一つ。元素記号はPu。天然にはほとんど存在せず、原子炉で生成される。プルトニウムにはいくつかの核種（⇒核種）が存在するが、その多くは半減期（⇒半減期）がとても長い放射性核種（⇒放射性核種）である。

ベータ線 （β線　べーたせん）
　放射線（⇒放射線）の一種。ベータ線には高速電子であるベータマイナス線（$β^-$線）と陽電子のベータプラス線（$β^+$線）がある。特にことわりがない場合は、ベータマイナス線のことを指す。ベータマイナス線は、エネルギー（最大エネルギー）が大きいものであれば空気中数メートルは飛ぶが、厚さ1cm程度のアクリル板等で遮蔽できる。ベータプラス線は、放射性核種（⇒放射性核種）から放出された直後に周囲の電子と結合して消滅し、その際に消滅ガンマ線を放出する。

ベクレル （Bq　べくれる）
　放射能（⇒放射能）の単位。1ベクレルとは、放射性核種（⇒放射性核種）が1秒間に1回壊変（⇒壊変）すること。旧単位はCi（キュリー）。1Ci＝$3.7×10^{10}$Bq。フランスの物理学者アントワーヌ・アンリ・ベクレル（⇒ウラン）にちなんで付けられた。

ポアソン回帰 （ぽあそんかいき）
　ポアソン分布（⇒ポアソン分布）を仮定した回帰モデル（⇒回帰モデル）の一種。疫学研究で、交絡（⇒交絡）を調整した発生率比（⇒発生率）を求めるために用いられる。回帰モデルについては104ページのコラム参照。

ポアソン分布 （ぽあそんぶんぷ）
　ある時間区間内に、あるまれな事象が発生する数を表す確率分布。たとえば、1年間に起きる交通事故の発生件数や10万人年あたりのがんの発生率（⇒発生率）などは、ポアソン分布で表される。

崩壊 （ほうかい）⇒壊変

放射化 （ほうしゃか）
　放射線（⇒放射線）を放出しない安定な核種（⇒核種）が、放射線にさらされることで、放射性核種（⇒放射性核種）に変化すること。自然界でも宇宙線により炭素14などの生成が起こっている。人工的放射化についてはキュリー夫人の娘夫妻（イレーヌとフレデリック）が初めてポロニウムから生じたアルファ線をアルミニウムに照射し、リン30の合成に成功してノーベル化学賞を受賞。

放射化生成物 （ほうしゃかせいせいぶつ）
　放射化（⇒放射化）により生成される放射性核種（⇒放射性核種）、あるいは放射性核種を含む物質のこと。この放射化生成物が崩壊する能力のことを誘導放射能という。核種によって放射化による放射化生成物が決まっているので、微量核種の高感度検出に利用されている。この分析方法でナポレオンの遺髪に高いヒ素が検出され、毒殺説が浮上し話題になったことがある。

放射性核種 （ほうしゃせいかくしゅ）
　不安定な核種（⇒核種）のこと。放射性核種は放射線（⇒放射線）を放出することでより安定な核種になろうとする。放射性同位体、ラジオアイソトープ、RIとも言う。

放射性物質 （ほうしゃせいぶっしつ）
　放射性核種（⇒放射性核種）を含む物質のこと。

放射線 （ほうしゃせん）
　放射性核種（⇒放射性核種）の壊変（⇒壊変）にともなって放出される粒子線、および高エネルギーの（波長の短い）電磁波（光子）の総称。放射線と放射能（⇒放射能）は同じ意味ではない。

放射線測定器 （ほうしゃせんそくていき）
　放射線（⇒放射線）を測定するための機器。人間は五感では放射線をとらえることができないため、放射線を検知するための測定器が必須。様々なタイプの測定器が存在し、測定対象の放射線の種類やエネルギーによって使い分ける。

放射能 （ほうしゃのう）
　放射性核種（⇒放射性核種）が壊変（⇒壊変）する性質またはその能力で、単位時間あたりに崩壊する原子の数（⇒ベクレル）で計られる。放射能と放射線（⇒放射線）は同じ意味ではない。

【ま】

マンテル・ヘンツェル法 （まんてる・へんつぇるほう）
　交絡（⇒交絡）を調整するための統計手法の一種。

無作為抽出 （むさくいちゅうしゅつ）
　乱数を用いて、かたよりなくサンプルを選択する統計手法。たとえば、疫学研究で無作為抽出を用いると、研究の対象者が母集団を代表していることを保証できる。

娘核種 （むすめかくしゅ）
　放射性核種（⇒放射性核種）が壊変（⇒壊変）する際に、壊変前の核種（⇒核種）を親核種と言い、壊変後に生成される核種を娘核種と言う。

【や】

有意差 （ゆういさ）
　統計学的な誤差を超えて意味がある差のこと。p値（⇒p値）が統計学的な基準（有意水準。5％が普通）を下回ると、統計学的に有意と判断される。詳細は112ページのコラム参照。

有病率 （ゆうびょうりつ）
　ある集団を一時点で観察したときに、疾患を有する人の割合（％）。詳細は96ページのコラム参照。

ヨウ素 （ようそ）
　ハロゲン元素の一つ。元素記号はI。ヨウ素の放射性核種（⇒放射性核種）であるI-123やI-131などは、病院の検査や治療などで使用される。原子力災害においては、大量の放射性ヨウ素が大気中に放出される。内部被ばく（⇒内部被ばく）した場合、甲状腺に蓄積して甲状腺がんなどの疾患を誘発するおそれがある。

預託実効線量 （よたくじっこうせんりょう）

内部被ばく（⇒内部被ばく）による実効線量（⇒実効線量）を、成人は摂取後から50年間分、子供は70歳になるまでの年数分を積算したもの。放射線防護の分野では、預託実効線量に相当する線量を被ばく直後の1年間にすべて内部被ばくしたものと見なし、外部被ばくによる線量と合算、その合算値が線量限度を超えないようにしている。詳細は216ページのコラム参照。

【ら】

ラジウム（らじうむ）
アルカリ土類金属元素の一つ。元素記号はRa。いくつかの核種（⇒核種）が存在するが、すべて放射性核種（⇒放射性核種）。天然にはRa-223、Ra-224、Ra-226、Ra-228の4種が存在する。キュリー夫妻によって1898年に発見された。この功績で夫妻は1903年にノーベル物理学賞を受賞。昔の時計の文字盤にはラジウムを含む夜光塗料が使用されていた。旧単位では1gのラジウムの放射能が1Ci（キュリー）であった（⇒ベクレル）。

ラド（rad　らど）⇒グレイ

リスク（りすく）
ある集団を一定期間追跡したとき、疾患を発生する人の割合（％）。疫学では、リスクは発生割合（⇒発生割合）と同じ意味で用いられる。詳細は96ページのコラム参照。

リスク比（りすくひ）
2つの集団間の発生割合（⇒発生割合、リスク）の比。集団間でリスクが等しいと1となる。詳細は96ページのコラム参照。

励起（れいき）
原子や分子、原子核が、放射線（⇒放射線）などにより外部からエネルギーを受け取り、より高エネルギーの状態に移行して基底状態でない状態になること。

劣性（れっせい）
両親から受け継いだ遺伝子の対において両者の遺伝情報に違いがある場合、いずれかの片親から受け継いだ遺伝子の情報は形質として現れやすく、もう片方は現れにくい。劣性とは形質が子に現れにくく遺伝的に潜行性であるという意で、身体能力等において劣っているということではない。劣性の遺伝形質が表に現れるのは、両親からともに劣性の遺伝子を受け継いだ場合に限られる。

レム（rem　れむ）⇒シーベルト

レントゲン（R　れんとげん）
照射線量の単位（⇒照射線量）。ドイツの物理学者ヴィルヘルム・コンラート・レントゲン（⇒X線）にちなんで付けられた。

ロジスティック回帰（ろじすてぃっくかいき）
2項分布を仮定した回帰モデル（⇒回帰モデル）の一種。疫学研究で、交絡（⇒交絡）を調整したオッズ比（⇒オッズ比）を求めるために用いられる。回帰モデルについては104ページのコラム参照。

（角山雄一・中島裕夫・田中司朗）

編者・執筆者紹介（50音順　現職／専門分野／研究内容・業績・主な著作など）

● 編者

田中司朗（たなか　しろう）
京都大学大学院医学研究科特定教授
疫学・生物統計学
東京大学疫学・生物統計学教室で学位取得後、京都大学探索医療センターにて医師主導治験等の統計業務に従事。2012年より京都大学社会健康医学系専攻にて研究・教育活動を行う。主なテーマは疫学研究のための統計手法の開発と応用。臨床医との共同研究にも力を入れる。日本薬剤疫学会評議員、日本学術振興会委員。2014年応用統計学会優秀論文賞、2015年第3回藤田利治賞受賞。

角山雄一（つのやま　ゆういち）
京都大学環境安全保健機構放射性同位元素総合センター助教
放射線安全管理学・分子生物学
京都大学大学院人間・環境学研究科博士課程修了、博士（人間・環境学）。第一種放射線取扱主任者。α線を1細胞に照射する装置の開発研究や大学などにおける放射線安全取扱い業務支援活動に従事。原発事故後、小中校の放射線学習教材などの開発、福島県被災地復興支援活動に参加。日本放射線安全管理学会優秀プレゼンテーション賞受賞（2010）。著書に『図解　放射性同位元素取扱者必携』オーム社（共著）ほか。

中島裕夫（なかじま　ひろお）
大阪大学大学院医学系研究科助教（医学部講師）
放射線基礎医学・発生遺伝学・ナノ医学
大阪大学大学院医学研究科博士課程修了、医学博士。放射線、化学物質によるがん、奇形の発生機構、次世代への影響を中心に研究を行っている。チェルノブイリ、福島第一原発事故後の20km圏内現地調査、一時帰宅者のスクリーニング支援に従事。学振委員。国際放射線研究会議（ICRR 2015）Excellent Poster賞、日本環境変異原学会（JEMS 2015）Best Presentation・Elsevier賞受賞。

坂東昌子（ばんどう　まさこ）
愛知大学名誉教授・NPO法人あいんしゅたいん理事長
物理学
京都大学理学研究科博士課程修了、理学博士。京都大学理学部助手、講師を経て愛知大学教授、退官後NPO現理事長。主なテーマは素粒子論、交通流理論・経済物理。現在は放射線の生体影響研究。2006年日本物理学会会長。2010年素粒子メダル功労賞、2014年湯浅年子賞金賞。著書に『現代物理学最前線5』共立出版（共著）、『性差の科学』ドメス出版（共著）・『女性と学問と生活』勁草書房、『理系の女の生き方ガイド』講談社ブルーバックス（共著）ほか。

● 執筆者

一瀬昌嗣（いっせ　まさつぐ）
原子力規制庁職員
原子核物理学
北海道大学大学院理学研究科物理学専攻博士課程修了、博士（理学）。第一種放射線取扱主任者。大阪大学大学院理学研究科特任研究員を経て、2007年より神戸市立工業高等専門学校一般科教員（助教、講師、准教授）。2014年より原子力規制庁に勤務。（本書の担当稿は個人的活動の成果であり、現勤務先の職務とは関係ありません）

宇野賀津子（うの　かづこ）
公益財団法人ルイ・パストゥール医学研究センター基礎研究部インターフェロン・生体防御研究室室長
免疫学・性科学
京都大学理学研究科単位取得退学（理学博士）、1986年から現職、人の免疫機能と疾患の研究に加え、エイズ教育や外国人医療体制の確立に係わる。福島第一原発事故以降は学振や日赤の要請で、福島各地で低線量放射線の影響について講演活動を行う。著書に『低線量放射線を超えて：福島・日本再生への提案』小学館新書、『理系の女の生き方ガイド』講談社ブルーバックス（共著）ほか。

口羽文（くちば　あや）
国立がん研究センター研究支援センター生物統計部室長
生物統計学
東京大学大学院医学系研究科生物統計学/疫学・予防保健学博士課程修了、保健学博士。国立がん研究センター研究所、ダナ・ファーバーがん研究所を経て、現在は国立がん研究センター生物統計部にて臨床研究、疫学研究に統計家として携わる。主な研究テーマは、遺伝疫学、分子疫学研究のための統計的手法の開発と応用。統計応用の百科事典（丸善出版）の執筆者の一人。

田栗正隆（たぐり　まさたか）
横浜市立大学大学院医学研究科准教授
生物統計学・疫学
東京大学医学系研究科で学位取得後、2010年より現職にて医学研究の統計業務および方法論の開発研究を行う。2014年9月より1年間カリフォルニア大学サンフランシスコ校客員研究員。主要な研究テーマは疫学・臨床研究における統計的因果推論。2011年日本計量生物学会奨励賞受賞。

竹内文乃（たけうち　あやの）
慶應義塾大学医学部講師
疫学・生物統計学（保健学博士）
2008年より東京大学疫学・生物統計学教室助教、2012

年より国立環境研究所環境健康研究センター研究員を経て2014年より現所属。10万人の子どもを胎児期から追跡する出生コホート研究「子どもの健康と環境に関する全国調査（エコチル調査）」データセンターで疫学研究の実務に従事。2011年日本計量生物学会奨励賞、2012年日本疫学会優秀ポスター賞受賞。

田中司朗（たなか　しろう）
編者紹介を参照

角山雄一（つのやま　ゆういち）
編者紹介を参照

中島裕夫（なかじま　ひろお）
編者紹介を参照

中村清一（なかむら　せいいち）
公益財団法人体質研究会理事・主任研究員
衛生・公衆衛生学
神戸大学理学部卒業後、大阪府立公衆衛生研究所にて大気汚染物質の生体影響に関する研究、環境変異原の検出に関する研究などに従事。この間、1973年 理学博士（大阪大学）号を取得。2001年、財団法人体質研究会にて高自然放射線地域の健康調査、放射線リスク研究会の活動等に参加、現在に至る。1999年 地研設立50周年記念学術貢献賞受賞。著書に『公衆衛生学要論』建帛社（共著）。

坂東昌子（ばんどう　まさこ）
編者紹介を参照

樋口敏広（ひぐち　としひろ）
ジョージタウン大学外交学院（SFS）／歴史学部助教
近現代環境史・科学史・アメリカ外交史
ジョージタウン大学歴史学部博士課程修了（Ph.D. in History）。国際放射線防護委員会（ICRP）Official Historian（非常勤）。研究テーマは、大気圏内核実験により地球全体に拡散した放射性降下物（グローバル・フォールアウト）問題をめぐる科学と政治の関係、ならびに放射線防護の歴史。著書に『Environmental Histories of the Cold War』（共著）ほか。

廣田誠子（ひろた　せいこ）
広島大学原爆放射線医科学研究所助教
放射線防護学・素粒子物理学
京都大学大学院理学研究科指導認定退学の後、京都大学大学院医学研究科臨床統計学講座教務補佐員を経て2017年より現職。現在は中国・四国地方における海域の線量モニタリングネットワークの構築や電子スピン共鳴による線量評価手法の開発など、災害時や医療現場における被曝線量評価をテーマとした研究活動に従事。

松田尚樹（まつだ　なおき）
長崎大学原爆後障害医療研究所教授
放射線生物・防護学
金沢大学薬学部卒。博士（薬学）。サンスター（株）、ニューヨーク州立大バッファロー校歯学部、新技術事業団（現JST）を経て1997年長崎大学アイソトープ総合センター助教授、2003年長崎大学先導生命科学研究支援センター教授、2014年より現職。日本放射線安全管理学会会長、日本アイソトープ協会学術諮問委員、大学等放射線施設協議会理事、人事院安全専門委員、福島県放射線と健康アドバイザーなど。

真鍋勇一郎（まなべ　ゆういちろう）
大阪大学大学院工学研究科助教
原子核物理学
京都大学理学部物理学科卒業後、大阪大学核物理研究センターにて学位を取得。その後、大阪大学大学院工学研究科にて原子力人材育成プログラムおよび科学技術振興機構原子力システム研究開発事業に従事。主なテーマは放射線の生体影響の数理モデル化。2013年より日本学術振興会原子力は未来技術たりえるか」および「低線量放射線の生体影響とクライシスコミュニケーション」に関する先導的開発委員会委員、2015年より日本学術振興会「放射線の生体影響の分野横断的研究」に関する研究開発専門委員会幹事。

〔ファシリテーター〕

艸場よしみ（くさば　よしみ）
編集者
京都府立大学文学部卒。編著書に『科学にすがるな！―宇宙と死をめぐる特別授業』岩波書店（共著）、『地球を救う仕事』汐文社（編著）、『世界でいちばん貧しい大統領のスピーチ』同（編）、『世界の人びとに聞いた100通りの平和』かもがわ出版（共著）ほか。

土田理恵子（つちだ　りえこ）
元中学校理科教諭
埼玉大学教育学部卒。福島第一原発事故以降にNPO法人あいんしゅたいんの活動に参加し、同NPO発行のパンフレット「ホールボディカウンター検査とは？」作成に参画。

＊本文中の見解は執筆者の見解であり、組織を代表するものではありません。

企画・編集
艸場よしみ

・

デザイン・DTP
鷺草デザイン事務所

放射線必須データ32　被ばく影響の根拠
(ほうしゃせんひっす)　　　　(ひ)　(えいきょう)(こんきょ)

2016年3月20日　第1版第1刷発行
2018年3月20日　第1版第3刷発行

編　者	田中司朗・角山雄一・中島裕夫・坂東昌子
発行者	矢部敬一
発行所	株式会社 創元社
	本　社　〒541-0047大阪市中央区淡路町4-3-6
	TEL.06-6231-9010(代)
	FAX.06-6233-3111
	東京支店　〒101-0051東京都千代田区神田神保町1-2
	田辺ビル
	TEL.03-6811-0662
	http://www.sogensha.co.jp/
印　刷	株式会社 太洋社

ⓒ2016 Printed in Japan　ISBN978-4-422-41090-6 C3047
〈検印廃止〉
落丁・乱丁のときはお取り替えいたします。定価はカバーに表示してあります。

JCOPY　〈出版者著作権管理機構　委託出版物〉
本書の無断複写は著作権法上での例外を除き禁じられています。複写される場合は、
そのつど事前に、出版者著作権管理機構(電話03-3513-6969、FAX03-3513-6979、
e-mail: info@jcopy.or.jp)の許諾を得てください。